传染病护理

（第4版）

主　审　饶和平
主　编　邱惠萍
副主编　陈　燕　吴玉美

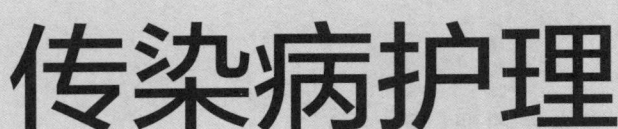

浙江大学出版社

·杭州·

图书在版编目（CIP）数据

传染病护理 / 邱惠萍主编. -- 4 版. -- 杭州 : 浙江大学出版社, 2025. 1. -- ISBN 978-7-308-25839-5

Ⅰ. R473.51

中国国家版本馆 CIP 数据核字第 2025XQ9466 号

传染病护理（第 4 版）
邱惠萍　主编

责任编辑	秦　瑕
责任校对	徐　霞
封面设计	春天书装
出版发行	浙江大学出版社
	（杭州市天目山路148号　邮政编码310007）
	（网址：http://www.zjupress.com）
排　　版	杭州青翊图文设计有限公司
印　　刷	杭州捷派印务有限公司
开　　本	787mm×1092mm　1/16
印　　张	16.5
字　　数	422 千
版印次	2025 年 1 月第 4 版　2025 年 1 月第 1 次印刷
书　　号	ISBN 978-7-308-25839-5
定　　价	49.00 元

版权所有　侵权必究　　印装差错　负责调换

浙江大学出版社市场运营中心联系方式：0571-88925591；http://zjdxcbs.tmall.com

内容简介

《传染病护理》教材聚焦当下传染病综合防控的理念，在充分调研和论证的基础上，以传染病疾病谱的变化及和大健康新业态下医护康养专业群的岗位需求为导向，全面重构"知识、技能、素质"有机融合的课程教学内容。教材使用立足护理、助产专业，辐射医护康养专业群，共设3个模块的教学内容，可供专业群不同专业阶梯式教学选用。

1. 传染病公共防范模块 专业群所有专业学生必修。在原版第一章"传染病科临床护士基本理论与知识"的基础上，新增了传染病防护相关内容，整合调整设置为"传染病防范公共模块"，增强普适性。

2. 传染病临床护理模块 护理与助产专业学生必修。将原来的第二章"病毒性肝炎患者护理"、第三章"特殊传染病患者护理"、第四章"普通传染病患者的护理"，整合设置为"传染病临床护理模块"，并根据传染病临床护理中以传播途径分病区进行相应治疗、护理的工作实际，将该模块以传播途径为标准划分为七个项目，即"呼吸道传染病患者护理""消化道传染病患者护理""血液体液传染病患者护理""虫媒传染病患者护理""自然疫源性传染病患者护理""蠕虫原虫感染患者护理"等，增强岗课适应性。

3. 传染病社区管控模块 专业群各专业学生选修。本模块为新增内容，重点介绍社区传染病预防与管控、社区传染病的护理管理、社区传染病防控的健康教育等，增强教学内容的实际应用性。

教材通过对知识体系的重构，实现工作内容与学习内容统一，推进岗课的有效对接。教材初稿完成后，经过多轮的内部评审和修改，以及行业资深专家对教材内容的审核再把关，确保教材内容与行业实际需求相符合，保障了教材的权威性和高质量的标准。

编委会名单

主　审　饶和平
主　编　邱惠萍
副主编　陈　燕　吴玉美

编　者　（按姓氏笔画顺序）
　　　　王雯沁（衢州职业技术学院）
　　　　叶秀珠（衢州市第二人民医院）
　　　　许海莲（衢州职业技术学院）
　　　　李　霞（衢州市人民医院）
　　　　吴玉美（金华职业技术学院）
　　　　邱惠萍（衢州职业技术学院）
　　　　陈　燕（宁波卫生职业技术学院）
　　　　林丽红（衢州市人民医院）
　　　　金倩涯（衢州职业技术学院）

前　言

《传染病护理》(第4版)是在落实教材动态更新调整机制、传承原版教材精髓的基础上修订而成的。教材坚持以习近平新时代中国特色社会主义思想为指引,全面贯彻党的二十大精神,落实立德树人根本任务,突出育人导向;聚焦健康中国战略,根据当下传染病疾病谱的变化和大健康新业态下的岗位需求,重构内容体系,着力培养学生传染病公共防范能力、临床护理能力和传染病社区管控能力,以有效应对新发、突发传染病的挑战,为落实《"健康中国2030"规划纲要》提供高素质的技术技能型人才。

1. 坚持知识传授与价值引领相结合　教材深度融入党的二十大精神和课程思政元素,每个模块对爱国精神、奋斗精神、职业精神等思政元素充分挖掘,思政"靶点"定位精准,体现了铸魂育人的价值取向。教材将政治素养和医德医技培养内容贯穿始终,强化了社会主义核心价值观和"敬佑生命、救死扶伤、甘于奉献、大爱无疆"的卫生职业精神,实现知识传授与价值引领相结合,推动了课程思政和思政课程同向同行协同育人。

2. 坚持前沿性和实用性相兼顾　基于传染病防范及护理的真实工作场景,以典型工作任务为逻辑,以案例教学为载体设计课程体例;按照"学习理解—应用实践—迁移创新"三阶递进的学生认知发展规律,注重岗位实践与基本理论的有机融合,提高学生解决实际问题的能力。教材编写坚持产教融合、医教协同,与行业专家共同完成,紧密结合行业发展,及时融入中华人民共和国卫生行业标准(WS/T 311—2023《医院隔离技术标准》,2024年2月1日起实施)、《中国艾滋病诊疗指南》(2024版)等行业新标准、新技术、新规范,确保教材内容兼具前沿性和实用性。

3. 坚持合理性与创新性相统一　教材立足护理、助产专业,辐射医护康养专业群,通过模块化设计,将内容分为公共防范、临床护理和社区管控三大模块,结构合理且富有创新,既满足了不同专业学生的必修与选修需求,又增强了教材的普适性和实际应用性。特别是新增的传染病社区管控模块,紧扣当下传染病综合防控的要求,实现了工作内容与学习内容的统一,推进了岗课的有效对接。

4. 坚持教学资源数字化与教学方式多元化相促进　适应"互联网+职业教育"发展需求,在教材中嵌入二维码以呈现教学视频、微课、课件、虚拟仿真等丰富的数字资源,扫描二维码,即可获得本教材的数字增值服务,方便学生随时随地获取学习资料,提高学习效率。同时,在每个项目后都嵌入了学生在线互动工具(反思汇)二维码,帮助学生进行复盘、归纳、总结、反思,帮助教师关注学生的学习状态,从而更好地落实以学定教、因学施教,协同促进教师教学模式的创新,推动传统课堂教学迈向数字教学与泛在学习的新时代。

本教材为浙江省普通高校"十一五"重点建设教材,浙江省普通高校"十三五"新形态教材,浙江省高职院校"十四五"重点立项建设教材,适合各高职高专护理、助产及医护康养专业专业群的各相关专业使用。

由于编者能力和水平所限,教材中难免有不足之处,敬请广大读者和同行不吝赐教和予以指正。

主编 邱惠萍

2024 年 12 月

目 录

模块一 传染病公共防范模块 ·· **1**
  项目一　认识传染病 ·· 1
    任务一　传染病感染过程识别 ·· 3
    任务二　传染病基本特征辨析 ·· 5
    任务三　传染病传播流行阻断 ·· 8
  项目二　传染病防控管理技术 ··· 12
    任务一　传染病隔离防护 ·· 12
    任务二　传染病隔离防护设施及应用 ································ 16
    任务三　传染病标本采集与管理 ······································ 18
    任务四　感染性医疗废物处理 ·· 21
    任务五　职业暴露的预防及处理 ······································ 23

模块二　传染病临床护理模块 ·· **25**
  项目一　呼吸道传染病的护理 ··· 25
    任务一　流行性感冒患者护理 ·· 26
    任务二　麻疹患者护理 ·· 31
    任务三　水痘患者护理 ·· 40
    任务四　肺结核患者护理 ·· 46
    任务五　新型冠状病毒感染患者护理 ································ 56
    任务六　流行性脑脊髓膜炎患者护理 ································ 64
    任务七　猩红热患者护理 ·· 73
    任务八　流行性腮腺炎患者护理 ······································ 79
  项目二　消化道传染病的护理 ··· 85
    任务一　细菌性痢疾患者护理 ·· 85
    任务二　细菌性食物中毒患者护理 ··································· 94
    任务三　伤寒患者护理 ·· 101
    任务四　霍乱患者护理 ·· 110
    任务五　甲型、戊型肝炎患者护理 ··································· 117

  任务六 手足口病患者护理 ……………………………………………… 123
 项目三 血液体液传染病患者的护理 ………………………………………… 129
  任务一 乙型病毒性肝炎患者护理 …………………………………………… 130
  任务二 艾滋病患者护理 ……………………………………………………… 146
 项目四 虫媒传染病患者的护理 ……………………………………………… 157
  任务一 疟疾患者护理 ………………………………………………………… 157
  任务二 流行性乙型脑炎患者护理 …………………………………………… 167
 项目五 自然疫源性传染病患者的护理 ……………………………………… 177
  任务一 狂犬病患者护理 ……………………………………………………… 177
  任务二 肾综合征出血热患者护理 …………………………………………… 187
  任务三 鼠疫患者护理 ………………………………………………………… 196
  任务四 钩端螺旋体病患者护理 ……………………………………………… 203
 项目六 蠕虫原虫感染患者的护理 …………………………………………… 211
  任务一 血吸虫病患者护理 …………………………………………………… 212
  任务二 阿米巴病患者护理 …………………………………………………… 222

模块三 传染病社区管控模块 …………………………………………………… 230
  任务一 社区传染病预防与管控 ……………………………………………… 230
  任务二 社区传染病的护理管理 ……………………………………………… 236
  任务三 社区传染病防控健康教育 …………………………………………… 238

参考文献 ……………………………………………………………………………… 241

附 录 ………………………………………………………………………………… 242
  附录Ⅰ 急性传染病的潜伏期、隔离期与检疫期 …………………………… 242
  附录Ⅱ 传染病预防接种常用生物制品及使用 ……………………………… 245
  附录Ⅲ 儿童计划免疫程序 …………………………………………………… 250
  附录Ⅳ 传染病病房及污染物品的消毒方法 ……………………………… 251
  附录Ⅴ 能力训练答案 ………………………………………………………… 253

模块一 传染病公共防范模块

项目一 认识传染病

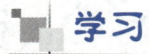学习目标

● 知识目标
1. 理解传染病、传染源、感染、感染过程、流行、暴发、消毒、隔离等传染病相关概念；理解传染病的特征；理解传染病流行的基本条件。
2. 熟悉法定传染病及其管理；熟悉传染病预防；熟悉传染病区域"三区两通道"设置。
3. 了解隔离和防护措施，了解常用个人防护用品。
● 能力目标
1. 能按照不同隔离技术要求隔离患者，能正确穿戴个人防护用品，做好个人防护。
2. 能按照规范流程正确处置职业暴露。
3. 能正确采集和送检标本，能正确处置医疗废物。
● 素质目标
提升职业认同，培养"直面风险不辞难"的职业意识和"生命为先不畏惧"的职业心态。

传染病(communicable diseases)是病原微生物和寄生虫感染人体后产生的有传染性、在一定条件下可造成流行的疾病。自古以来，传染病一直是严重威胁人类生命健康的重要疾病。中华人民共和国成立后，在以"预防为主、防治结合"的卫生方针指引下，卫生条件明显改善，医药水平大幅提高，免疫接种覆盖率逐年提高，许多传染病如流行性乙型脑炎、白喉、百日咳、新生儿破伤风和天花等得到控制、减少或者被消灭。但传染病的疾病谱也正在发生改变，有的传染病如病毒性肝炎、出血热、结核病和感染性腹泻等仍然广泛存在；新发传染病及变异病原体感染多次流行，如严重急性呼吸综合征(SARS)、甲型 H1N1 流感、新

型冠状病毒感染的肆虐;国外流行的传染病疫情输入;烈性传染病还有可能成为生化武器等。传染病的防治工作仍任重道远。

传染病护理是传染病防治工作中重要的组成部分。传染病医院或综合性医院的感染科是传染病患者集中的场所。传染病护理人员要具备以下基本素质:一是掌握常见传染病的基本知识、基本理论及护理技术;二是具有高度的责任感和同理心,能细致、严密地观察病情,及时发现病情变化,迅速、准确配合抢救工作;三是能严格执行消毒隔离制度、履行传染病疫情报告职责;四是注重健康宣教工作,加强对患者及其家属等人群的传染病防治知识宣传;五是重视患者的心理护理,给患者以支持;六是具有吃苦耐劳、团队合作精神及救死扶伤的责任意识。

> **思政融入**:重大传染病的疫情防控始终是各国面临的挑战。冒着被感染的危险,一代代医护人员前赴后继,用专业知识报效祖国。这让学生从中感悟到其时代责任与专业使命,体会到课程开设的重要意义,唤起其职业认同。

【知识拓展】

人类历史上的重大传染病

1. 天花　天花病毒引起的一种烈性传染病,无特效治疗方法,死亡率极高。为了预防此病,人类进行了大规模的疫苗接种。经过全世界的努力,1979年世界卫生组织(WHO)宣布天花被彻底消灭。

2. 鼠疫　鼠疫杆菌引起的一种烈性传染病,又名黑死病。世界上曾发生三次大流行。第一次发生在公元6世纪,从地中海地区传入欧洲,死亡近1亿人;第二次发生在14世纪,波及欧、亚、非三大洲,仅在欧洲就造成2500万人死亡,占当时欧洲人口的1/4;第三次是18世纪,传播至32个国家和地区。第二次大流行时波及我国。

3. 霍乱　霍乱弧菌所致的烈性肠道传染病,因为发病迅速,传播快,影响大,被WHO确定为必须进行国际检疫的传染病之一。霍乱在人群中流行已有两个多世纪,自1817年以来,共发生了七次世界大流行。

4. 麻风　麻风杆菌引起的一种慢性传染病,又称汉森病,是世界上最早有记录的传染病之一,在我国已流行2000多年。1981年,WHO正式推出"联合化疗"(MDT)方案,麻风病因此得到了明显控制。目前世界上仍然有1000万~1500万麻风病人,主要分布在非洲、亚洲和拉丁美洲的热带地区。

任务一 传染病感染过程识别

一、感染的概念

感染(infection)是指病原体以一定方式侵入人体后在人体内寄生的过程,也是病原体和人体之间相互作用、相互斗争的过程。构成感染的三个必备条件是病原体、人体和环境。

人类在漫长的进化过程中,不断与各种病原微生物、寄生虫接触,逐渐产生高度的适应性和斗争能力。病原体是被清除,还是定植下来进而引起组织损伤、炎症和各种病理改变,主要取决于病原体的致病力和机体的免疫力、防御能力。病原体的致病能力包括病原体的侵袭力、毒力、数量和变异性四个方面。当人体防御能力低下时,病原体便在人体内生长、繁殖并致病。当人体免疫功能正常时,机体便有足够的防御能力,使病原体被消灭或排出体外。

二、感染过程的表现

病原体通过各种途径进入人体后就开始了感染的过程。在一定环境条件的影响下,根据人体防御功能的强弱和病原体数量、毒力的强弱,感染可以出现五种不同的结局,即感染谱(infection spectrum)。这些表现可以移行或转化,呈现动态变化。

(一)病原体被清除

病原体进入人体后,可被处于机体防御第一线的非特异性免疫屏障,如皮肤黏膜的屏障作用、胃酸的杀菌作用、正常体液的溶菌作用、血-脑屏障和吞噬细胞的吞噬作用等清除,也可被事先存在于体内的相应特异性体液免疫与细胞免疫物质清除。特异性免疫包括通过免疫接种或自然感染而获得的主动免疫,以及通过胎盘屏障从母体获得或注射免疫球蛋白而获得的被动免疫。

(二)隐性感染

隐性感染(inapparent infection)又称亚临床感染,是指病原体入侵人体后,仅引起机体发生特异性的免疫应答,而不引起或只引起轻微的组织损伤,因而在临床上不显出任何症状、体征甚至生化改变,只有通过免疫学检查才能发现。隐性感染结束后,大多数人会获得不同程度的特异性主动免疫,病原体被清除。少数人转为病原体携带状态,即病原体持续存在于体内,成为无症状携带者,如伤寒沙门菌、志贺菌、乙型肝炎病毒感染等。

(三)病原体携带状态

病原体携带状态(carrier state)是指病原体侵入人体后,在人体内生长繁殖并不断被排出体外,而人体不出现任何疾病的状态。按病原体种类不同,感染者可分为带病毒者、带菌者与带虫者等。按其发生时间和持续时间的长短可分为潜伏期携带者、恢复期携带者和慢性携带者。在少数急性传染病中,在潜伏期最末几天,病原体即可向外排出。这类病原体携带者称为潜伏期病原体携带者。一般而言,携带病原体的持续时间在 3 个月以下者为急性携带者,若长于 3 个月者则称为慢性携带者。对于乙肝病毒感染,超过 6 个月才算慢性携带者。所有病原体携带者都有一个共同特点,即无明显临床症状但携带病原体。

(四)潜伏性感染

潜伏性感染(latent infection)指病原体感染人体后,寄生在人体中的某些部位,人体的免疫功能可将病原体局限化而不引起临床表现,但又不足以将病原体清除,病原体可暂时潜伏起来,当机体免疫功能下降时,才引起显性感染。潜伏性感染的病原体有单纯疱疹病毒、结核分枝杆菌、水痘病毒等。潜伏性感染病原体一般不排出,这是与病原体携带状态的不同之处。

(五)显性感染

显性感染(apparent infection)又称临床感染,容易识别。显性感染是指病原体侵入机体后,机体发生免疫应答,且病原体本身的作用或机体的变态反应导致组织损伤,而引起病理改变和临床表现。显性感染结束后,病原体可被清除,机体可获得特异性免疫。

上述五种表现在不同的传染病中各有侧重,一般来说隐性感染最常见,病原携带状态次之,显性感染比例最低,五种表现在一定条件下可相互转变。

三、感染过程中机体免疫应答的作用

机体的免疫应答对感染过程的表现和转归起着重要的作用。免疫应答可分为保护性免疫反应(抗感染免疫)和促进病理改变的变态反应两种。保护性免疫应答分为非特异性免疫与特异性免疫两种。

(一)非特异性免疫

在抵御感染过程中,非特异性免疫首先发挥作用,它是人类在长期进化过程中形成的、出生时即有的较为稳定的免疫能力。

1. 天然屏障 包括皮肤、黏膜及其分泌物(胃酸、溶菌酶等)与附属器(鼻毛、气管、黏膜上皮细胞的纤毛)等外部屏障及血-脑屏障、胎盘屏障等内部屏障。

2. 吞噬作用 单核-吞噬细胞系统包括血液中游走性单核细胞、以中性粒细胞为主的各种粒细胞和肝、脾、骨髓、淋巴结中固定的吞噬细胞,它们都具有非特异性吞噬功能,可清除体内的病原体。

3. 体液因子 存在于体液中的补体、溶菌酶和干扰素等,均对清除病原体起着重要作用。

(二)特异性免疫

特异性免疫是指机体对抗原进行特异性识别而产生的免疫。感染和免疫接种均能产生特异性免疫。特异性免疫是通过细胞免疫(T细胞)和体液免疫(B细胞)作用而产生免疫应答。

1. 细胞免疫　T细胞受到抗原刺激后,增殖、分化、转化为致敏T细胞,持续时间短。当再次与该抗原相遇时,则通过细胞毒性和淋巴因子杀伤病原体及其所寄生的细胞。细胞免疫在对抗病毒、真菌、原虫和部分在细胞内寄生的细菌的感染中起重要作用。T细胞还有调节体液免疫的功能。

2. 体液免疫　当被某种病原体抗原致敏的B细胞再次受到该抗原刺激后,即转化为浆细胞,并产生能与致敏B细胞抗原相对应的抗体,即免疫球蛋白(Ig),如IgG、IgM、IgA、IgD、IgE等。在感染过程中最早出现的是IgM,持续时间为2～3周,是近期感染的标志,有早期诊断意义。IgG在感染后临近恢复期时出现,持续时间较长,是既往感染的标志。IgG在体内含量最高,占免疫球蛋白的80%,能通过胎盘,是用于防治某些传染病的丙种球蛋白及抗毒血清的主要成分。IgA是呼吸道和消化道黏膜上的主要局部抗体。IgE主要作用于入侵的原虫和蠕虫。

任务二　传染病基本特征辨析

一、传染病的基本特征

传染病与其他疾病的主要区别在于下列四个基本特征。

(一)有病原体

每种传染病都是由特异的病原体(pathogen)引起的,包括微生物与寄生虫。如甲型肝炎的病原体是甲型肝炎病毒(HAV)、艾滋病的病原体是人类免疫缺陷病毒(HIV)、细菌性痢疾的病原体是痢疾杆菌、疟疾的病原体是疟原虫、日本血吸虫病的病原体是日本血吸虫。临床上检出病原体对诊断有重要意义。但许多传染病(如霍乱、伤寒)都是先认识其临床表现和流行病学特征,再认识其病原体的。随着研究水平的不断提高和深入,对各种病原体的认识也逐渐加深。

(二)有传染性

传染性(infectivity)是指病原体由宿主体内排出,经一定途径传染给另一个宿主的特性。各种传染病都具有一定的传染性,这是传染病与其他疾病的主要区别。如耳源性脑膜炎和流行性脑脊髓膜炎,在临床上都表现为化脓性脑膜炎,但前者无传染性,无须隔离,而后者有传染性,属于传染病,必须隔离。传染病患者具有传染性的时期称为传染期,这是决定患者隔离期限的重要依据。

(三)有流行病学特征

传染病的流行过程在自然因素和社会因素的作用下,表现出一定的强度。除流行性外,有些还具有明显的季节性、地方性、年龄性等特征。

1. 流行性 流行性是指传染病在一定条件下能在人群中广泛传播蔓延的特性。按其强度可分为散发、流行、大流行、暴发。散发(sporadic)是指某传染病在某地呈常年发病水平。流行(epidemic)是指某传染病的发病率显著高于常年发病率水平或为散发发病率的数倍,且波及一定的范围,如一个地区、一个省或国家。大流行(pandemic)是指某传染病在一定时间内迅速蔓延,波及全国各地,甚至超出国界或洲界。暴发(outbreak)是指在某一单位或局部地区,短期内突然出现许多同一疾病的患者,这些病例多由同一传染源或共同的传播途径引起,如食物中毒、流行性感冒等。

2. 季节性 某些传染病的发生和流行受季节的影响,在每年一定季节出现发病率升高的现象称为季节性。如冬春季节,呼吸道传染病发病率升高;夏秋季节,消化道传染病发病率升高。虫媒传染病也有明显的季节性,与媒介节肢动物活跃季节相一致,如蚊子活动的季节,流行性乙型脑炎发病率升高。

3. 地方性 受地理气候等自然因素或人们生活习惯等社会因素的影响,某些传染病仅局限在一定的地区内,这种传染病称为地方性传染病。如血吸虫病多发生在钉螺容易存在的长江以南地区。以野生动物为主要传染源的疾病,称为自然疫源性传染病或人畜共患病,如流行性出血热、鼠疫、钩端螺旋体病、严重急性呼吸综合征。存在这种疾病的地区称为自然疫源地,人进入此地区就有受感染的可能。自然疫源性传染病也属于地方性传染病。

此外,传染病发病率在不同人群(年龄、性别、职业)中的分布特征,也是流行病学特征。

(四)感染后免疫

人体感染病原体后,无论是显性感染还是隐性感染,都能产生针对病原体及其产物(如毒素)的特异性免疫,属于主动免疫。这种保护性免疫可通过抗体(抗毒素、中和抗体等)检测而获知。感染后,免疫持续时间不同在不同传染病中有很大差异。一般来说,病毒性传染病(如麻疹、脊髓灰质炎、流行性乙型脑炎)感染后免疫持续时间较长,甚至保持终身,但也有例外(如流行性感冒)。细菌、螺旋体、原虫性传染病(如细菌性痢疾、阿米巴病、钩端螺旋体病等)感染后免疫持续时间较短,仅为数月至数年,但也有例外(如伤寒)。蠕虫病感染后通常不产生保护性免疫,因而往往发生重复感染(如血吸虫病、钩虫病、蛔虫病等)。

二、传染病的临床特点

(一)病程发展的阶段性

急性传染病从发生、发展至转归,其病程具有一定的规律性和阶段性,通常分为以下四个阶段。

1. 潜伏期 从病原体侵入人体起,至开始出现临床症状为止的时期,称为潜伏期(incubation period)。潜伏期指病原体在体内繁殖、转移、定位、引起组织损伤和功能改变至临床症状出现之前的整个过程。每一个传染病的潜伏期都有一个范围(最短、最长),并呈常态分布,是检疫观察、留验接触者的重要依据。常见传染病的潜伏期、隔离期和检疫期(观察期)参阅附录Ⅰ。

2. 前驱期 从起病至症状明显出现为止的时期称为前驱期(prodromal period)。前驱期的临床表现通常是非特异性的，如头痛、发热、疲乏、食欲缺乏、肌肉酸痛等，为许多传染病所共有，一般持续1～3d。起病急骤者可无此期表现。

3. 症状明显期 症状明显期(period of apparent manifestation)是指急性传染病患者渡过前驱期后，出现该传染病所特有的症状、体征，如典型的热型、特征性的皮疹、肝脾肿大、脑膜刺激征和黄疸等。本期又可分为症状上升期、极期和缓解期，极易产生并发症。在某些传染病(如脊髓灰质炎、乙型脑炎等)中，仅少部分转入症状明显期。症状明显期后，大部分患者随即转入恢复期。

4. 恢复期 机体免疫力增强至一定程度，体内病理生理过程基本终止，患者症状及体征基本消失的时期，临床上称为恢复期(convalescent period)。此期，体内可能还有残余病理改变(如伤寒)或生化改变(如病毒性肝炎)，病原体还未完全清除(如霍乱、痢疾)，许多患者的传染性还要持续一段时间，但食欲和体力均逐渐恢复，血清中的抗体效价亦逐渐上升至最高水平。传染病患者在恢复期结束后，机体功能仍长期未能复常者的症状称为后遗症，多见于中枢神经系统传染病，如脊髓灰质炎、脑炎、脑膜炎等。

有些传染病患者进入恢复期后，已稳定退热一段时间，潜伏于组织内的病原体再度繁殖至一定程度时，初发病的症状再度出现，称为复发(relapse)，见于伤寒、疟疾、菌痢等。有些患者在缓解期时，体温未稳定下降至正常，病情加重，体温再次升高，称为再燃(recrudescence)。

(二)常见症状和体征

1. 发热 热型是传染病的重要特征之一，某些传染病常有独特的热型，具有鉴别诊断意义。常见热型有：①稽留热，24h体温相差不超过1℃，见于伤寒等；②弛张热，24h体温相差超过1℃，但最低点未达正常，见于败血症、流行性出血热等，又称败血症型热；③间歇热，24h内体温波动于高热与常温之下，见于疟疾、败血症等；④回归热，骤起高热，持续数日，高热重复出现，见于回归热、布鲁氏菌病等；若多次重复出现，并持续数月之久，则称为波状热；⑤马鞍热，发热数日，退热一日，又再发热数日，见于登革热。每一种传染病发热程度及持续时间不同，如短期高热可见于痢疾、流行性乙型脑炎；长期高热见于伤寒、布鲁氏菌病急性期；长期低热见于结核病、艾滋病等。

传染病的发热过程可分为三个阶段，即体温上升期、极期和体温下降期。体温上升期是指体温骤然上升至39℃以上，常伴有寒战，见于伤寒、疟疾、登革热等。极期是指体温上升到一定高度，持续数天至数周。体温下降期可指体温缓慢下降，几天后降到正常，如伤寒等；亦可指在一天之内降至正常，如间日疟等。

2. 皮疹 许多传染病在发热的同时伴有皮疹，称发疹性传染病。发疹(rash,eruption)包括皮疹和黏膜疹两大类。皮疹的出现时间和先后次序对诊断和鉴别诊断有重要参考价值。如水痘、风疹多发生于病程第一日，猩红热于第二日，天花于第三日，斑疹伤寒于第五日，伤寒于第六日等，当然也有例外。水痘的皮疹主要分布于躯干；天花的皮疹多分布于面部及四肢；麻疹有黏膜疹(koplik斑)；皮疹先出现于耳后、面部，再向躯干、四肢等蔓延。

发疹的临床表现

皮疹的形态可分为四大类：①斑丘疹，多见于麻疹、风疹、柯萨奇、埃可及EB病毒感染等病毒性传染病,以及伤寒、猩红热等;②出血疹,多见于肾综合征出血热、登革出血热等病毒性传染病,斑疹、伤寒、恙虫病等立克次体病和流行性脑脊髓膜炎、败血症等细菌病;③荨麻疹,多见于血清病、病毒性肝炎等;④疱疹或脓疱疹,多见于水痘、天花、单纯疱疹、带状疱疹等病毒性传染病、立克次体病以及金黄色葡萄球菌败血症等。

(三)临床类型

根据传染病临床过程的长短,可分为急性、亚急性、慢性;根据病情轻重,可分为轻型、中型、重型、暴发型;根据临床特征,可分为典型及非典型。临床分型对治疗、隔离、护理等具有指导意义。此外,不同传染病虽然临床表现各异,但在病原体及其各种代谢产物的作用下,可表现出一些共同的症状体征,如发热、皮疹、全身不适、头痛、关节痛等中毒症状,严重者可有意识障碍、呼吸、循环衰竭等表现。

【能力训练】

1. 有一患者在缓解期,体温已经明显下降2d,但未下降至正常,2d后出现体温再升现象,说明该患者发生了什么 ( )
   A. 复发　　　　　　　B. 再燃　　　　　　　C. 再感染
   D. 重复感染　　　　　E. 不能确定
2. 传染源的各种形式中最具有流行病学意义的是 ( )
   A. 患者　　　　　　　B. 隐性感染者　　　　C. 病原携带者
   D. 受感染的动物　　　E. 潜伏性感染者
3. 某一大学生入学前身体健康,入学后第二年乙肝三系检查发现,核心抗体和E抗体阳性,肝功能检查正常,未有不适感觉,说明该学生 ( )
   A. 隐性感染了HBV　　　　　B. 感染了HBV成为病毒携带者
   C. 显性感染HBV　　　　　　D. 潜伏性感染HBV
   E. 感染了HBV,获得了免疫力

任务三　传染病传播流行阻断

传染病的流行过程就是传染病在人群中发生、发展和转归的过程。构成流行过程的三个基本条件是传染源、传播途径和易感人群,但传染病是否流行还受社会因素和自然因素的影响。

一、传染病流行的基本条件

(一)传染源

传染源(source of infection)是指病原体已在其体内生长繁殖并能被排出体外的人或动

物。传染源包括下列4种。

1. 患者 急性期患者体内有大量病原体生长繁殖,可借助咳嗽、腹泻等排出体外,成为主要传染源。轻型患者症状轻或无明显症状,不易被发现。慢性患者可长期排出病原体,也是重要的传染源。

2. 隐性感染者 隐性感染者由于无症状、体征或症状不明显而不易被发现。在某些传染病中,如流行性脑脊髓膜炎、脊髓灰质炎等,隐性感染者是重要传染源。

3. 病原携带者 慢性病原携带者不显出症状而长期排出病原体,在某些传染病(如伤寒、细菌性痢疾)中有重要的流行病学意义。

4. 受感染的动物 某些动物间的传染病,如狂犬病、鼠疫等,也可传给人类,引起严重疾病,为动物源性传染病。以野生动物为传染源传播的疾病,称为自然疫源性疾病,如鼠疫、肾综合征出血热等。

(二)传播途径

传播途径(route of transmission)是指病原体离开传染源到达另一个易感机体的途径。同一种传染病可以有多种传播途径。

1. 呼吸道传播 病原体存在于飞沫或气溶胶中,易感者吸入空气时被感染,如新型冠状病毒感染、麻疹、肺结核、严重急性呼吸综合征、禽流感等。当患者讲话、咳嗽、打喷嚏时,病原体可从鼻咽部喷出,易感者通过呼吸而感染。

2. 消化道传播 病原体污染食物、水源或餐具,易感者进食时被感染,如伤寒、霍乱、细菌性痢疾等。另易感者进食患病动物的肉、乳、蛋等也可得病。经食物传播的传染病其流行特征是,患者都有食用被污染食物史,不吃者不发病。

3. 接触传播 包括直接接触传播和间接接触传播。直接接触传播是指传染源与易感者在没有任何外界因素的参与下,直接接触造成的疾病传播,代表性传染病如性传播疾病、狂犬病等。间接接触传播又称日常生活接触传播,是传染源的分泌物或排泄物通过被污染的手、日常用具、玩具等传播,既可引起消化道传染病(如伤寒、细菌性痢疾等),也可引起呼吸道传染病(如流感等)。

4. 虫媒传播 是指以节肢动物为媒介而引起的传播。以吸血节肢动物(蚊子、跳蚤、白蛉、恙虫等)为中间宿主的传染病,如疟疾、斑疹伤寒等,通过吸血节肢动物在患病动物和人之间叮咬、吸吮血液而传播。由于吸血节肢动物生长繁殖需要适宜的环境和气候条件,所以经虫媒传播的疾病具有明显的地区性和季节性。

5. 血液体液传播 病原体存在于患者或携带者的血液或体液中,通过输血及血制品、性接触或接触被污染的器械传播,如注射、手术、针刺、共用牙刷、血液透析等方式均可传播,见于乙型肝炎、丙型肝炎、艾滋病等。

6. 母婴传播 某些传染病的病原体可通过产前(胎盘)、产时(产道)、产后(哺乳)传播,如乙型肝炎、梅毒、艾滋病、梅毒等。

(三)易感人群

对某一传染病缺乏特异性免疫力的人称为易感者(susceptible person)。人群作为一个整体,对某种传染病容易感染的程度,称为人群易感性。如果易感者的比例在人群中达到一定水平，又有传染源和合适的传播途径，传染病的流行就很容易发生。在普遍推行人工主动免疫的情况下，可使易感者始终保持在很低水平，从而阻止其周期性流行的发生。

> **思政融入**：与病毒近距离较量的医务人员，既是易感者又是高危者。救死扶伤的天职让他们义无反顾，勇往直前。对生命的尊重与救助，传递着守望相助的力量与温情，引导学生树立对病原"不畏不惧"，对病人"不离不弃"的坚定信念。

二、影响传染病流行过程的因素

（一）自然因素

自然环境中的各种因素，包括地理、气象和生态等条件，对流行过程的发生和发展起着重要作用。传染病的地区性和季节性与自然因素关系密切。如我国北方有黑热病地方性流行区，南方有血吸虫病地方性流行区。乙型脑炎、疟疾夏秋季发病率较高，都与自然因素有关。冬春季节呼吸道传染病增多，与呼吸道传染病病原体对寒冷和干燥耐受力强、寒冷和干燥可减弱呼吸道抵抗力等因素有关；夏秋季节消化道传染病增多，与气候炎热适宜肠道细菌生长繁殖、炎热可减少机体胃酸的分泌等因素有关。

（二）社会因素

社会因素包括社会制度、经济和生活条件、风俗习惯、文化水平以及医疗卫生条件等，对传染病流行过程有决定性的影响。如中华人民共和国成立后，在党和政府的领导下，贯彻以"预防为主"的卫生工作方针，全面开展卫生防疫工作，通过大力进行某些传染病和寄生虫病的普查普治、大力普及传染病预防知识、大力推行计划免疫、综合提升应对突发重大传染病能力等，使许多传染病迅速被控制或发病率明显下降直至接近被消灭。在社会主义现代化建设中，开发边远地区、改造自然、改变有利于传染病流行的生态环境，能有效地防治自然疫源性传染病，这说明社会因素也可作用于自然因素而影响流行过程。

三、传染病流行预防

"预防为主"是传染病防治工作的基本方针。传染病预防也是医务工作者的一项重要任务。传染病预防主要是针对构成传染病流行过程的三个环节采取综合措施，同时，根据各种传染病的特点，针对传播的主导环节，采取适当的措施，防止传染病继续传播。应将经常性的预防性措施和在传染病发生后所采取的预防措施相结合，即坚持"平战"结合的原则。

（一）管理传染源

传染病报告制度是早期发现、控制传染病的主要措施。医疗机构及采供血机构执行首诊负责制，依法依规及时报告法定传染病，疾病预防控制机构才能及时掌握疫情，采取必要的流行病学调查和防疫措施。《中华人民共和国传染病防治法》《突发公共卫生事件与传染病疫情监测信息报告管理办法》及《传染病信息报告管理规范》，将39种法定传染病依据其传播方式、速度以及对人类危害程度的不同，分为甲、乙、丙三类，实行分类管理。

1. 甲类传染病 包括鼠疫、霍乱。为强制管理的烈性传染病，要求发现后2h内通过传染病疫情监测信息系统上报。

2. 乙类传染病 包括严重急性呼吸综合征、艾滋病、病毒性肝炎、脊髓灰质炎、人感染高致病性禽流感、麻疹、流行性出血热、狂犬病、流行性乙型脑炎、登革热、炭疽、细菌性和阿米巴性痢疾、肺结核、伤寒和副伤寒、流行性脑脊髓膜炎、百日咳、白喉、新生儿破伤风、猩红热、布鲁氏菌病、淋病、梅毒、钩端螺旋体病、血吸虫病、疟疾、人感染H7N9禽流感（2013年11月增加）、新冠病毒感染。为严格管理传染病，要求诊断后24h内通过传染病疫情监测信息系统上报。

3. 丙类传染病 包括流行性感冒（含H1N1流感）、流行性腮腺炎、风疹、急性出血性结膜炎、麻风病、流行性和地方性斑疹伤寒、黑热病、包虫病、丝虫病，除霍乱、细菌性和阿米巴性痢疾、伤寒和副伤寒以外的感染性腹泻病、手足口病。为监测管理传染病，要求诊断后24h内通过传染病疫情监测信息系统上报。

值得注意的是，对乙类传染病中的严重急性呼吸综合征、炭疽中的肺炭疽、人感染高致病性禽流感和脊髓灰质炎必须采取甲类传染病的报告、控制措施。其他乙类传染病和突发原因不明的传染病需要采取甲类传染病的报告、控制措施的，由国务院卫生行政部门及时报经国务院批准后予以公布、实施。

上述规定以外的其他传染病，根据其暴发、流行情况和危害程度，需要列入乙类、丙类传染病的，由国务院卫生行政部门决定并予以公布。2020年1月，我国将新型冠状病毒感染列入乙类传染病，并按照甲类传染病进行管理。2023年1月，新冠病毒感染调整为乙类乙管。

1. 对患者的管理 对患者应尽量做到早发现、早报告、早诊断、早隔离、早治疗。

2. 对接触者的管理 接触者是指曾经和传染源有接触的人，他们可能受到感染而处于疾病的潜伏期，也有可能是传染源。对传染病的接触者，应分别按具体情况采取医学检疫措施（如医学观察、留验）、预防接种或药物预防。常见传染病的检疫期可参阅附录Ⅰ。

3. 对病原携带者的管理 早期发现病原携带者十分重要。可对在人群中检出的病原携带者进行治疗、调整工作岗位和随访观察。为做到早期发现病原携带者，对食品从业人员、托幼机构保育员、供水作业工作人员应做定期带菌检查，及时发现、及时治疗、及时调整工作。

4. 对受感染动物的管理 对动物传染源，如经济价值较高可给予治疗，必要时宰杀后加以消毒处理；如经济价值不大，则予以捕杀或销毁。

（二）切断传播途径

应根据传染病的不同传播途径采取不同措施。对于消化道传染病、虫媒传染病以及许多寄生虫病来说，切断传播途径通常是起主导作用的预防措施。除爱国卫生运动外，采取严格、有效、规范的消毒、隔离和个人防护措施，能有效降低传染病的发生和蔓延。

消毒与隔离是切断传播途径的重要措施。广义的消毒包括消灭传播媒介（杀虫措施）在内，狭义的消毒是指消灭污染环境的病原微生物。消毒有疫源地消毒（包括随时消毒与终末消毒)及预防性消毒两大类。消毒方法有物理消毒法和化学消毒法两种。常用消毒方法参阅相关章节。

(三)保护易感人群

保护易感人群,关键是提高人群免疫力。机体免疫力包括非特异性免疫力和特异性免疫力。非特异性免疫力是生物个体生来就有的、能遗传给后代、不涉及免疫识别和免疫反应的增强。加强体育锻炼、调节饮食、养成良好的卫生生活习惯、改善居住条件、建立良好的人际关系、保持愉快心情等措施可以提高机体的非特异性免疫力。人体可通过隐性感染、显性感染或预防接种获得对该种传染病的特异性免疫力,其中以预防接种起关键作用。实践证明,许多传染病可以通过预防接种得到有效控制。

> **思政融入**:传染源是传染病流行的最基本条件。没有传染源就没有传染病的流行和蔓延。因此妥善安置具有传染性的患者与疑似患者,是让患者获得专业救护的最有效办法,更是切断传播途径、保护更多健康人群免受感染的重要举措。可通过案例引入,提高学生对传染病管理工作重要性的认识,养成快速有效处置传染病疫情的职业素养。

【能力训练】

1. 传染病预防的主要措施是   （   )
   A. 控制传染源   B. 切断传播途径   C. 预防接种
   D. 针对重点环节的综合性措施   E. 除"四害"
2. 根据传染病防治法,对下列患者应采取强制性隔离治疗措施,除外   (   )
   A. 艾滋病病人   B. 严重急性呼吸综合征病人   C. 肺炭疽病人
   D. 鼠疫病人和病原携带者   E. 霍乱病人和病原携带者

(邱惠萍)

项目二 传染病防控管理技术

任务一 传染病隔离防护

有效的隔离、防护措施是切断传播途径,遏制传染病流行的关键。隔离是指采用各种方法、技术防止病原体从患者及病原携带者传播给他人。防护是指针对损伤因素可能对机体造成的各种伤害,采取适当的保护措施,避免发生伤害,或将伤害程度降到最低。

一、标准预防

标准预防(standard precaution)指基于患者的血液、体液、分泌物(不包括汗液)、非完整皮肤和黏膜均可能含有感染性因子的原则,针对医院所有患者和医务人员采取的一组预防感染措施。标准预防包括手卫生,根据预期可能的暴露穿戴手套、隔离衣、口罩、帽子、护目镜或防护面罩等个人防护用品,安全注射,以及处理污染的物品与医疗器械。

其基本特点为:①既要防止血源性疾病的传播,也要防止非血源性疾病的传播;②强调双向防护,既要预防病原体从患者传至医务人员,又要防止病原体从医务人员传给患者;③根据疾病的主要传播途径,采取相应的管理措施,如接触隔离、呼吸道隔离等,适用于患者的诊断、治疗、护理等操作的全过程。

根据中华人民共和国卫生行业标准(WS/T 510—2016)《病区医院感染管理规范》,标准预防措施包括:

(1)进行有可能接触患者血液、体液的诊疗、护理、清洁等工作时应戴清洁手套,操作完毕,脱去手套后立即洗手或进行卫生手消毒。

(2)在诊疗、护理操作过程中,有可能发生血液、体液飞溅到面部时,应戴医用外科口罩、防护眼镜或防护面罩;有可能发生血液、体液大面积飞溅或污染身体时,应穿戴具有防渗透性能的隔离衣或者围裙。

(3)在进行侵袭性诊疗、护理操作过程中,如在置入导管、经椎管穿刺等时,应戴医用外科口罩、手套等医用防护用品,并保证光线充足。

(4)使用后针头不应回套针帽,确需回帽应单手操作或使用器械辅助;不应用手直接接触污染的针头、刀片等锐器。废弃的锐器应直接放入耐刺、防渗漏的专用锐器盒中;重复使用的锐器,应放在防刺的容器内密闭运输和处理。

(5)接触患者黏膜或破损的皮肤时应戴无菌手套。

(6)应密封运送被血液、体液、分泌物及排泄物污染的被服。

(7)对于有呼吸道症状(如咳嗽、鼻塞、流涕等)的患者,其探视者、医务人员等应采取呼吸道卫生(咳嗽礼仪)相关感染控制措施。

二、传染病三级防护标准

传染病的消毒隔离工作遵循分级防护标准,实施个人防护。

1. 一级防护 适于预检分诊、发热门(急)诊医护人员。

个人防护用品(PPE)有一次性工作帽、工作服、普通隔离衣(预检分诊、发热门诊)、一次性外科口罩和医用防护口罩(发热门诊)。

2. 二级防护 适于进入传染病或多重耐药菌感染隔离病房的医护人员,进入隔离留观室和专门病区的医护人员,接触患者或处理其分泌物、排泄物、使用物品和死亡患者尸体的工作人员,转运患者的医护人员和司机。

PPE有一次性工作帽、医用防护口罩、防护眼镜或面屏、医用防护服、乳胶手套、一次性防水鞋套。注意区别于一级防护，必须增加防护口罩、防护眼镜、医用防护服、乳胶手套和防水鞋套的使用。

3. 三级防护 适于为传染病或多重耐药菌感染患者实施吸痰、呼吸道采样、气管插管、气管切开等，有可能发生患者呼吸道分泌物、体内物质的喷射或飞溅的医疗人员。

PPE有一次性工作帽、医用防护口罩、防护眼镜或面屏、医用防护服、乳胶水套、一次性防水鞋套。注意区别于二级防护，必须增加全面型呼吸防护器的使用。

三、不同传播途径疾病的隔离预防

（一）隔离预防原则

（1）在标准预防措施的基础上，应根据疾病的传播途径（接触传播、飞沫传播、空气传播和其他途径传播如虫媒传播），结合实际情况，制定相应的隔离与预防措施。

（2）一种疾病可能有多种传播途径时，应在标准预防措施的基础上，采取针对相应传播途径的隔离与预防措施。

（3）隔离病区（室）应有隔离标识，标识颜色和内容根据需求制定。如黄色标识一般用于经空气传播的隔离，粉色标识一般用于经飞沫传播的隔离，蓝色标识一般用于经接触传播的隔离。

（4）合理安置患者。疑似呼吸道传染病患者应安置在单人隔离房间；受条件限制的医院，同种病原体感染的患者可安置于一室。

（5）工作人员未按要求防护时，不能进入潜在污染区、污染区。

（6）应限制无关人员进入隔离区域，严格管理陪护及探视人员；未经许可及未进行正确防护的情况下，任何人均不得进入传染病病区。

（7）对隔离患者进行宣教，做好手卫生及相关隔离要求；患者未经许可不能离开所在隔离区域。

（8）隔离患者外出检查、诊疗、手术、转科、转运等时，应通知相关接收部门或单位，同时采取有效措施，减少对其他患者、医务人员和环境表面的污染。

（9）接收部门或单位应做好隔离准备，在隔离患者离开后，应采取相应的清洁与消毒措施。

（10）建筑布局符合中华人民共和国卫生行业标准《医院隔离技术标准》（WS/T 311—2023）中相应的规定。

《医院隔离技术标准》（WS/T 311—2023）

（二）经空气传播疾病的隔离预防

总体要求：接触肺结核等经空气传播的疾病时，在标准预防措施的基础上，还应采用经空气传播疾病的隔离与预防措施。经空气传播疾病的隔离病区，宜设置负压隔离病房。严格工作流程和各区域、三区两通道等的管理；各区之间界线清楚，标识明显。

1. 患者的隔离 ①原则上应尽快转送至有条件收治经空气传播疾病的医院或科室进行收治,转运过程中做好医务人员的防护。②原则上安置在负压病房,疑似患者应单独安置;确诊患者宜单独安置,同种疾病患者安置于一室时,两病床之间距离不少于1.2m。③当患者病情容许时,宜戴医用外科口罩,定期更换。④宜限制其活动范围。⑤患者出院所带物品应消毒处理。⑥应遵循《医院空气净化管理规范》WS/T 368—2012)的规定进行空气消毒。

2. 医务人员的防护 ①应严格按照医院感染预防与控制要求,在不同的区域,穿戴不同的防护用品,离开时按要求摘脱,并正确处理使用后物品。②进入确诊或可疑传染病患者房间时,应戴帽子、医用防护口罩;进行可能产生喷溅的诊疗操作时,应戴护目镜或防护面罩,穿隔离衣;当接触患者及其体液(血液、组织液等)、分泌物、排泄物等时,应戴一次性使用医用橡胶检查手套。

(三)经飞沫传播疾病的隔离预防

总体要求:接触经飞沫传播疾病的患者及污染物时,如百日咳、白喉、流行性感冒、病毒性腮腺炎等,在标准预防的基础上,还应采取经飞沫传播疾病的隔离与预防措施。

1. 患者的隔离 ①宜限制患者的活动范围;患者病情容许时,应戴医用外科口罩,并定期更换。②应减少转运,当需要转运时,医务人员应注意防护。③探视者应戴医用外科口罩,宜与患者保持1m以上距离。④加强通风,应遵循《医院空气净化管理规范》的规定进行室内空气的消毒。

2. 医务人员的防护 ①医务人员应根据诊疗的需要,穿戴合适的防护用品;一般诊疗护理操作时,佩戴医用外科口罩,严格手卫生。②与患者近距离(≤1m)接触或进行产生气溶胶的操作时,应戴帽子、医用防护口罩;进行可能产生喷溅的诊疗操作时,应戴护目镜或防护面罩,穿隔离衣;当接触患者及其体液(血液、组织液等)、分泌物、排泄物等时应戴一次性使用医用橡胶检查手套,操作完成后严格手卫生。

(四)经接触传播疾病的隔离预防

总体要求:接触经接触传播疾病的患者及其污染物时,如肠道传染病、经血传播疾病、多重耐药菌感染、皮肤感染患者等,在标准预防的基础上,还应采取接触传播的隔离与预防措施。

1. 患者的隔离 ①宜单间隔离;无条件的医院可采取床单位隔离或同种病原体感染患者隔离于一室。②应限制患者的活动范围,减少转运。

2. 医务人员的防护 ①接触隔离患者的体液(血液、组织液等)、分泌物、排泄物等时,应戴一次性使用医用橡胶检查手套,手上有伤口时应戴双层手套;接触污染物品后、离开隔离病室前应摘除手套,洗手和(或)手消毒。②进入隔离病室,从事可能污染工作服的操作时,应穿隔离衣;离开病室前,脱下隔离衣,按要求悬挂,每天更换清洗与消毒;或使用一次性隔离衣,用后按医疗废物管理要求进行处置。接触甲类及乙类按甲类管理的传染病患者时,应按要求穿脱医用一次性防护服,离开病室前,脱去医用一次性防护服。医用一次性防护服按医疗废物管理要求进行处置。

> **思政融入**：与病魔近身搏斗的医护人员同样是易感者，面对危险是救死扶伤的天职让他们依然向前。但是"最美逆行者"光有一腔热情是绝对不够的，冲在前方的前提是必须懂得科学防护。只有掌握了科学的专业的技能，才有能力成为抗疫战士，引领学生学好专业，苦练本领，感悟"以知识做铠甲"的真正含义。

（邱惠萍　李　霞）

任务二　传染病隔离防护设施及应用

一、传染病隔离防护设施

（一）传染病区域布局

为了防止传染病病原体播散，呼吸道传染病区设置"三区二缓冲二通道"，即清洁区、潜在污染区、污染区、第一缓冲间、第二缓冲间、工作人员通道、患者通道。经空气传播的隔离病区宜设置负压病区（病房）。

三区二通道的行走

1. 清洁区　进行呼吸道传染病诊治的病区中，不易受到患者体液（血液、组织液等）和病原体等物质污染，且传染病患者不应进入的区域。清洁区包括医务人员的值班室、卫生间、男女更衣室、浴室以及储物间、配餐间等。

2. 污染区　进行呼吸道传染病诊治的病区中，传染病患者和疑似传染病患者接受诊疗的区域，以及被其体液（血液、组织液等）、分泌物、排泄物等污染物品暂存和处理的场所。该区包括病室、患者用后复用物品和医疗器械等的处置室、污物间以及患者用卫生间和入院、出院处理室等。污染区的物品未经消毒不准带至他处。

3. 潜在污染区　进行呼吸道传染病诊治的病区中，位于清洁区与污染区之间，有可能被患者体液（血液、组织液等）和病原体等物质污染的区域。该区包括医务人员的办公室、治疗准备室、护士站和内走廊等。

4. 两通道　呼吸道传染病诊治病区中的医务人员通道和患者通道。医务人员通道、出入口设在清洁区一端，患者通道、出入口设在污染区一端。传染病患者不得进入内走廊；医务人员未按要求穿戴防护用品时，不得进入内、外走廊。

5. 缓冲间　进行呼吸道传染病诊治的病区中，清洁区与潜在污染区之间、潜在污染区与污染区之间设立两侧均有门的过渡间。两侧的门不同时开启，也是医务人员的准备间。

6. 负压隔离病区（室）　用于隔离通过和可能通过空气传播的传染病患者或疑似患者的病区（病室）。病区（病室）通过机械通风方式，使空气按照由清洁区向污染区的方向流动，使病区（病室）内的空气静压低于周边相邻相通区域的空气静压，以防止病原微生物向外扩散。

(二)病房区域特殊设施

1. 传递窗 内外均有窗扇,用于传递清洁或污染物品,以减少人员出入不同区域。传递窗两侧窗扇不应同时开启,以免不同区域间空气流通。

2. 观察窗 封闭的透明玻璃窗,安装在病房朝向内走廊一侧的墙壁上或病房门上,便于医务人员在不开启门、窗的情况下,能随时观察患者情况。

3. 其他设施 呼吸道传染病病房内应设置卫生间,有条件时可设置负压病房,病房内配备温度信号监测系统、中央摄像监视系统、对讲系统、电视、电脑、传染病污染物自动处理器、传染自动传送器等设施。

二、传染病个人防护用品穿戴

传染病个人防护用品包括帽子、口罩、手套、护目镜、防护面罩、隔离衣、医用一次性防护服、全面型呼吸防护器等。医用个人防护用品应符合国家相关标准,并在有效期间内使用。医护人员应按照相关规定的具体方法、程序和要求,正确穿(戴)、脱个人防护用品。

(一)穿、脱隔离衣的流程

1. 穿隔离衣流程 着工作服→手卫生→戴工作帽→戴口罩→检查口罩气密性→手持衣领套衣袖→系好衣领→再系袖口→系腰带→戴手套→穿戴完毕。

2. 脱隔离衣流程 手卫生→解开隔离衣腰带→将隔离衣腰带打活结→脱手套→手卫生→解开衣领→右手伸入左手袖内,拉下袖子过手→双手轮换握住衣袖,逐渐退出手臂→将隔离衣清洁面向外,污染面向内卷好→将隔离衣弃入医疗垃圾桶→手卫生→脱口罩→脱帽子→手卫生。

(二)穿、脱一次性防护服流程

1. 穿防护服流程 手卫生→戴工作帽→戴医用防护口罩→检查口罩气密性→进入潜在污染区→穿防护服(确定型号是否合适、检查是否有破损,先穿裤,再穿衣,然后戴帽,最后拉上拉锁)→戴防护面屏或防护面屏→戴手套→穿鞋套、鞋靴→检查(防护服延展性与防护性是否完好)→进入污染区。

2. 脱防护服流程 手卫生→摘护目镜或防护面屏→脱一次性防护服(由上向下边脱边卷,污染面向里直至全部脱下后放入医疗废物袋内)→脱鞋套→手卫生→进入潜在污染区→手卫生→脱工作服→摘医用防护口罩→手卫生→脱帽子→进入清洁区→沐浴、更衣→离开清洁区。

(三)穿脱防护用品的注意事项

(1)使用医用外科口罩或医用防护口罩时不要用一只手捏鼻夹,防止口罩鼻夹处形成死角漏气,降低防护效果。穿戴好后应进行气密性检查。

(2)医用防护口罩可以持续使用6~8h或遵循厂家使用说明,遇污染或潮湿,应及时更换,通常建议4h左右更换一次。

(3)隔离衣、医用一次性防护服等防护用品,护理不同类别的传染病患者及疑似患者时应进行更换,若被患者体液(血液、组织液等)、污物污染时应及时更换。

(4)用后物品分别放置于专用的污物容器内。

【能力训练】

1. 关于穿脱防护用品的顺序,以下哪项描述是错误的 （　　）

A. 先戴帽子,再穿防护服,最后戴手套

B. 脱防护用品时,应先脱手套,再摘护目镜或防护面罩,然后脱下防护服

C. 脱下的防护用品通常应直接丢弃到医疗废物容器中

D. 脱防护服时,应从污染较轻的部位开始,逐步向污染较重的部位进行

E. 在穿脱过程中,若手套破损,应立即更换,并重新进行手部清洁和消毒

2. 医务人员手部皮肤发生破损时,在进行可能接触病人血液、体液等诊疗、护理、卫生工作操作时,要戴 （　　）

A. 无菌手套　　　　　B. 清洁手套　　　　　C. 丁腈手套

D. 双层乳胶手套　　　E. 医用外科手套

3. 下列戴医用防护口罩的注意事项中错误的是 （　　）

A. 一只手捏鼻夹

B. 医用外科口罩只能一次性使用

C. 口罩受到患者血液、体液污染后,应及时更换

D. 每次佩戴医用防护口罩进入工作区域之前,应进行密合性检查

E. 戴口罩时应注意正反面,不能戴错

任务三　传染病标本采集与管理

临床标本质量的好坏直接影响实验结果的正误,标本的质量好坏与标本的采集、保存、运输密切相关。标本采集、保存、运输不当可导致试验结果出现假阴性、假阳性。因此正确地采集、保存、运输标本是保证实验室检验结果准确可靠的基础。

一、正确采集标本的原则

1. 早期采集　采集时间最好是发病初期、发热期、症状典型期。

2. 在药物使用前采集　细菌、真菌等的培养检验,最好在使用抗生素、抗真菌药物等前采集。

3. 无菌采集　采集的标本应无外源性污染。盛装标本的容器应为一次性或经高压灭菌的无菌容器,不能用酸类或消毒剂处理。

4. 适量采集标本　采集的标本要适量且具有代表性。

5. 安全采集标本　防止标本中病原微生物的传播和自身感染。

二、常见标本采集的种类

1. 呼吸道传播的病毒性疾病(如新冠病毒感染、流感、禽流感、甲型 H1N1 流感、SARS、麻疹、风疹等)标本　包括咽拭子、含漱液、痰液、血清标本、脑脊液、尸检组织、下呼吸道标本。

2. 经呼吸道传播的细菌性疾病(如流脑)标本　包括咽拭子、脑脊液、血液、瘀点、瘀斑。

3. 肠道传播的病毒性疾病(如手足口病)标本　包括粪便标本、咽拭子标本、血液标本、疱疹液、肛拭子标本、尸检标本、脑脊液标本。

4. 经消化道传播的细菌性疾病(如伤寒、细菌性痢疾、细菌性感染性腹泻、霍乱等)标本　包括粪便(肛拭子)、可疑食物、呕吐物、血液、脑脊液、尿液。

5. 虫媒传播的疾病(如乙型脑炎)标本　包括血液、脑脊液。

三、常见标本的正确采集时间和方法

1. 咽拭子　采集患者发病 3d 内的咽拭子标本,用于病原检测(病原分离、核酸检测的阳性率较高)。被采集人员头部微仰,嘴张大。采集人员将拭子越过舌根,在被采集者两侧扁桃体稍微用力擦拭至少 3 次,然后在咽后壁上下擦拭至少 3 次,应避免触及口腔及舌部,迅速将棉签放入装有 3～5mL 保存液的采样管中,尾部弃去,旋紧管盖。采样管外表贴上标签,注明患者的姓名、样本的种类、采样的时间、采样人等基本信息。

2. 鼻拭子　将棉签轻轻插入鼻道内鼻腭处,停留片刻后缓慢转动退出。以同一拭子拭两侧鼻孔。将棉签浸入 3～5mL 采样液中,尾部弃去,旋紧管盖。

3. 痰液　无时间限制。患者将痰液咳入无菌容器中,然后用棉签刮取痰液放入含 4～5mL 样本运输液的螺口塑料杯中。患者将痰液咳入无菌、内装 4～5mL 标本运送液、带垫圈的 50mL 螺口塑料杯中。

4. 下呼吸道标本(适用于气管插管患者)　只采集重症患者,无时间限制。收集气管吸取液或支气管灌洗液 5～10mL 放入无菌、带垫圈的 50mL 螺口塑料杯中。

5. 疱疹液、瘀点瘀斑　先用 75% 的酒精对疱疹液、瘀点、瘀斑周围的皮肤进行消毒,待皮肤干燥后,用消毒针将疱疹液、瘀点瘀斑挑破,用棉签蘸取液体,迅速将棉签放入内装有 3～5mL 保存液的采样管中,在靠近顶端处折断棉签杆,旋紧管盖并密封。可同时采集多个疱疹液瘀点瘀斑作为一份标本。采样管外表贴上标签,注明患者的姓名、样本的种类、采样的时间、采样人等基本信息。

6. 粪便标本　一般采集患者发病 3d 内的粪便标本,用于病原检测。用药前自然排便的标本,采集脓血黏液部分量 2～3g,液体便取絮状物 1～2mL,采集后立即放入无菌采便管内(或保存液中)。采样管外表贴上标签,注明患者的姓名、样本的种类、采样的时间、采样人等基本信息。

7. 肛拭子标本　采集患者发病 3d 内的肛拭子标本,用于病原检测。用专用采样棉签,从患儿肛门轻轻插入,适度用力弧形左右擦拭数下,拔出后,迅速将棉签放入装有 3～5mL 保存液的采样管中,在靠近顶端处折断棉签杆,旋紧管盖,并密封,以防干燥。采样管外表贴上标签,注明患者的姓名、样本的种类、采样的时间、采样人等基本信息。

8. 尿液标本 取病人急性期晨起第一次小便的中段尿液 5~10mL 于无菌螺口塑料管中。

9. 血液标本 做血液病原培养时,严格无菌操作,使用无菌穿刺法采集静脉血至血培养瓶中送检。血清标本要求采集量为 3~5mL,以空腹血为佳,使用真空采血管。

四、标本的正确保存

标本的保存取决于运送时间的长短,以及不同病原微生物对干燥、温度、营养、PH 的耐受能力。为确保目标细菌的存活并抑制其他微生物的过度生长,应选择合适的培养基、推荐的保存温度及保存工具。

1. 细菌检验标本 标本应在运送培养基中运送并于合适的温度保存。不同的病原菌的运送培养基也不同,一般冷藏运送(如流感嗜血杆菌应在 35~37℃保温运送)。

2. 病毒检验标本 ①用于分离病毒的标本,一般应放在保温容器(0~4℃)里,最好 12h 内送达实验室,最长放置不可超过 4d。如不能立即分离,应将标本置于-20℃冻存保存,放置时间不可超过 1 周。若长期储存,最好置于-70℃冻存。②采集病毒拭子时,推荐使用灭菌人造纤维拭子(如聚酯纤维)和塑料棒。③采集咽拭子或肛拭子等以检测核酸时,不能使用棉拭子和木质拭子棒,因为此类材料中含有核酸扩增抑制剂。④病毒采样液推荐使用病毒保存液(含有蛋白质稳定剂,阻止细菌和真菌生长的抗生素,缓冲液)。⑤采样时需使用专用的病毒采样盒。

五、标本采样、保存及运输时的生物安全

传染性疾病的临床样本中均存在活的病原微生物。在突发公共卫生事件中,往往样本的病原体及传播途径不详,因此在采样过程必须注意生物安全防护。

(1)配备与采集微生物样本所需要的生物安全防护水平相适应的防护设备。

(2)配备掌握相关专业知识和操作技能的专业采集人员,规范穿戴个人防护用品。

(3)制定有效防止病原微生物扩散和感染的措施。

(4)采集样本时要防止刺伤、机械创伤。如发生意外,应及时消毒处理和免疫接种,报告主管领导并进行医学观察。

(5)所有容器必须印有生物危险标识。

(6)运输时将装有标本的密封袋放入专用运输箱内,可用具有吸水和缓冲能力的材料填充箱子。

(7)保证样品运送所需温度:为维持 4~8℃,运送盒中要放置冰袋;为保证-20℃条件,在外包装袋内装干冰;为保证-70℃条件,可采用液氮用来储存和运送。

(8)标本运送要求专人专车。

【能力训练】

1. 在进行传染病标本采集时,以下哪项操作不正确　　　　　　　　　　　　（　　）
   A. 采集前需详细询问患者病史,了解可能的病原体
   B. 采集时应选择对诊断最有价值的部位和时期进行
   C. 采集的标本应尽快送检,避免长时间放置导致变质
   D. 采集过程中,操作者无需穿戴个人防护装备
   E. 采集后应对采集区域进行消毒,防止交叉感染
2. 新型冠状病毒检测标本首选　　　　　　　　　　　　　　　　　　　　　（　　）
   A. 呼吸道标本　　　　　　B. 尿液　　　　　　　　C. 粪便标本
   D. 血液标本　　　　　　　E. 结膜拭子标本
3. 咽拭子采集部位的关键点是　　　　　　　　　　　　　　　　　　　　　（　　）
   A. 两侧咽扁桃体和咽后壁上下擦拭至少30s
   B. 两侧咽扁桃体稍微用力来回转动擦拭至少3次,然后在咽上下擦拭至少3次
   C. 两侧咽扁桃体稍微用力擦拭,然后再在咽后壁上下擦拭至少3次
   D. 两侧咽扁桃体来回转动擦拭,然后再在咽后壁上下擦拭至少1次
   E. 两侧咽扁桃体和咽后壁上下擦拭至少3次

(李　霞　林丽红)

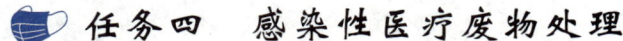

任务四　感染性医疗废物处理

一、医疗废物的概念

医疗废物是指医疗卫生机构在医疗、预防、保健以及其他相关活动中产生的具有直接或者间接感染性、毒性以及其他危害性的废物。医疗卫生机构收治的传染病病人或者疑似传染病病人产生的生活垃圾,应按照医疗废物进行管理和处置。

二、感染性医疗废物

感染性医疗废物是指携带病原微生物、具有引发感染性疾病传播危险的医疗废物,主要包括以下几种。
(1)被患者血液、体液、排泄物等污染的除锐器以外的废物;
(2)使用后的一次性医疗用品和一次性医疗器械,如注射器、输液器、透析器等;
(3)病原微生物实验室废弃的病原体培养基、标本、菌种和毒种保存液及其容器;其他

实验室及科室废弃的血液、血清、分泌物等标本和容器;

(4)隔离传染病患者或者疑似传染病患者产生的生活废弃物。

三、感染性废物处理

(1)收集于符合《医疗废物专用包装袋、容器和警示标志标准》(HJ421)的医疗废物于包装袋中。用黄色带盖医疗垃圾桶收集,并套专用黄色医疗垃圾袋,当容器3/4满时,垃圾袋封口并贴上专用标识。

(2)实验室废弃的病原体培养基、标本、菌种和毒种保存液及其容器,应在产生地点进行压力蒸汽灭菌或者使用其他方式消毒,然后按感染性废物收集处理。

(3)隔离传染病患者或者疑似传染病患者产生的医疗废物应当使用双层医疗废物包装袋盛装。

(4)隔离传染病患者或者疑似传染病患者产生的生活垃圾当作医疗垃圾来处理,应当使用双层医疗废物包装袋盛装。

(5)双层医疗废物包装袋应封口紧实、严密,有效的封口方式可采用"鹅颈式"封扎,具体步骤如下:

①将医疗废物袋近开口端部分扭转,按照一个方向将塑料袋口扭曲成旋条状。

②牢固扭转后对折,使已经扭转的部分重叠并固定。

③紧握已扭转部位,确保封装的稳固性。

④用封扎带套在医疗废物袋反折下位,将封扎带穿过扭曲的部位并固定。

⑤封扎带拉紧形成有效密封,以确保医疗废物得到妥善处理。

【知识拓展】

医疗废物警示标识

黄色菱形:适用于医疗废物专用包装袋、利器盒、周转箱(桶)。

黄色三角形:为医疗废物警示性标牌,适用于医疗废物暂时储存场所。

橘红色菱形:适用于转运医疗废物的专用货车。

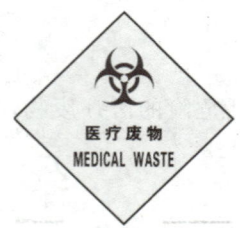  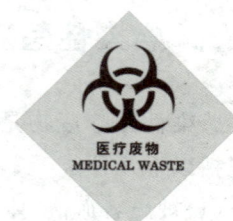

【能力训练】

1.医疗废物中病原体的培养基、标本和菌种、毒种保存液等高危险废物处理的原则是（　　）
A.交医疗废物集中处置单位处置
B.医疗卫生机构自行处置
C.当普通医疗垃圾处置
D.在交医疗废物集中处置单位处置前应当就地消毒
E.集中销毁处置

2.医疗机构收治的传染病病人或者疑似传染病病人产生的垃圾属于什么废物（　　）
A.病理性废物　　　　B.严重污染性废物　　　　C.生活垃圾
D.感染性废物　　　　E.医疗废弃物

3.下列物品中属于感染性废物的是哪种（　　）
A.病理切片后废弃的人体组织　　　B.疑似患者的咽拭子
C.各种废弃物的标本　　　D.用过的酒精消毒棉签　　　E.废弃的病理蜡块

（林丽红　李　霞）

任务五　职业暴露的预防及处理

自1984年世界报道首例HIV职业暴露感染病例以来，医务人员发生职业暴露被感染已成为医疗领域重点关注的问题。要维护医务人员的职业安全和身心健康，预防及减少职业暴露尤为重要。

一、职业暴露的概念及分类

医务人员职业暴露是指医务人员在从事诊疗、护理活动过程中接触有毒、有害物质，或传染病病原体，从而可能损害健康或危及生命的一种情况。职业暴露主要包括生物性职业暴露、化学性职业暴露和物理性职业暴露等。在传染病防治工作中医务人员发生的职业暴露，属于生物性职业暴露。

生物性职业暴露是指医务人员在参与诊疗、护理工作时，因针刺、刀割等锐器损伤、黏膜或破损的皮肤接触了患者的血液、分泌物、排泄物等，直接暴露在致病微生物的环境中，有被感染的潜在危险，也称为感染性职业暴露。

二、职业暴露的预防

（1）早发现、早隔离、早治疗。若筛查发现患者和病原携带者，要及时进行隔离治疗，疑似或重症患者实施单间隔离，确诊患者可多人同室。

（2）严格遵守各项操作规程。掌握规范的安全操作方法，尤其是锐器的安全规范处置，如手术时用消毒盘传递器械而避免用手传递，用后的锐器应直接放入耐刺、防渗漏的利器盒，或利用针头处理设备进行安全处置，禁止针帽回套针头，禁止用手直接接触使用后的针头、刀片等锐器，确保医疗器械、器具、用品的使用安全。

（3）在标准预防的基础上落实相关疾病隔离措施。严格执行消毒隔离制度和手卫生规范，做好洗手与手消毒。

（4）工作场所正确选择、使用个人防护用品，做好个人防护，必要时做好医务人员和患者之间双向防护。

（5）规范处置各种标本和医疗废物。

三、血源性职业暴露的处置

1. 局部紧急处置 ①锐器伤：迅速脱去手套等防护用品，患肢下垂，立即从近心端向远心端挤压伤口旁端，尽可能挤出损伤处血液；挤压时，用流动的净水或肥皂水冲洗伤口；取75%乙醇或0.5%碘伏或0.2%~0.5%过氧乙酸浸泡涂抹消毒，必要时予包扎。②溅污或浸泡：如为溅污导致眼睛、鼻腔、口腔等完整黏膜的污染，保持镇静，迅速脱去防护用品，用生理盐水或清水反复冲洗被暴露的黏膜。③完整皮肤污染：肥皂和清水冲洗后进行一般性消毒。

2. 报告与记录 暴露后立即逐级向科室医院感染管理小组和医院感染管理部门报告，填写"医务人员职业暴露情况登记表"。

3. 评估暴露源 评估暴露源和暴露者的具体情况，评估风险程度，明确暴露级别。制定科学、合理的处置方案。

4. 暴露后预防 根据情况，酌情实施免疫接种或药物预防。

5. 检测 连续做血清学抗原、抗体动态检测，判断感染与否，并妥善保存资料备查。

4. 暴露后随访 全程给予暴露者关怀与指导，追踪检测结果，对服用药物的毒副作用进行监控和处理。

【能力训练】

1. 预防艾滋病病毒感染的防护措施应当遵循的原则有　　　　　　　　　　（　　）
A. 一般预防　　B. 直接接触　　C. 标准预防　　D. 二级预防　　E. 以上都对

2. 为防止针刺伤，下列做法错误的是　　　　　　　　　　　　　　　　　（　　）
A. 使用后的锐器直接放入耐刺、防渗漏的利器盒
B. 利用针头处理设备进行安全处置
C. 使用具有安全性能的注射器、输液器等医用锐器，以防刺伤
D. 将针套套回针头，以防扎伤别人
E. 处理污物时，严禁直接抓取污物

（邱惠萍）

模块二 传染病临床护理模块

项目一 呼吸道传染病的护理

学习目标

● 知识目标
1. 理解呼吸道传染病的共性特征。
2. 熟悉常见呼吸道传染病的临床特点、治疗要点及护理评估。
3. 理解呼吸道传染病区三区两通道的设置,经空气、飞沫隔离的要求。

● 能力目标
1. 能按照呼吸道传染病隔离要求,规范落实隔离措施,做好防护。
2. 能按照护理程序对常见呼吸道传染病患者实施整体护理、宣教,必要时能配合抢救。
3. 能正确采集和送检呼吸道传染病患者的标本。

● 素质目标
1. 感悟救死扶伤、医者仁心的天职,自觉养成"直面风险不辞难"的职业意识,"安全防护不疏忽"的职业习惯,"生命为先不畏惧"的职业心态。
2. 理解严谨、细心职业素养的重要性,培养"敬佑生命、救死扶伤、甘于奉献、大爱无疆"的卫生职业精神。

呼吸道传染病是指病原微生物(病毒、细菌等)通过鼻腔、咽喉、气管和支气管等侵入人体引起感染,主要通过空气、近距离飞沫或接触呼吸道分泌物等途径传播。患者为主要传染源,部分病种的隐性感染者也是传染源。疾病高发季节通常为冬春季。某些特殊人群,如免疫力低下人群、老年人和有基础性疾病的人群,往往更容易出现重症病例。

急性呼吸道传染疾病通常起病急,以发热为首发症状,可伴有头痛、全身关节酸痛、结膜充血、鼻塞、流涕、咽痛、咳嗽、咳痰、皮疹等。病毒引起的呼吸道传染性疾病多为自限性，预后良好，但少数患者感染严重时可导致死亡。

任务一　流行性感冒患者护理

【疾病概要】

流行性感冒(influenza)简称流感，是流感病毒引起的急性呼吸道传染病。临床特点为急起高热、全身酸痛、乏力，或伴轻度呼吸道症状；潜伏期短，传染性强，传播迅速。

一、病原学

流行病毒属正黏病毒科，是一种有包膜的 RNA 病毒。根据核蛋白和基质蛋白抗原性的不同，将流感病毒分为甲、乙、丙三型。易发生变异是流感病毒的一大特点，其中甲型流感病毒为甚。

流感病毒不耐热，在 100℃ 1min 或 56℃ 30min 即可将其灭活，对酸和乙醚不耐受，对紫外线及碘伏、碘酊、乙醇等消毒剂均敏感。但对干燥和低温有相当强的耐受力。

二、发病机制与病理

流感病毒经呼吸道吸入后，侵犯呼吸道的纤毛柱状上皮细胞，并在细胞内复制繁殖，引起细胞变性、坏死、脱落，发生局部炎症，引起上呼吸道症状，进而出现全身毒性反应。变性坏死脱落的上皮细胞随呼吸道分泌物排出体外引起传播流行。单纯流感主要损害呼吸道的上部和中部，同时亦可向下侵犯气管、支气管，直至肺泡，导致病毒性肺炎。

三、流行病学

(一)传染源

传染源主要为流感患者，其次为隐性感染者。症状出现前 2d 到症状出现后大约 1 周均有传染性，以病初 2～3d 传染性最强。

(二)传播途径

流感病毒主要通过飞沫经呼吸道传播，也可通过接触被污染的手、日常用具等间接传播。

（三）易感人群

人群对流感普遍易感，感染后对同一亚型会获得一定程度的免疫力，但不同亚型之间无交叉免疫性，可反复感染。

（四）流行特征

突然发生，迅速蔓延，发病率高和流行过程短是流感的流行特征。流感大流行时无明显季节性，散发流行一般多发生于冬春季节。流感在人群中蔓延的速度和广度与人口密度有关。

四、临床表现

流感潜伏期为1～3d。突然起病的高热、寒战、头痛、肌痛、全身不适；上呼吸道卡他症状较轻或不明显，少数病例可有呕吐和腹痛腹泻。发热3～5d后消退，但患者仍感明显乏力。

年老体弱者及幼儿流感患者，病情可较重，出现高热不退、剧烈咳嗽、气急、发绀、咯血、极度疲乏甚至呼吸衰竭等一系列肺炎症状。

五、辅助检查

1. 血常规检查 白细胞总数正常或减少，淋巴细胞相对增多。如合并细菌感染，可能有白细胞总数与中性粒细胞百分比升高。

2. 病原学检查 ①病毒分离，是确定诊断的重要依据，将咽部含漱液或棉拭子或痰液接种于鸡胚，进行病毒分离。上呼吸道标本应在发病3d内留取，下呼吸道标本可随时留取。②核酸检测，用实时反转录聚合酶链式反应(RT-PCR)直接检测上呼吸道分泌物中的病毒RNA。该方式快速、敏感，特异性亦较高。

3. 血清学检查 取发病初期和恢复期双份血清做补体结合试验或血凝抑制试验。血凝抑制试验的特异性较高，而补体结合试验的灵敏性较高。抗体效价4倍或以上升高，或单次抗体滴度＞1∶80，有诊断意义。

4. 影像学检查 肺炎型患者X线可出现散在絮状阴影。

六、治疗要点

1. 一般治疗 强调卧床休息和支持治疗。

2. 对症治疗 高热者可通过物理降温、应用解热镇痛药物；咳嗽咳痰严重者给予止咳祛痰药物。根据缺氧程度采用适当的方式进行氧疗。

3. 抗病毒治疗 流感病毒对神经氨酸酶抑制剂（如奥司他韦、扎那米韦）较敏感。奥司他韦能特异性抑制甲、乙型流感病毒的神经氨酸酶(NA)，从而抑制病毒的释放，减少病毒传播。奥司他韦应及早服用，推荐口服剂量为成人每天2次，每次75mg，连服5d；儿童体重

15kg 者推荐剂量为 30mg,15～23kg 者为 45mg,24～40kg 者为 60mg,大于 40kg 者可用 75mg,1 岁以下儿童不推荐使用。应用金刚烷胺(amantadine)和金刚乙胺(rimantadine)有抑制甲型流感病毒的作用,但现在流感病毒对其基本耐药,临床上已很少使用。

4. 抗菌药物治疗 不是常规使用的,但当出现继发性细菌感染时,抗菌药物对其控制十分重要。可根据送检标本培养结果合理使用抗菌药物,特别是老年患者病死率高,应积极给予适当治疗。

七、预防

(一)管理传染源

病例居家休息和隔离治疗期间,应密切监测陪护及其家庭成员的健康状况。家庭成员若出现发热和急性呼吸道感染等异常症状,应及时就医,避免去公共场所并及时向当地疾病预防控制机构报告。尽可能减少大型集会与集体活动。

甲型 H1N1 流感的预防

(二)切断传播途径

应当及时消毒处理患者使用或可能被污染的物品。接触患者用品后必须用肥皂液洗手。

(三)保护易感人群

预防流感最有效的方法是疫苗接种,接种时间为每年 10～11 月中旬,每年 1 次。没有接种疫苗者可使用奥司他韦、扎那米韦进行紧急临时预防。

【工作过程】

一、护理评估

(一)健康史及相关因素

了解患者发病的环境,包括发病时间、地点、人群聚集情况,周围有无类似的患者,本次症状发生及变化情况,同时询问其既往史、个人史、家族史、接触史和预防接种史等。

(二)身体状况

评估患者生命体征,是否有高热、呼吸急促等;评估患者身体状况,是否有有头痛、全身肌肉酸痛等病毒血症表现;评估患者是否有上呼吸道卡他症状,是否有咳嗽、气急、发绀等肺炎表现。

(三)心理和社会状况

患者因发热、全身酸痛而显疲惫不堪,精神疲软,且对高热表现出明显的焦虑。希望通过治疗尽快使体温恢复正常水平。

二、护理诊断

1. **体温过高**　与病毒感染或继发细菌感染,引起体温调节中枢失调有关。
2. **活动无耐力**　与发热、毒血症有关。
3. **有体液不足的危险**　与呼吸急促、出汗多有关。
4. **有传播感染的危险**　与流感病毒传播速度快、传染性强有关。
5. **潜在并发症:气体交换受损**　与肺炎导致的通、换气功能障碍有关。

三、护理目标

(1)患者 2d 内体温恢复正常,出院时症状消失,身心舒适。
(2)住院期间无并发症发生。

四、护理措施

(一)一般护理

1. **隔离**　对患者和疑似病例应进行隔离,确诊的住院病例可多人同室,实行呼吸道飞沫和接触隔离。患者应隔离至主要症状消失或隔离至起病后一周。
2. **消毒**　流行期间应减少大型集会。居室应注意通风换气,保持空气清新。可用简易蒸发法进行空气消毒(每立方米空间用 5mL 食醋蒸发消毒)。
3. **饮食**　鼓励患者多吃水果,多饮水,进食高热量、高维生素、高蛋白、易消化的食物。如患者食入过少或出汗过多,应遵医嘱给予静脉补液。
4. **休息**　发热期应卧床休息,协助患者取舒适体位。保持环境安静、温湿度适宜。
5. **心理护理**　主动关心患者,多与患者进行交流沟通,指导患者休息、饮食及生活护理,安慰患者,消除其恐慌、焦虑心理,让其保持积极心态,主动配合治疗。

(二)用药护理

1. **密切观察抗病毒药的疗效和不良反应**　①帕拉米韦常见的不良反应为中性粒细胞计数降低、腹泻和呕吐;②奥司他韦可有消化道症状(恶心、呕吐、腹泻、腹痛)、中枢神经系统症状(眩晕、头痛、失眠等);③金刚烷胺有一定的中枢神经系统不良反应,如头晕、嗜睡、失眠和共济失调等。
2. **不宜同时使用阿司匹林**　以免诱发瑞氏(Reye)综合征。Reye 综合征又称脑病-肝脂肪变综合征,是甲型或乙型流感病毒感染肝脏、神经系统的并发症,病因不明,认为可能与服用阿司匹林有关。

(三)病情观察与对症护理

1. 主要观察内容 主要观察流行性感冒患者生命体征,尤其是体温变化;肺炎型流感或继发细菌性肺炎患者注意观察有无胸闷、咳嗽、气急、咯血痰、发绀等症状。

2. 对症护理

(1)发热护理:体温超过39℃者应行降温处理,可先用物理降温,必要时遵医嘱用药物降温,并及时监测记录。

(2)防止并发症:严密观察病情变化,如有咳嗽、咳痰、呼吸费力、口唇发绀,提示气体交换受损,应指导患者咳嗽排痰,痰液黏稠者可给予超声雾化;呼吸费力者,应取半卧位,及时给予吸氧;出现发绀要报告医生,遵医嘱给予进一步处理。

(3)鼻咽喉部护理:保持口鼻清洁,鼻塞者给予局部热敷或麻黄碱滴鼻液滴鼻。

(四)健康宣教

(1)告知患者及家属,流感具有较强的传染性,治疗措施有限,预防比治疗更重要。

(2)接种流感疫苗是预防和控制流感的主要措施之一。建议在流感流行季节之前,进行疫苗预防接种,减少感染流感的机会或者减轻流感症状。

(3)平时加强体育锻炼,注意劳逸结合,提高机体抵抗力。

(4)流感流行期间,若出现流感样症状及时就诊,居家休息,尽量避免与他人接触。

> **思政融入**:预防流感的正确方法是养成良好的个人习惯,从自身做起,树牢科学防疫的意识,做好科学防疫的举措,做自己健康的第一责任人。

【执业考试提示】

流行性感冒是由流感病毒引起的急性呼吸道传染病,主要通过飞沫、人与人之间的接触或被污染物品的接触传播。其典型症状是急性高热、全身疼痛、显著乏力和轻度呼吸道症状。流行特点是突然发病、发病率高、迅速蔓延、流行过程短但能多次反复,以冬春季节为多。传染源是病人和隐性感染者,病初2~3d传染性最强。流感疫苗可以有效预防流感的发生和传播,尤其是老年人、儿童、身体免疫力低下的人群。

【知识拓展】

1918年西班牙大流感

西班牙型流行性感冒是人类历史上致命的传染病,在1918—1919年曾经造成全世界约5亿人感染,2500万~4000万人死亡(当时世界人口约为17亿)。其全球平均致死率约为 2.5%~5%。

其名字的由来并不是因为此流感从西班牙暴发,而是因为当时西班牙有约 800 万人感染了此病,甚至连西班牙国王也感染了此病。当时正值第一次世界大战结束,士兵回国,各国都在散播好消息,而西班牙十分诚实地爆出本国暴发流感的消息,所以该传染病被称为西班牙型流行性感冒。

【能力训练】

吕某,女,37 岁。畏寒、发热、全身酸痛 3d,无鼻塞,偶有流鼻涕,无咳嗽,无咳痰,体温高时伴头痛,无呕吐。血液检查:WBC $3.1×10^9$/L,Hb112g/L,PLT60×10^9/L,给莫西沙星抗炎补液体温不降,昨体温达 39.4℃,今 WBC $3.0×10^9$/L,PLT 62×10^9/L。分析以上病史回答以下问题

1. 该患者入院时最可能的临床诊断是 （ ）
   A. 严重急性呼吸综合征　　B. 流行性感冒　　C. 钩端螺旋体病
   D. 人禽流感　　　　　　　E. 恙虫病

2. 该患者入院时最主要的护理诊断是 （ ）
   A. 体液不足　　　　　　　B. 疼痛:头痛　　C. 营养失调
   D. 焦虑　　　　　　　　　E. 体温过高

3. 该患者所患疾病属于 （ ）
   A. 消化道传染病　　　　　B. 呼吸道传染病　C. 虫媒传染病
   D. 自然疫源性传染病　　　E. 接触性传染病

（叶秀珠）

任务二　麻疹患者护理

【疾病概要】

麻疹(measles)是由麻疹病毒引起的急性呼吸道传染病,在我国法定传染病中属于乙类传染病。麻疹在临床上以发热、咳嗽、流涕、眼结膜充血、口腔麻疹黏膜斑(Koplik's spots)及皮肤出现斑丘疹为主要表现。麻疹主要发生于儿童,冬春季节多发。传染性极强,病后有持久免疫力。

一、病原学

麻疹病毒为副黏液病毒科、麻疹病毒属,外有脂蛋白包膜,核心是单股负链 RNA 和三种核衣壳蛋白组成的核壳体,只有 1 个血清型。麻疹病毒在体外抵抗力较弱,对热、紫外线

及一般消毒剂敏感,56℃ 30min即可灭活。但对寒冷及干燥环境有较强的抵抗力,室温下可存活数天,-70℃可存活数年。

二、发病机制与病理

麻疹病毒经飞沫到达易感者的呼吸道、口咽部和眼结膜,在局部上皮细胞内复制繁殖,并从原发病灶侵入局部淋巴组织。病毒感染后第2~3d,进入血流(第一次病毒血症),随后进入全身单核吞噬细胞系统中增殖。感染后第5~7d,大量复制的病毒再次侵入血流,形成第二次病毒血症。随后复制病毒随血流播散至全身各组织器官,主要侵犯呼吸道、眼结膜、口咽部、皮肤、胃肠道等,病毒复制导致组织损伤,出现一系列临床表现。随着机体特异性免疫应答清除病毒,疾病进入恢复期。

病毒侵袭的组织出现单核细胞浸润及形成多核巨细胞。皮疹为病毒直接导致,或为免疫损伤使皮肤浅表血管内皮细胞肿胀、增生、渗出,真皮淋巴细胞浸润、充血肿胀导致。由于崩解的红细胞和血浆渗出,皮疹消退后遗留有色素沉着,表皮细胞坏死及退行性变形成疹后皮肤发生脱屑。

三、流行病学

(一)传染源

人是麻疹病毒的唯一宿主,因此麻疹患者是唯一的传染源。急性期的患者是最重要的传染源,发病前2d至出疹后5d内均具有传染性。前驱期传染性最强,出疹后传染性逐渐降低,疹消退时已无传染性。病毒主要存在于患者的口、鼻、咽、眼的结膜分泌物中。

(二)传播途径

病毒主要经呼吸道飞沫传播,也可经密切接触(如经污染病毒的手)传播,间接传播很少见。

(三)易感人群

人群普遍易感,易感者接触患者后90%以上发病,病后获得持久的免疫力。6个月内的婴儿可受到母体抗体的保护,很少患病。6个月至5岁小儿发病率较高。自麻疹疫苗接种以来,发病率已显著下降,发病年龄有增大趋势。我国自1965年婴幼儿广泛接种麻疹疫苗以来,特别是1978年列入计划免疫实施以后,麻疹的发病率显著降低。

(四)流行特征

麻疹是一种传染性很强的传染病,一年四季均可发病,但以冬春季节为高峰。自20世纪60年代中期全球广泛使用麻疹减毒活疫苗以来,麻疹的发病率、死亡率已大幅下降。

四、临床表现

潜伏期 6~21d,平均 10d。曾接受被动或主动免疫者,潜伏期可长达 3~4 周。无并发症者病程为 10~14d。成人麻疹全身症状多较小儿重,并发症较少。

(一)典型麻疹

1. 前驱期 从发热到出疹一般 3~4d。此期主要表现为上呼吸道和眼结膜炎症所致的卡他症状,表现为急性起病,发热、咳嗽、流涕、流泪、眼结膜充血、畏光等。发热 2~3d 后,约 90% 的患者在口腔两侧近第一磨牙的颊黏膜处出现 0.5~1mm 灰白色小点,周围绕以红晕,称麻疹黏膜斑(Koplik 斑)。初起时 Koplik 斑仅数个,1~2d 迅速增多融合,扩散至整个颊黏膜,形成表浅的糜烂,2~3d 后很快消失。此为麻疹前驱期的特征性体征,具有早期诊断价值,一般 2~3d 消失。

2. 出疹期 从病程 3~4d 时开始,持续 1 周左右。此时发热、呼吸道症状明显加重,体温持续升高至 39~40℃,开始出现皮疹。皮疹首先出现于耳后、发际,渐及前额、面、颈部,自上而下至胸、腹、背及四肢,2~3d 遍及全身,最后达手掌及足底。皮疹初为淡红色斑丘疹,大小不等,高出皮肤,呈充血性皮疹,压之褪色,疹间皮肤正常,初发时稀疏,色较淡,以后部分融合成暗红色,部分病例可有出血性皮疹,压之不褪色。出疹高峰时全身毒血症状加重,可有精神萎靡、嗜睡,重者甚至有谵妄、抽搐等症状。常有全身表浅淋巴结及肝、脾轻度肿大。并发肺炎时肺部可闻及干、湿啰音,甚至出现心功能衰竭。

3. 恢复期 皮疹达高峰并持续 1~2d 后,疾病迅速好转,体温开始下降,全身症状明显减轻,皮疹随之按出疹顺序依次消退,可留有浅褐色色素沉着斑,1~2 周后消失。皮疹消退时有糠麸样细小皮肤脱屑。

(二)非典型麻疹

由于感染者的年龄和人体的免疫状态不同,病毒的毒力强弱不一、侵入人体数量的不同和是否接种过麻疹疫苗及接种疫苗种类不同等因素,临床上可出现非典型麻疹,包括以下几种。

1. 轻型麻疹 表现为低热且持续时间短,皮疹稀疏色淡,无麻疹黏膜斑或不典型,上呼吸道症状轻等。病程在 1 周左右,并发症少。多见于曾疫苗接种者,或体内有来自母体抗体的婴儿。

2. 重型麻疹 多见于全身状况差、免疫力低下人群,或继发严重细菌感染者。病情较重,病死率较高。

(1)中毒性麻疹:体温高达 40℃ 以上,中毒症状重,伴气促、发绀、脉搏增快,甚至谵妄、抽搐及昏迷,早期可出现大量紫蓝色融合性皮疹。

(2)休克性麻疹:皮疹暗淡稀少或刚出又骤然隐退。除具有感染中毒症状外,有面色苍白、发绀、四肢厥冷、脉细弱、心率快、血压下降等循环衰竭表现。

(3)出血性麻疹:皮疹为出血性,形成紫斑,压之不褪色,同时可有内脏出血。

（4）疱疹性麻疹：皮疹呈疱疹样，内含澄清液，周围有红晕，疱疹有时融合成大疱。发热温度高，中毒症状严重。

（三）并发症

1.支气管肺炎 为麻疹最常见的并发症，多见于5岁以下患儿。占麻疹患儿死因的90%以上。麻疹病毒本身引起的肺炎多不严重，而继发的肺部感染较为严重。表现为病情突然加重、咳嗽、咳脓痰，患儿可出现鼻翼煽动、口唇发绀，肺部有明显的啰音。

2.心肌炎 2岁以下婴幼儿易致心肌病变，表现为气促、烦躁、面色苍白、发绀、心音低钝、心率快，皮疹不能透发或突然隐退，心电图示T波和ST段改变。

3.喉炎 2—3岁以下小儿多见。喉炎继发于细菌感染时喉部组织水肿，分泌物增多，小儿喉腔狭小，极易造成喉梗阻。表现为声嘶、犬吠样咳嗽、呼吸困难等，严重时需及早做气管切开。

4.脑炎 麻疹脑炎的发病率为0.01%~0.5%，该病多发生于出疹后2~6d，也可发生于出疹后3周内。大多认为麻疹脑炎系麻疹病毒直接侵犯脑组织所致。临床表现与其他病毒性脑炎相似。病死率约15%，多数可恢复，部分患者有智力减退、瘫痪、癫痫等后遗症。

5.亚急性硬化性全脑炎 是麻疹病毒所致的远期并发症，属慢性或亚急性进行性脑炎，发病率仅为(1~4)/100万。本病常在原发麻疹后2~17年(平均7年)发作，临床表现为进行性智力减退、性格改变、肌痉挛、视听障碍、癫痫发作等症状，最后因昏迷、强直性瘫痪死亡。

五、辅助检查

（一）血常规

白细胞总数减少，淋巴细胞比例相对增多。如果白细胞数增加，尤其是中性粒细胞增加，提示继发细菌感染。若淋巴细胞严重减少，常提示预后不好。

（二）血清学检查

用酶联免疫吸附试验（ELISA）或化学发光法测定血清麻疹特异性IgM和IgG抗体。其中IgM抗体在病后5~20d最高，阳性即可确诊麻疹。IgG抗体恢复期较早期增高4倍以上即为阳性，也可以诊断为麻疹。

（三）病原学检查

取早期患者眼、鼻、咽分泌物或血、尿标本接种原代人胚肾细胞中，分离麻疹病毒，但不作为常规检查；或通过免疫荧光或免疫酶法检测麻疹病毒抗原，如阳性，可早期诊断。上述标本涂片后还可见多核巨细胞；或采用RT-PCR从临床标本中扩增麻疹病毒RNA，这是一种非常敏感和特异的诊断方法，对免疫力低下而不能产生特异抗体的麻疹患者，尤为有价值。

六、治疗要点

(一)治疗原则

麻疹为自限性疾病,目前对麻疹病毒尚无特效药物。麻疹的治疗主要为对症治疗,加强护理,预防和治疗并发症。

(二)对症治疗

高热可酌情使用小剂量解热药物或物理降温,但要避免出疹期体温骤降;咳嗽可用祛痰镇咳药;剧烈咳嗽和烦躁不安者可用少量镇静药;体弱病重患儿可早期注射免疫球蛋白;必要时可以吸氧,保证水、电解质及酸碱平衡等。

(三)并发症治疗

并发支气管肺炎时,根据药敏结果选用抗菌药物。并发心肌炎有心力衰竭者宜及早静注毒毛花苷 K 或毛花苷 C。重症者可同时用肾上腺皮质激素保护心肌。并发喉炎者应尽量使患儿安静,给予雾化吸入稀释痰液。重症者加用肾上腺皮质激素以缓解喉部水肿。

七、预防

预防麻疹的关键措施是婴幼儿广泛接种麻疹疫苗。

(一)管理传染源

对麻疹患者应做到早诊断、早报告、早隔离、早治疗。患者应隔离至出疹后 5d,伴呼吸道并发症者应延长到出疹后 10d。易感的接触者检疫期为 3 周,并应使用被动免疫制剂。流行期间,儿童医疗机构应加强检查,及时发现患者。

(二)切断传播途径

流行期间避免去公共场所或人多拥挤处,出入应戴口罩;无并发症的患儿在家中隔离,以减少传播和继发医院感染。

(三)保护易感人群

1. 主动免疫 接种麻疹疫苗是预防麻疹的最佳措施,接种对象主要为婴幼儿,但未患过麻疹的儿童和成人均可接种麻疹减毒活疫苗。接种麻腮、麻风、麻腮风疫苗均可预防麻疹,建议按程序接种 2 剂次以上,我国初种年龄为 8 个月龄。易感者在接触患者 2d 内接种疫苗,仍有可能预防发病或减轻病情。

2. 被动免疫 体弱、妊娠期女性及年幼的易感者接触麻疹患者后,应立即采用被动免疫。在接触患者 5d 内注射人血丙种免疫球蛋白 3mL,可预防发病。若 5d 后注射,则只能减轻症状,免疫有效期为 3~8 周。

【工作过程】

一、护理评估

若患者拟诊为麻疹,应该将其安置在普通传染病区的呼吸道传染病区域,单间安置。患者被安置到病床后,护士应该立即对患者进行护理评估,同时通知医生。

(一)健康史及相关因素

详细询问本次发病的经过,起病时间、主要症状及皮疹出现的时间与顺序,起病后经过何种处理、服药情况及其效果。通过询问了解到,患者有麻疹患者的接触史,未曾接种过麻疹疫苗。平素体质尚可,营养状况良好。

(二)身体状况

评估患者精神状况、生命体征。评估身体状况,如两眼结膜充血程度,皮疹形态和部位。重点评估是否存在持续高热、透疹不畅、疹色暗紫、咳嗽加剧、鼻煽喘憋、发绀、肺部啰音增多等肺炎并发症;是否存在频咳、声嘶、气促、吸气性呼吸困难、三凹征等喉炎的表现;是否存在嗜睡、惊厥、昏迷等脑炎的表现。

(三)心理和社会状况

麻疹传染性强,如有并发症,处理不及时,可危及生命。家长对麻疹病情、隔离及疾病护理等知识的了解不多,有明显的焦虑情绪。患者因身体不适,往往有烦躁、焦虑等情绪。

二、护理诊断

1. **体温过高** 与麻疹病毒感染有关。
2. **皮肤完整性受损** 与麻疹病毒使皮肤、黏膜浅表血管病变有关。
3. **营养失调:低于机体需要量** 与食欲下降、高热消耗增加有关。
4. **有传染的可能** 与呼吸道排出病毒有关。
5. **潜在并发症** 肺炎、喉炎、心肌炎、脑炎。
6. **知识缺乏** 与家长缺乏麻疹隔离及护理知识有关。

三、护理目标

(1)患者 2d 内体温降至正常水平,保持皮肤完整,不留瘢痕,无并发症出现。
(2)做好呼吸道隔离,没有将疾病传给他人。
(3)家长能了解本病隔离与护理、并发症及预后等知识,并积极配合治疗。

四、护理措施

(一)一般护理

1. 休息与饮食

(1)休息:卧床休息至皮疹消退,体温正常。保持室内空气新鲜,室内温度维持在18~20℃,相对湿度50%~60%,避免直接吹风,防止受凉。

(2)饮食:发热期间给予清淡易消化的流质饮食,如牛奶、豆浆、蒸蛋等,经常更换食物品种,少量多餐,以增加食欲,利于消化。鼓励多饮水,以利于透疹、降温。恢复期应添加高蛋白、高维生素的食物。指导家长做好饮食护理,无须忌口。

2. 隔离与消毒 对患者宜采取呼吸道隔离至疹后5d,有并发症者延至疹后10d。易感的接触者检疫3周。流行期间,儿童医疗机构应加强检查,及时发现患者。

3. 心理护理 加强对麻疹病情及护理知识的健康教育,密切观察病情变化,及时处理,增强其对医护人员的信任感,减少家长对并发症的担忧。安慰患者,使其积极配合治疗。

(二)用药护理

遵医嘱酌情用药,用药期间注意观察药物的疗效及副作用。

(三)病情观察与对症护理

1. 主要观察内容 注意体温、呼吸、皮疹及并发症症状的观察。透疹不畅、疹色暗紫、持续高热、咳嗽加剧、鼻煽喘憋、发绀、肺部啰音增多,为并发肺炎的表现,重症肺炎常伴有心力衰竭;频咳、声嘶、气促、吸气性呼吸困难、三凹征,为喉炎的表现;嗜睡、惊厥、昏迷为脑炎的表现。

2. 对症护理 高热时可予物理降温,如减少盖被、温水擦浴等或遵医嘱给予小剂量退热剂以防惊厥,观察并记录降温效果。忌用酒精擦浴、冷敷,以免影响透疹,导致并发症。保持床单整洁干燥和皮肤清洁,勤剪指甲防止抓伤皮肤继发感染。眼分泌物较多者可用生理盐水清洁眼睛。如出现并发症,立即报告医生,遵医嘱给予相应处理。

麻疹患者的
发热护理

(四)健康宣教

(1)介绍麻疹的流行病学特征、病程、隔离时间、并发症和预后,指导患者做好家庭护理。就诊时应戴口罩,同时不去幼儿园和人群聚集的公共场所,避免发生交叉感染。

(2)做好预防疾病的指导。麻疹为急性呼吸道传染病,传染性很强,麻疹流行期间避免在人群密集的地方逗留。

(3)养成良好的个人卫生习惯,保持室内空气流通。切断传播途径,做到"三晒一开",即晒被褥、晒衣物、常晒太阳,开窗换气。

(4)做好疫苗接种宣传,8个月以上未患过麻疹者应接种麻疹减毒活疫苗,发现麻疹疫情后,患者周围的密切接触者应按照防疫人员的建议,及时接种疫苗。

> **思政融入**：麻疹若高热不退，可能并发肺炎、喉炎等，患者病情瞬息万变。细致入微的观察是危重症识别的重要环节，精湛的专业技术是危重症救治的重要保障。引导学生理解明辨疾病，练就过硬本领，才能救死扶伤。

【执业考试提示】

麻疹是由麻疹病毒引起的急性呼吸道传染病，以发热、咳嗽、流涕、结膜炎、口腔麻疹黏膜斑及全身皮肤斑丘疹为特征，病后可获持久免疫。主要通过呼吸道（飞沫）传播。发病前2d至出疹后5d均有传染性，如合并肺炎，传染性可延长至出疹后10d。接触患者的易感者应隔离观察21d。前驱期以发热、上呼吸道感染和麻疹黏膜斑（Koplik斑）为主要特征。出疹期为发热后3～4d出疹，出疹顺序为耳后→发际→前额→面颈部→躯干→四肢，淡红色充血性斑丘疹，疹间皮肤正常。恢复期可有麦麸样脱屑及浅褐色色素沉着。支气管肺炎是最常见的并发症和死亡的主要原因。无特效治疗药，以加强护理、对症治疗、预防感染为治疗原则。不宜强行降温，以免影响透疹，尤其禁用酒精拭浴、冷敷。8个月以上未患过麻疹的小儿应接种麻疹疫苗，易感儿接触麻疹后应在5d内注射人血丙种球蛋白。

【知识拓展】

表2-1-1 麻疹与其他出疹性疾病的鉴别

疾病名称	麻疹	风疹	幼儿急疹	猩红热	水痘
病原体	麻疹病毒	风疹病毒	人疱疹病毒6型	乙型溶血性链球菌	水痘带状疱疹病毒
潜伏期	7～14d	14～21d	1～2周	2～5d	14～16d
出疹时间	发热3～4d	发热1～2d	发热3～5d 热退疹出	发热1～2d	发热1d
皮疹形态	浅红色斑丘疹，增多融合后呈暗红色，疹间皮肤正常	散在浅红色斑丘疹，不融合	玫瑰色斑丘疹，稀疏分明	猩红色密集点状疹，疹间无正常皮肤，压之褪色	红色斑疹或斑丘疹迅速发展为清亮的小水疱，向心性分布
口腔黏膜	麻疹黏膜斑	软腭、咽部有红色小疹（黏膜疹）	软腭可见红色小斑点	杨梅舌	可有黏膜疱疹
全身症状	体温高，呼吸道症状明显	轻、低热，呼吸道症状轻	轻，有高热	明显高热，有明显咽痛	低热，症状轻

1. 风疹 前驱期短,全身症状和呼吸道症状较轻,无口腔麻疹黏膜斑,发热1~2d出疹,皮疹分布以面、颈、躯干为主。1~2d皮疹消退,疹后无色素沉着和脱屑,常伴耳后、颈部淋巴结肿大。

2. 幼儿急疹 突起高热,持续3~5d,上呼吸道症状轻,热骤降后出现皮疹。皮疹散在分布,呈玫瑰色,多位于躯干,1~3d皮疹退尽。热退后出皮疹为其特点。

3. 猩红热 前驱期发热,咽痛明显,1~2d后全身出现针尖大小红色丘疹,疹间皮肤充血,压之褪色,面部无皮疹,口周苍白圈,皮疹持续4~5d随热降而退,出现大片脱皮。外周血白细胞总数及中性粒细胞增高显著。

4. 水痘 皮疹特点:①皮疹先出现于躯干和四肢近端,初为红斑疹,迅速发展为丘疹,数小时后又形成疱疹,1~2d后疱疹从中心开始干枯结痂,周围红晕消失,再经数日痂皮脱落,一般不留瘢痕。②疱疹常呈椭圆形,3~5mm,壁薄易破,周围有红晕。疱液透明,数小时后变为浑浊,若继发化脓性感染可呈脓疱,常因瘙痒使患者烦躁不安。③皮疹呈向心性分布,躯干最多,其次为头面部,四肢远端较少。④皮疹分批出现,同一部位可见斑疹、丘疹、疱疹和结痂同时存在。⑤口腔、外阴、眼结膜等处黏膜可发生浅表疱疹,易破溃形成浅表性溃疡,有疼痛。

【能力训练】

张某某,女,5岁,发热6d,出疹3d,声音嘶哑,犬吠样咳嗽1d。体检:T 39℃,烦躁不安而后颈部、面部、躯干及手掌、足均匀深红色斑丘疹,有吸气性呼吸困难、三凹征,心率120次/min,肺部少量湿啰音。分析以上病史,回答以下问题:

1. 该患者最可能的临床诊断是 ( )
   A. 肺炎　　　　　　　B. 风疹　　　　　　　C. 麻疹
   D. 猩红热　　　　　　E. 幼儿急疹
2. 该患者入院时的主要治疗措施是 ( )
   A. 并用抗生素及氢化可的松　　B. 马上考虑行气管切开
   C. 大剂量丙种球蛋白　　　　　D. 祛痰止咳药　　　　　E. 雾化吸入
3. 该患者入院时的护理诊断下列哪项可暂时排除 ( )
   A. 体温过高　　　　　B. 皮肤完整性受损　　　C. 潜在并发症:喉炎
   D. 有传播感染的可能　E. 潜在并发症:支气管肺炎

(金倩涯)

任务三　水痘患者护理

【疾病概要】

水痘(varicella,chickenpox)是由水痘-带状疱疹病毒(Varicella-zoster virus,VZV)感染引起的急性传染病,临床特征是全身同时出现丘疹、水疱及结痂,多见于儿童。

一、病原学

水痘-带状疱疹病毒属疱疹病毒科,为双链 DNA 病毒,仅有一个血清型,可发生潜伏感染,引起带状疱疹。病毒本身对外界抵抗力弱,不耐热和酸,不能在痂皮中存活,能被乙醚等消毒剂灭活。人是其已知的自然界中的唯一宿主。

二、发病机制与病理

病毒经上呼吸道侵入人体后,先在呼吸道黏膜细胞中增殖,2～3d 后进入血液,形成病毒血症,然后在单核-吞噬细胞系统内增殖后再次入血,形成第二次病毒血症,并向全身扩散,引起各器官病变。症状主要累及皮肤,偶尔也可以累及其他脏器。皮疹分批出现的时间与间歇性病毒血症发生相一致。皮疹出现 1～4d 后,机体出现特异性细胞免疫并产生特异性抗体,病毒血症消失,症状随之缓解。

水痘的皮肤病变主要发生在表皮棘细胞层,细胞肿胀伴气球样变性,组织液渗入形成疱疹,内含大量病毒。水痘疱疹以单房为主,病灶周边及基底部有充血、单核细胞及多核细胞浸润形成红晕。疱液开始时透明,上皮细胞脱落加之炎性细胞浸润,使疱液变浊并减少。下层的上皮细胞再生,形成结痂。因病变表浅,结痂脱落后一般不留痕迹。

三、流行病学

(一)传染源

水痘患者是唯一的传染源。病毒存在于上呼吸道黏膜和疱疹液中,发病前 1～2d 至皮疹完全结痂为止都有传染性。

(二)传播途径

病毒主要经呼吸道飞沫和直接接触传播,也可通过接触被污染的用具间接传播。

（三）易感人群

本病传染性强，人群对水痘普遍易感。易感儿童接触水痘患者后90%可以发病，6个月以下婴儿较少见。病后可获得持久免疫。本病一年四季均可发生，以冬春季为高峰。

（四）流行特征

水痘易在儿童聚集的公共场所广泛传播，全年均可发病，以冬、春季为高峰。

四、临床表现

潜伏期为10～21d，以14～16d为多见。典型水痘可分为两期。

（一）前驱期

婴幼儿常无症状或症状轻微，可有低热、烦躁易激惹或拒乳，同时出现皮疹。年长儿童和成人可有畏寒、低热、头痛、乏力、咽痛、咳嗽、恶心、食欲减退等症状，持续1～2d后才出现皮疹。

（二）出疹期

皮疹首先见于躯干部，逐渐延及面部及四肢。初为红色斑疹，数小时后变为丘疹并发展成疱疹。疱疹为单房性，椭圆形，直径3～5mm，周围有红晕，疱疹壁薄易破，疱液先为透明，很快变混浊，疱疹处常伴瘙痒。1～2d后疱疹从中心开始干枯、结痂，红晕消失。一周左右痂皮脱落愈合，一般不留瘢痕。如果继发感染，则形成脓疱，结痂和脱痂时间延长。水痘皮疹为向心性分布，主要位于躯干，其次为头面部，四肢相对较少。部分患者可在口腔、咽喉、眼结膜和外阴等黏膜处发生疱疹，破裂后形成溃疡。水痘皮疹多分批出现，故病程中在同一部位同时可见斑丘疹、水疱和结痂，后期出现的斑丘疹未发展成疱疹即隐退。

水痘多为自限性疾病，10d左右可自愈。儿童患者的症状较轻，成人患者症状较重，易并发水痘肺炎。免疫功能低下者，易出现播散性水痘，皮疹融合形成大疱。妊娠期感染水痘，可致胎儿畸形、早产或死胎。产前数天内患水痘，可发生新生儿水痘，病情常较危重。

（三）并发症

常见并发症有皮疹继发细菌感染、水痘肺炎、水痘脑炎等。其中水痘继发细菌感染最为常见。

五、辅助检查

（一）血常规

血白细胞总数正常或稍增高，淋巴细胞分数升高。

(二)血清学检查

常用酶联免疫吸附法或补体结合试验检测特异性抗体。补体结合抗体于出疹后 1~4d 出现,2~6 周达高峰,6~12 个月后逐渐下降。血清抗体检查可与单纯疱疹病毒发生交叉反应,产生假阳性结果。

(三)病原学检查

1. 病毒分离　取病程 3~4d 疱疹液种于人胚成纤维细胞,分离出病毒后可做进一步鉴定。

2. 抗原检查　取病变皮肤刮取物,用免疫荧光法检查病毒抗原。该方法敏感、快速,并容易与单纯疱疹病毒感染相鉴别。

3. 核酸检测　用聚合酶链式反应(PCR)检测患者呼吸道上皮细胞和外周血白细胞中的病毒 DNA,是一种敏感、快速的早期诊断方法。

六、治疗要点

(一)治疗原则

水痘为自限性疾病,一般不需要特殊治疗。

(二)抗病毒治疗

早期应用抗病毒药,首选阿昔洛韦,600~800mg/d,分次口服,疗程 7~10d。

七、预防

(一)管理传染源

对水痘患者应做到早发现、早诊断、早报告、早隔离、早治疗,患者隔离至全部疱疹干燥结痂为止,易感者与患者接触后需医学观察 3 周。

(二)切断传播途径

流行期间应佩戴口罩,避免去公共场所或人多拥挤处,出入应戴口罩;无并发症的患儿在家中隔离,以减少传播和继发医院感染。彻底消毒患者呼吸道分泌物及生活污染物。幼托机构宜定时使用紫外线消毒。

(三)保护易感者

免疫功能低下或正在使用免疫抑制剂治疗的患者或孕妇,如有患者接触史,可肌内注射免疫球蛋白或注射带状疱疹免疫球蛋白,以预防或减轻病情。

【工作过程】

一、护理评估

（一）健康史及相关因素

评估起病前 2~3 周是否与水痘患者有过接触史，若是新生儿应详细询问其母亲是否感染水痘；当地是否有水痘流行；是否到过水痘流行区；是否接种过水痘疫苗。

（二）身体状况

1. 症状体征评估　评估患者的一般状态及生命体征，如体温、精神状态；详细询问本次发病的经过，如起病时间、主要症状及皮疹出现的时间与顺序、形态，起病后经过何种处理、服药情况及其效果。

2. 实验室检查评估　评估血清特异性抗体的检测结果；评估 PCR 检测结果。

（三）心理和社会状况

评估患者是否有烦躁、恐惧、焦虑等不良情绪。评估患者家属对水痘等知识的了解情况，了解患者家庭的支持程度。

二、护理诊断

1. 皮肤完整性受损　与病毒引起皮疹及继发感染有关。
2. 体温过高　与病毒血症有关。
3. 有感染的可能　与病毒经飞沫、接触传播有关。
4. 潜在并发症　皮疹继发细菌感染、水痘肺炎、水痘脑炎等。

三、护理目标

(1) 患者 2d 内体温降至正常水平。
(2) 保持皮肤完整，不留瘢痕，无并发症出现。
(3) 做好呼吸道隔离，没有将疾病传给他人。
(4) 家长能了解本病的隔离与护理、并发症及预后等知识，并积极配合治疗。

四、护理措施

(一)一般护理

1. 休息与饮食
(1)休息:发热时卧床休息至热退,室内温湿度适宜,经常通风换气。
(2)饮食:给予营养丰富、清淡易消化的流质及半流质饮食等,忌食刺激性食物,鼓励多饮水。

2. 隔离 水痘患者应呼吸道隔离至全部疱疹干燥结痂为止。

3. 心理护理 对患者做好皮肤护理,减轻皮肤不适,安抚情绪或分散注意力;对家长多进行具体指导,缓解心理压力。

(二)用药护理

(1)遵医嘱早期应用抗病毒药物,注意胃肠道反应,检测肾功能。
(2)禁用或慎用糖皮质激素。糖皮质激素具有免疫抑制作用,容易引起播散性水痘或出血性疱疹;禁用阿司匹林等水杨酸制剂以防发生 Reye 综合征(瑞氏综合征)。

(三)病情观察与对症护理

1. 主要观察内容 注意观察生命体征、神志、食欲、皮疹演变情况;注意观察有无惊厥、呕吐、头痛、咳嗽、气急等表现,尤其要注意有无皮疹感染迹象。

2. 对症护理 加强皮肤黏膜护理,剪短患者指甲,保持皮肤清洁、干燥,但不宜频繁洗浴,以免疱疹破裂。勤换内衣,内衣以宽松舒适、棉质为好。注意床铺整洁、柔软。若疱疹无溃破,可用温水轻轻擦拭,或局部涂炉甘石洗剂、5%碳酸氢钠溶液。皮肤瘙痒严重时,可遵医嘱给予少量镇静剂或抗过敏药。疱疹破溃处可涂抹 0.5%~1% 碘伏,或抗生素软膏。

(四)健康宣教

(1)向患者及家属讲解疾病的相关知识,指导患者在家休养期间注意消毒、隔离,注意皮肤护理,防止挠破皮疹引起继发感染或留下瘢痕。
(2)宣传水痘防护知识,如隔离时间、隔离措施、消毒方法、保护易感者等。

【执业考试提示】

水痘是由水痘-带状疱疹病毒引起的急性传染病。病毒存在于患者上呼吸道、鼻、咽的分泌物及疱疹液中,经飞沫或直接接触传播。出疹前 1~2d 至疱疹结痂为止均有传染性。病后可获持久免疫。皮疹分批出现,顺序为斑疹→丘疹→水疱→结痂。不同性状的皮疹同时存在是水痘皮疹的重要特征。皮疹呈向心性分布,躯干多,四肢少。皮肤病变仅限于表皮棘细胞层,愈后不留瘢痕。水痘为自限性疾病,一般 10d 左右自愈,以对症处理为主。早期应用阿昔洛韦进行抗病毒治疗。如有高热可物理降温,忌用阿司匹林。易感儿接触后应隔离观察 3 周。

【知识拓展】

猴　痘

　　猴痘是由猴痘病毒(monkey pox virus,MPXV)感染所致的人畜共患病毒性疾病,临床上主要表现为发热、皮疹、淋巴结肿大。

　　猴痘病毒经黏膜和破损的皮肤侵入人体。人主要通过接触感染动物病变渗出物、血液、其他体液,或被感染动物咬伤、抓伤而感染。人与人之间主要通过密切接触传播,也可通过飞沫传播。接触被病毒污染的物品也有可能感染。孕产妇还可能通过胎盘、产道或哺乳传播给胎儿。尚不能排除性传播。

　　猴痘为自限性疾病,症状通常持续 2~4 周,目前国内尚无特异性抗猴痘病毒药物,主要以对症支持和治疗并发症为主。

　　部分严重病例可在皮损部位继发细菌感染、支气管肺炎、脑炎、角膜感染、脓毒症等并发症。

【能力训练】

患儿,男,12 岁。低热、流涕 1d,体格检查见胸腹部、背部有红色斑丘疹、丘疹及疱疹,周围伴有红晕,有痒感,拟诊断为水痘。分析上述案例,回答以下问题:

1. 该水痘病人具有传染性的时间是　　　　　　　　　　　　　　　　　　(　　)
   A. 出疹前 1~2d
   B. 出疹至结痂为止
   C. 出疹前 1~2d 至结痂为止
   D. 出疹前 1~2 周至结痂为止
   E. 出疹前 1~2d 至结痂 1~2 周

2. 水痘皮疹的演变顺序是　　　　　　　　　　　　　　　　　　　　　　(　　)
   A. 丘疹→斑疹→疱疹→结痂　　B. 丘疹→疱疹→结痂　　C. 红斑疹→疱疹→结痂
   D. 丘疹→红斑疹→结痂　　E. 红斑疹→丘疹→疱疹→结痂

3. 如何实施隔离防护　　　　　　　　　　　　　　　　　　　　　　　　(　　)
   A. 目前尚无水痘疫苗　　　　　　B. 为法定传染病,24h 内上报
   C. 接触隔离为主,飞沫隔离为辅　　D. 易感患儿与病人接触后应检疫 3 周
   E. 接触水痘 5d 后肌注丙种球蛋白,有预防作用

4. 该患儿不能用哪种药 （　　）
A. 青霉素　　　　　B. 镇静剂　　　　　C. 阿司匹林
D. 复合维生素 B　　E. 阿昔洛韦

（金倩涯）

任务四　肺结核患者护理

【疾病概要】

肺结核（pulmonary tuberculosis）是由结核分枝杆菌引起的，发生在肺、气管、支气管和胸膜等部位的一种慢性感染性疾病。结核分枝杆菌可侵及全身多个脏器，但以肺部最为常见，肺结核是最主要的结核病类型。肺结核临床上常有低热、盗汗、消瘦、乏力等全身症状及咳嗽、咯血等呼吸道症状。痰中排菌者为传染性肺结核，除少数可急起发病外，临床上多呈慢性过程。

一、病原学

结核分枝杆菌包括人结核分枝杆菌、牛结核分枝杆菌、非洲分枝杆菌和田鼠分枝杆菌。其中人结合分枝杆菌为人类结核病的主要病原体，而免疫接种常用的卡介苗（Bacillus Calmette-Guérin vaccine，BCG vaccine）则来源于牛结核分枝杆菌。它利用人结核分枝杆菌与牛结核分枝杆菌的抗原交叉免疫原性提供免疫保护。

结核分枝杆菌细长而稍弯，不能运动，无鞭毛或芽孢。不易染色，但经品红加热染色后不能被酸性乙醇脱色，故称抗酸杆菌。结核分枝杆菌为专性需氧菌，生长缓慢，增殖周期为15～20h，培养至少需要 2～4 周才有可见菌落。对干燥、冷、酸、碱等抵抗力较强，在干痰中可存活 6～8 个月。结核分枝杆菌细胞壁中含有脂质，故对乙醇敏感，75％酒精 5～30min 死亡；对紫外线也敏感，直接日光照射 2～7h 可被杀死，因此紫外线可用于结核患者衣服和书籍等的消毒。另外，煮沸消毒与高压消毒是最有效的消毒法。

二、发病机制与病理

吸入肺泡的结核分枝杆菌可被吞噬细胞吞噬和杀灭。当结核分枝杆菌数量多或毒力强时，其大量繁殖导致肺泡吞噬细胞溶解、破裂，释放出的结核分枝杆菌可再感染其他吞噬细胞和局部组织。经吞噬细胞处理的结核分枝杆菌特异性抗原传递给 T 淋巴细胞使之致敏，机体可产生两种形式的免疫反应，即细胞介导的免疫反应和迟发性变态反应，对结核病的发病、演变及转归起着决定性的作用。机体免疫力正常的情况下，大部分感染者体内的结核分枝杆菌可以静止地持续存活，处于结核潜伏感染状态。

迟发性变态反应则是宿主对结核分枝杆菌发生免疫应答的标志。1890年，德国微生物学家Koch观察到给豚鼠初次接种一定量的结核分枝杆菌，注射局部溃疡长期不愈合，并经淋巴及血液向全身播散，导致豚鼠死亡。但同量结核分枝杆菌注入4~6周前曾受少量结核分枝杆菌感染的豚鼠体内后，注射局部发生病变，无全身播散。此现象称为科赫(Koch)现象。

结核病的基本病变包括渗出、增生和干酪样坏死三种。渗出性病变往往出现在结核炎症的早期或病变恶化复发时，病变组织内菌量多，表现为组织充血、水肿和白细胞浸润。增生性病变多发生在机体抵抗力较强而细菌量较少的病变恢复阶段，典型表现为结核结节形成，是结核病的特征性病变。干酪样坏死病变多发生在结核菌毒力强、数量多、变态反应强烈或机体抵抗力降低的情况下，坏死组织发生液化，经支气管排出后形成空洞，内含大量结核菌，肉眼可观察到病灶呈黄灰色，质松而脆，状似干酪。上述三种病变可同时存在于一个病灶中，但往往以某一病变为主，且可以相互转化。

三、流行病学

(一)传染源

排菌的肺结核患者是主要传染源，尤其是痰涂片阳性未经治疗者。经正规化疗后，随患者痰菌排量减少而传染性降低。

(二)传播途径

以空气、飞沫传播为主要传播途径。肺结核患者咳嗽、喷嚏排出的结核分枝杆菌悬浮在飞沫中播散，健康人直接吸入带菌飞沫而受到感染；带菌痰滴干燥后，结核分枝杆菌随尘埃吸入也可感染。其他途径，如饮用带菌的牛奶经消化道感染、患病孕妇母婴传播及经皮肤伤口感染均少见。

(三)易感人群

人群普遍易感。社会经济发展水平低下的人群因居住拥挤、营养不良等发病率较高。糖尿病、硅肺、恶性肿瘤以及过度劳累、妊娠等易诱发结核病。免疫抑制状态(如器官移植、艾滋病等)患者尤其易发结核病。

(四)流行特征

自20世纪90年代以来，结核病在全球"死灰复燃"，再次成为威胁人类健康的主要传染病，造成了严重的公共卫生问题和重大的经济社会问题。全球范围内，结核病是导致死亡的十大原因之一。

《2022年全球结核病报告》显示，2021年，我国估算的结核病新发患者数为78.0万，估算结核病发病率为55/10万。在30个结核病高负担国家中，我国估算结核病发病数排第3位(仅次于印度及印度尼西亚)。我国结核病流行特征为：一是感染人数多，明显高出全球平均感染水平；二是患病人数多，其中传染性肺结核患者也较多；三是新发患者多；四是死亡人数多；五是农村患者多；六是耐药患者多。

四、临床表现

(一)症状与体征

1. 全身症状 发热为最常见的全身性症状。多为午后低热,常伴乏力、盗汗、食欲减退、消瘦等。当肺部病灶进展播散时,可有不规则高热、畏寒等。妇女有月经失调或闭经。

2. 呼吸系统症状 主要表现为咳嗽、咳痰两周以上,痰中带血是肺结核的常见可疑症状,咳嗽较轻,一般为干咳或有少量黏液痰。有空洞形成时,痰量增多,继发感染时,痰呈黏液脓性。合并支气管结核者咳嗽加剧,可出现刺激性呛咳,伴局限性哮鸣或喘鸣。1/3~1/2患者可出现咯血,咯血量不定,从痰中带血、少量咯血至大咯血。当炎症累及壁层胸膜时有胸壁刺痛,可随呼吸和咳嗽而加重。呼吸困难多见于干酪样肺炎和大量胸腔积液病人。

3. 体征 早期病灶小或位于肺组织深部者,多无异常体征。渗出性病变范围较大者可见肺实变体征,如触觉语颤增强、叩诊呈浊音、听诊呼吸音减弱或有支气管肺泡呼吸音。锁骨上下、肩胛间区叩诊略浊,听诊有湿啰音,往往有助于肺结核的诊断。大量胸腔积液者有呼吸困难、呼吸运动受限、肺部语颤及呼吸音减弱或消失等。

(二)临床类型

目前,我国肺结核(按病变部位)分以下5类。

1. 原发型肺结核(Ⅰ型) 包括原发综合征和胸内淋巴结结核。儿童还包括干酪性肺炎和气管、支气管结核。

2. 血行播散型肺结核(Ⅱ型) 包括急性(急性粟粒型肺结核)、亚急性和慢性血行播散型肺结核。

3. 继发型肺结核(Ⅲ型) 包括浸润型肺结核、结核球、干酪性肺炎、慢性纤维空洞型肺结核和毁损肺等。

4. 气管、支气管结核(Ⅳ型) 包括气管、支气管黏膜及黏膜下层的结核病。

5. 结核性胸膜炎(Ⅴ型) 包括干性、渗出性胸膜炎和结核性脓胸。

五、辅助检查

(一)痰找结核菌检

痰找结核菌检是确诊肺结核的主要方法,也是制定治疗方案、判断疗效的主要依据。①痰涂片检查,是最常用的方法。因肺结核患者痰排菌具有间断性和不均匀性的特点,痰涂片检查至少要连续检查3次,包括即时痰、清晨痰、夜间痰。②痰培养检查,敏感度和特异性高于痰涂片检查,是肺结核诊断的"金标准",培养时间一般为2~8周。③结核菌核酸检测,该法快速、简便、灵敏,但可能会有假阳性或假阴性情况。痰菌阳性说明病灶是开放性的,具有传染性。

肺结核的临床表现

(二)影像学检查

影像学检查是诊断肺结核的常规首选方法。X线影像特点取决于病变类型和性质。原发型肺结核的典型表现为肺内原发灶,淋巴管炎和肿大的肺门,或纵隔淋巴结组成的哑铃状病灶。急性血行播散型肺结核在X线胸片上表现为散布于两肺野、分布较均匀、密度和大小相近的粟粒状阴影。继发性肺结核的X线表现复杂多变,呈云絮片状或斑点(片)结节状,干酪性病变密度偏高而不均匀,常有透亮区或空洞形成。胸部CT有助于发现隐蔽区病灶和鉴别诊断孤立性结节。

(三)结核菌素试验

结核菌素为纯蛋白衍化物(PPD)。①注射方法:取5IU(0.1mL)在左前臂屈侧前1/3处皮内注射,以局部出现7~8mm大小的圆形橘皮样皮丘为宜。②检查反应:72h(48~96h)测量皮肤硬结的直径:小于5mm为阴性,5~9mm为弱阳性,10~19mm为中度阳性,20mm以上或局部有水泡、坏死为强阳性。

1. 试验结果阳性意义　①可能感染TB、接种过卡介苗,不一定是活动性肺结核。所以,本试验在活动性肺结核诊断中的应用受限。②强阳性提示体内存在明显的结核菌感染。③年龄越小,阳性结果越有价值。

2. 试验结果阴性意义　①未感染结核分枝杆菌。②为变态反应前期,即初次感染结核分枝杆菌1个多月内,机体变态反应未充分建立。③免疫系统受干扰:急性传染病等可使免疫反应暂时受到抑制。④免疫功能低下:如重症结核病、肿瘤、艾滋病等,应用糖皮质激素、免疫抑制剂等可降低机体对结核菌素皮肤试验的反应性。⑤其他,如结核菌素试剂失效或试验方法错误等。

(四)胸腔积液检查

胸腔积液为渗出液,呈淡黄色、稀薄,可见干酪样物质,偶有血性胸腔积液。胸腔积液中可查到结核分枝杆菌。

(五)其他检查

其他检查包括纤维支气管镜检查、病理检查、结核抗体检测、γ干扰素释放试验(IGRA)等。

六、治疗要点

(一)治疗原则

化学治疗是现代结核病最主要的基础治疗,简称化疗。其他治疗方法,如对症治疗、手术治疗等均为辅助治疗。化疗的目标不仅是杀菌和防止耐药性的产生,而且在于最终消灭结核菌,防止和杜绝复发。当前国际公认的化疗原则是:早期、联合、适量、规律、全程。

(二)常用抗结核药物

抗结核药物按效力和不良反应大小分为两类：①一线(类)抗结核药物,指疗效好,不良反应小,如链霉素(streptomycin,SM,S)、异烟肼(isoniazid,INH,H)、利福平(rifampin,RFP,R)、吡嗪酰胺(pyrazinamide,PZA,Z)、乙胺丁醇(ethambatal,EMB,E)。②二线(类)抗结核药物,效力或者安全性不如一线药物,在一线药物耐药或者不良反应不能耐受时被选用,包括卡那霉素(kanamycin,Km)、阿米卡星(amikacin,Am)、对氨基水杨酸(paminosalicylie acid,PAS,p)、左氧氟沙星(levofloxacin,Lfx)、莫西沙星(moxifloxacin,Mfx)等(表2-1-2)。

表2-1-2 常用抗结核药物成人剂量和主要不良反应

药名	缩写	每日剂量(g)	间歇疗法一日量(g)	主要不良反应
异烟肼	H,INH	0.3	0.3~0.6	周围神经炎,偶有肝功能损害
利福平	R,RFP	0.45~0.6*	0.6~0.9	肝功能损害、过敏反应
利福喷汀	RFT		0.45~0.6	肝功能损害、过敏反应
链霉素	S,SM	0.75~1.0▲	0.75~1.0	听力障碍、眩晕、肾功能损害
吡嗪酰胺	Z,PZA	1.5~2.0	2~3	肠胃不适、肝功能损害、高尿酸血症、关节痛
乙胺丁醇	E,EMB	0.75~1.0**	1.5~2.0	视神经炎
对氨基水杨酸钠	P,PAS	8~12***	10~12	胃肠不适、过敏反应、肝功能损害
阿米卡星	Am	0.4~0.6		听力障碍、眩晕、肾功能损害
卷曲霉素	Cm,CPM	0.75~1.0	0.75~1.0	听力障碍、眩晕、肾功能损害

注：* 体重<50kg用量0.45g,>50kg用量0.6g；S、Z用量亦按体重调节；▲老年人每次用0.75g；** 前两个月25mg/kg；*** 每日分2次服用(其他药物为每日1次)。

(三)标准化的抗结核治疗

目前的化疗方案为WHO推荐的DOTS方法(Directly Observed Treatment,Short-Course,国内简称督导短程化疗)。

1. 初治方案 初治患者的定义是既往未接受抗结核治疗,或正在接受标准化疗方案用药而治疗短于疗程者,以及不规则化疗不足1个月的患者。初治病例的标准化治疗方案分为2个阶段,即2个月的强化期和4个月的巩固期治疗。如新涂阳肺结核患者治疗到第2个月末痰菌检查仍为阳性,则应延长1个月的强化期治疗,继续期化疗方案不变。标准方案为 $2H_3R_3Z_3E_3/4H_3R_3$(右下角阿拉伯数字代表每周服药次数,系数"2"代表强化期2个月,系数"4"代表巩固期继续治疗4个月,后同)或2HRZE/4HR。

2. 复治方案 复治标准方案为 $2H_3R_3Z_3E_3S_3/1H_3R_3Z_3E_3/5H_3R_3E_3$ 或 2HRZES/

1HRZE/5HRE。以下患者适用于复治方案：①初治失败的患者；②规则用药满疗程后痰菌又转阳的患者；③不规则化疗超过 1 个月的患者；④慢性排菌患者。

七、预防

（一）管理传染源

控制传染源的关键是早期发现和彻底治愈肺结核病人。肺结核病程长、易复发且具有传染性，必须长期随访。对确诊的结核病人，应及时转至结核病防治机构进行统一管理，并实行全程督导和短程化学治疗。

（二）切断传播途径

(1) 开窗通风，保持空气新鲜，可有效降低结核病传播风险。涂阳肺结核病人住院治疗时需进行呼吸道隔离，每日紫外线消毒病室。

(2) 结核菌主要通过呼吸道传播，病人咳嗽或打喷嚏时应用双层纸巾遮掩；不随地吐痰，痰液应吐入带盖的容器内，用等量的 1% 消毒灵浸泡 1h 后再弃去，或吐入纸巾中，含有痰液的纸巾应焚烧处理；接触痰液后用流动水清洗双手。

(3) 餐具煮沸消毒或用消毒液浸泡消毒，同桌共餐时使用公筷，以防传染。

(4) 衣物、寝具、书籍等污染物可在烈日下暴晒杀菌。

（三）保护易感者

1. 卡介苗接种 卡介苗是一种无毒的牛型结核菌活菌疫苗，接种后可使未感染结核菌者获得对结核病的特异免疫力。其接种对象主要为未被感染过的新生儿、儿童及青少年。

2. 预防性化学治疗 对于高危人群，如与涂阳肺结核病人有密切接触且结核菌素试验强阳性者、HIV 感染者、长期使用糖皮质激素及免疫抑制剂者、糖尿病患者等，可以服用异烟肼和(或)利福平以预防发病。

【工作过程】

一、护理评估

（一）健康史及相关因素

评估有无与肺结核病人密切接触史，是否接种过卡介苗，既往身心状况，是否有糖尿病、HIV 感染史，是否有其他慢性疾病，此次发病情况，曾经做过的相关检查和用药情况。

（二）身体状况

1. 症状体征评估 重点评估结核毒血症状，午后低热、盗汗、消瘦、乏力、体重下降等；

评估呼吸系统症状,如咳嗽、咳痰、咯血、胸痛、呼吸困难情况及严重程度;听诊有无细湿啰音,叩诊是否呈浊音,有无胸廓塌陷、气管移位、健侧代偿性肺过度充气等。

2. 实验室检查评估 评估痰菌检查、结核菌素检查结果;评估 X 线和 CT 检查结果是否有肺结核征象。

(三) 心理和社会状况

患者常担忧疾病对他人的传染、他人对自己的歧视,担心疾病的预后,以及对今后的学习、工作、个人生活和社会交往的影响,出现自卑、多虑等情绪。患者隔离治疗,不能与家人朋友接触,有孤独感。病程长,长期服药进展不大时易产生悲观情绪。同时评估家庭成员对患者的关心程度及家庭的经济状况。

二、护理诊断

1. 体温过高 与结核分枝杆菌感染有关。
2. 营养失调:低于机体需要量 与机体消耗增加、食欲减退有关。
3. 活动无耐力 与结核毒血症状有关。
4. 潜在并发症 咯血、窒息、呼吸衰竭、气胸等。
5. 焦虑 与病情反复、病程长、有传染性、被隔离治疗、药物不良反应等有关。
6. 知识缺乏 缺乏疾病防治知识。

三、护理目标

(1)患者症状体征好转、体温正常。
(2)患者能遵循饮食计划,摄入足够的营养,保证机体修复的需要。
(3)焦虑症状减轻或消失,促进身心健康。
(4)能复述结核病的防治知识,理解长期用药的原因并遵循治疗方案服药。
(5)保持呼吸道通畅,及时终止咯血,防止咯血引起的窒息等。

四、护理措施

(一) 一般护理

1. 隔离 疑似患者应单居于一病室。确诊患者可同住一病室,进行呼吸道隔离。对痰菌阳性者宣讲结核病的传播途径及消毒、隔离的重要性,指导患者采取积极的预防方法和有效的消毒、隔离措施,要求外出时戴口罩;注意个人卫生,严禁随地吐痰,不面对他人打喷嚏或咳嗽。

2. 消毒 保持病室良好通风,每天用紫外线照射消毒,或用1%过氧乙酸1~2mL加入空气清洁剂溶液喷雾消毒。在打喷嚏或咳嗽时用双层纸巾遮住口鼻,纸巾用后焚烧,痰液需做消毒处理,餐具、痰杯等煮沸(5min)消毒或用消毒液浸泡(1h)消毒。被褥、书籍在烈日下暴晒,时间不少于6h。

3. 休息　肺结核活动期以卧床休息为主,可适当离床活动;恢复期可适当增加户外活动,如散步、打太极拳等,保证充足睡眠和休息,做到劳逸结合。

4. 饮食　肺结核是慢性消耗性疾病,应给予高热量、高蛋白、高维生素的饮食。蛋白质能提供热量,增加机体的抗病能力和修复能力,饮食中应有鱼类、肉类、鸡蛋、牛奶、豆制品等动植物蛋白,成人每天所需蛋白质总量为90~120g。每天需摄入一定量的新鲜蔬菜和水果,以补充维生素。饮食以适合口味、清淡为原则,避免烟、酒、过于油腻和刺激性强的食物。由于机体代谢增加、盗汗,体内水分的消耗量增加,应鼓励患者多饮水,每日不少于1500~2000mL,以保证机体代谢的需要和体内毒素的排泄。大量咯血者暂禁食,少量咯血者宜进食少量凉或温的流质饮食,多饮水,多食富含纤维素的食物,以保持大便通畅,避免排便时腹压增加而引起再度咯血。

5. 心理护理　了解患者及家属对结核病药物治疗的认识程度及接受知识的能力,对其问题予以解释;结核病病程长,鼓励患者树立战胜疾病的信心,正确对待疾病,以最佳的心理状态接受治疗。

(二)用药护理

有计划、有目的地向患者及家属介绍有关治疗的知识,帮助患者系统了解和加深理解治疗方案、主要的药物副作用;强调早期、联合、规律、全程化疗的重要性,使患者积极配合治疗,用药过程中如有巩膜黄染、肝区疼痛、胃肠道不适、眩晕、耳鸣等不良反应发生及时与医生沟通,不要自行停药,使患者认识到不规则服药或过早停药是治疗失败的主要原因;解释药物不良反应时,重点强调药物的治疗效果,使患者认识到发生不良反应的可能性小,只要及时发现并处理,可以完全消失。

(三)病情观察与对症护理

1. 病情观察内容　观察患者临床症状的动态变化,如咳嗽、咳痰有无加重,痰量有无增多,是否有脓痰;有无高热,若有高热则应考虑病情加重或发生并发症;对咯血者,重点观察咯血的量、颜色及出血速度,严密观察有无突然出现呼吸困难、发绀、意识障碍等;密切监测生命体征,观察胸痛、呼吸困难的演变过程,若呼吸困难发生突然且程度明显,很快出现呼吸障碍,则提示张力性气胸的可能。

2. 对症护理

(1)发热、盗汗:肺结核患者多为低热,经过有效的化学治疗,体温逐渐恢复正常,常不予特殊处理。如患者持续高热,体温39℃以上,应予以物理降温,鼓励患者多饮水。夜间盗汗时,应做好皮肤护理,及时更换衣被,防止受凉。

(2)咳嗽、咳痰:指导其有效咳嗽排痰,痰多黏稠时应予以雾化吸入祛痰剂等。

(3)咯血护理:①评估患者咯血的量、颜色、出血速度等,守护、安慰患者,消除其精神紧张,使之有安全感。②嘱患者卧床休息,取平卧位,头偏向一侧,或取患侧卧位,以减少患侧活动度,防止病灶向健侧扩散,利于健侧肺的通气功能。③告诉患者咯血时不能屏气,以免诱发喉头痉挛,血液引流不畅形成血块而导致窒息。④保持呼吸道通畅,嘱患者轻轻将气管内存留的积血咯出。密切观察有无胸闷、气憋、唇甲发绀、面色苍白、冷汗淋漓、烦躁不安等窒息先兆表现。如有窒息征兆,立即取头低脚高位,头偏向一侧,轻拍背部,迅速排出气道和口咽部的血块,必要时用吸痰管进行机械吸引,并做好气管插管或气管切开的准备与配合工作,以减除呼吸道的阻塞。⑤血块清除后,给予高流量吸氧。⑥建立静脉通道,遵医嘱使用止血药物,并密切观察药物的不良反应。⑦咯血量过多时,应配血备用,酌情适量输血。⑧保持口腔清洁、舒适,及时为患者漱口,擦净血迹,防止口腔异味刺激引起再度出血。

(四)健康宣教

1. 加强对患者及其家属的卫生宣传　向患者及家属宣传肺结核的传播途径及消毒、隔离的重要性,指导其采取积极的预防措施和消毒、隔离技术。患者应注意个人卫生,不能随地吐痰,痰液及生活用品按规范消毒,防止疾病传播。

2. 做好用药指导　向患者介绍治疗方法及持续用药时间,反复强调坚持规律、全程、合理用药的重要性,取得患者和家属的主动配合。说明用药过程中可能出现的不良反应、用药的注意事项,使其学会自我观察,如有不适及时就医。强调不可私自停药或减少剂量,防止治疗失败而产生耐药结核菌,增加治疗的困难和经济负担。

3. 叮嘱患者按时复查　指导患者定期复查胸片和肝、肾功能,以了解病情变化,及时调整治疗方案。

4. 嘱咐患者养成良好习惯　嘱患者戒烟、戒酒,保证营养的补充,合理安排休息,避免过度劳累,预防呼吸道感染。

【执业考试提示】

肺结核是结核分枝杆菌引起的肺部慢性传染性疾病。结核分枝杆菌可侵及全身多个脏器,但以肺部最为常见。骨结核、肠结核、结核性腹膜炎、肾结核、结核性脑膜炎等均多继发于肺结核。病原菌主要通过飞沫传播。典型临床表现:①全身毒性症状,常有午后低热、盗汗、消瘦、乏力、食欲缺乏等;②呼吸系统症状,如咳嗽、咳痰、咯血等。痰结核菌检查可确诊,阳性说明患者具有传染性。结核菌素试验常作为结核感染的流行病学指标,取纯蛋白衍化物(PPD) 5IU 于左前臂屈侧前 1/3 处皮内注射,48~72h 后测量皮肤硬结直径,若<5mm为阴性,5~9mm 为弱阳性,10~19mm 为阳性,≥20mm 或有水疱为强阳性。常用抗结核药物有异烟肼(主要不良反应为周围神经炎)、利福平(主要不良反应为肝功能损害)、链霉素(主要不良反应为肾功能损害、耳毒性)、吡嗪酰胺(主要不良反应为关节疼痛、高尿酸血症)、乙胺丁醇(主要不良反应为视神经炎)。用药原则:早期、规律、全程、适量、联合。化疗分为巩固期和强化期两个阶段。最重要的护理措施是全程督导化疗。宜高热量、高蛋白质、高维生素饮食,以增强抵抗力,促进病灶愈合。多饮水。最简单的痰液处理方法是将痰吐在纸上焚烧。保护易感人群的方法是接种卡介苗。密切接触者可服用异烟肼预防感染。

【知识拓展】

爱德华·利文斯顿·特鲁多——肺结核病疗养院创始者

爱德华·利文斯顿·特鲁多（Edward Livingston Trudeau，1848年10月5日—1915年11月15日），美国著名医生、医学研究者。1873年，25岁的特鲁多医生罹患结核病，只身来到人烟稀少的萨拉纳克湖畔等待死亡。远离城市喧嚣的他沉醉在对过去美好生活的回忆中，间或上山走走，打打猎，过着悠闲的日子。渐渐地，他惊奇地发现自己的体力在恢复，不久居然顺利地完成了未竟的学业，获得了博士学位。于是，特鲁多继续回到城市里行医。奇怪的是，每当他在城里住上一段时间，结核病就会复发，而一旦回到萨拉纳克湖地区，又会恢复体力和激情。1876年，特鲁多举家迁居到了荒野之地萨拉纳克湖畔。1884年，特鲁多用朋友捐赠的400多美元，创建了全世界第一家专门的结核病疗养院"村舍疗养院"，帮助了无数结核病患者。后来，他还建立了美国第一家肺结核研究所，在基础研究、结核病治疗等方面都走在该领域的前沿，成为美国首位分离出结核分枝杆菌的人。

"有时去治愈，常常去帮助，总是去安慰"是特鲁多医生的座右铭，代表了其以人文关怀为核心的行医态度。

> **思政融入**：以特鲁多建立世界上第一家专门的结核病疗养院为例，引发学生换位思考，使学生理解患者角色及患者的期望，引导学生建立同情心、同理心和无私奉献的精神，切实做到维护患者权利和隐私，培养学生医者"初心"。
>
> 在此案例中，特鲁多建立了实验室，分离病原菌，体现了他的科学严谨的精神、敏锐的洞察力，鼓励学生尊重科学，养成善于思考的品质。

【能力训练】

男，34岁，因反复干咳、痰中带血丝2月，发热1周来院门诊，查体：T 39.2℃，消瘦，左上肺语颤增强、叩诊呈实音、呼吸音减弱。WBC 6.8×10^9/L，PPD（1结素单位）强阳性，X线胸片示左上肺大片云雾状、密度较低、边缘模糊的阴影。临床诊断为肺结核。

1. 判断该患者有无传染性，最重要的依据是 （ ）
   A. 痰中带血　　　　　　B. 病灶有空洞　　　　　　C. 结核菌素试验阳性
   D. 痰菌阳性　　　　　　E. 发热

2. 入院第一天，该患者突然出现咯血，此时最应注意的护理问题是 （ ）
   A. 做镇静、镇咳等对症处理　　B. 减少活动，保持安静　　C. 消除紧张恐惧心理因素
   D. 保持呼吸道通畅，防止窒息　　E. 开放静脉，及时输血补液

3. 该患者治疗过程中出现视力减退,视野缩小,对红绿颜色分辨能力减退。可能由哪种药物所致 （　　）
    A. 利福平　　　　　B. 吡嗪酰胺　　　　　C. 链霉素
    D. 异烟肼　　　　　E. 乙胺丁醇

（金倩涯）

任务五　新型冠状病毒感染患者护理

【疾病概要】

新型冠状病毒感染(novel coronavirus pneumonia, NCP)是一种新发急性呼吸道传染病。其病原体是一种先前未在人类中发现的新型冠状病毒,即2019新型冠状病毒(2019 novel coronavirus,2019-nCoV),我国目前已将新型冠状病毒感染纳入乙类传染病。

新型冠状病毒(SARS-CoV-2)为β冠状病毒属,单股正链RNA病毒。它是近20年以来,继SARS-CoV和MERS-CoV之后,第三种能够引起人类严重疾病的冠状病毒。SARS-CoV-2有包膜,病毒体呈球形或椭圆形,直径60~140nm,刺突长9~12nm。病毒基因组可以编码包括核蛋白(N)、包膜蛋白(E)、基质蛋白(M)和刺突糖蛋白(S)在内的4种结构蛋白及RNA依赖性的RNA聚合酶。截至2022年底,世界卫生组织(WHO)提出的"关切变异株"(VOC)有5个,分别为阿尔法(Alpha)、贝塔(Beta)、伽玛(Gamma)、德尔塔(Delta)和奥密克戎(Omicron)。

新型冠状病毒对紫外线、有机溶剂(乙醚、75%乙醇、过氧乙酸和氯仿等)以及含氯消毒剂敏感,75%乙醇以及含氯消毒剂较常用于临床及实验室新型冠状病毒的灭活,但氯己定不能有效灭活病毒。

二、发病机制与病理

新型冠状病毒入侵人体呼吸道后,其表面的刺突糖蛋白(S蛋白)与靶细胞表面的血管紧张素转化酶2(ACE2)结合,从而促使病毒进入并感染宿主细胞。除了病毒的直接致病作用外,机体的过度免疫反应也是SARS-CoV-2重要的致病机制。

肺脏呈不同程度的实变。早期和较轻病变区见肺泡腔内浆液、纤维蛋白渗出以及透明膜形成,炎细胞以单核细胞和淋巴细胞为主,肺泡隔毛细血管充血。随病变进展和加重,肺泡结构不同程度的破坏,Ⅰ型和Ⅱ型肺泡上皮细胞坏死、脱落,Ⅱ型肺泡上皮细胞增生。病程较长的病例,可见肺泡腔渗出物机化和肺间质纤维化,小支气管和细支气管易见黏液栓形成。其他器官系统均有不同程度的病理改变。

三、流行病学

(一)传染源

传染源主要是新型冠状病毒感染者,在潜伏期即有传染性,发病后 3d 内传染性最强。

(二)传播途径

经呼吸道飞沫和密切接触传播是新型冠状病毒的主要传播途径;在相对封闭的环境中,病毒经气溶胶传播。人群接触被病毒污染的物品后也可被感染。

(三)易感人群

人群普遍易感。感染后或接种新型冠状病毒疫苗后可获得一定的免疫力。老年人及伴有严重基础疾病患者感染后重症率、病死率高于一般人群,接种疫苗后可降低其重症及死亡风险。

(四)流行特征

全球发病,多季节发病,病毒不断变异,变异后感染性增加。

四、临床表现

(一)症状与体征

潜伏期多为 2～4d。主要表现为咽干、咽痛、咳嗽、发热等,发热多为中低热,部分病例亦可表现为高热,热程多不超过 3d;部分患者可伴有肌肉酸痛、嗅觉味觉功能减退或丧失、鼻塞、流涕、腹泻、结膜炎等。少数患者病情继续发展,持续发热,并出现肺炎相关症状。重症患者多在发病 5～7d 后出现呼吸困难和(或)低氧血症。严重者可快速进展为急性呼吸窘迫综合征、脓毒症休克、难以纠正的代谢性酸中毒和出凝血功能障碍及多器官功能衰竭等。极少数患者还可有中枢神经系统受累等表现。

儿童感染后临床表现与成人相似,高热相对多见;部分病例症状可不典型,表现为呕吐、腹泻等消化道症状或仅表现为反应差、呼吸急促;少数可有声音嘶哑等急性喉炎或喉气管炎表现或喘息、肺部哮鸣音,但极少出现严重呼吸窘迫;少数出现热性惊厥,极少数患儿可出现脑炎、脑膜炎、脑病甚至急性坏死性脑病、急性播散性脑脊髓膜炎、吉兰-巴雷综合征等危及生命的神经系统并发症;也可发生儿童多系统炎症综合征,若发生,病情可在短期内急剧恶化。

大多数患者预后良好,病情危重者多见于老年人、有慢性基础疾病者、晚期妊娠和围生期女性、肥胖人群等。

(二)临床分型

1. 轻型 以上呼吸道感染为主要表现,如咽干、咽痛、咳嗽、发热等。

2. 中型 持续高热>3d 或(和)咳嗽、气促等,但呼吸频率(R)<30 次/min、静息状态下,吸空气时指氧饱和度>93%。影像学可见特征性新型冠状病毒感染肺炎表现。

3. 重型 成人符合下列任何一条且不能以新冠病毒感染以外其他原因解释:①出现气促,RR≥30 次/min;②静息状态下,吸空气时指氧饱和度≤93%;③动脉血氧分压(PaO_2)/吸氧浓度(FiO_2)≤300mmHg(1mmHg=0.133kPa),高海拔(海拔超过 1000m)地区应根据以下公式对 PaO_2/FiO_2 进行校正:PaO_2/FiO_2×[760/大气压(mmHg)];④临床症状进行性加重,肺部影像学显示 24~48h 病灶明显进展>50%。

儿童符合下列任何一条:①超高热或持续高热超过 3d;②出现气促(<2 月龄,R≥60 次/min;2~12 月龄,R≥50 次 1min;1~5 岁,R≥40 次/min;>5 岁,R≥30 次/min),除外发热和哭闹的影响;③静息状态下,吸空气时指氧饱和度≤93%;④出现鼻翼扇动、三凹征、喘鸣或喘息;⑤出现意识障碍或惊厥;⑥拒食或喂养困难,有脱水征。

4. 危重型 符合以下情况之一者:①出现呼吸衰竭,且需要机械通气;②出现休克;③合并其他器官功能衰竭需 ICU 监护治疗。

重型/危重型高危人群:①大于 60 岁老年人;②有心脑血管疾病(含高血压)、慢性肺部疾病、糖尿病、慢性肝脏、肾脏疾病、肿瘤等基础疾病者;③免疫功能缺陷(如艾滋病患者、长期使用皮质类固醇或其他免疫抑制药物导致免疫功能减退状态)者;④肥胖(体重指数≥30)者;⑤晚期妊娠和围生期女性;⑥重度吸烟者。

五、辅助检查

(一)一般检查

发病早期,外周血白细胞总数正常或减少,可见淋巴细胞计数减少,部分患者可出现转氨酶、乳酸脱氢酶、肌酶、肌红蛋白、肌钙蛋白和铁蛋白增高。部分患者 C 反应蛋白(CRP)和血沉升高,降钙素原(PCT)正常。重型、危重型病例可见 D-二聚体升高、外周血淋巴细胞进行性减少,炎症因子升高。

(二)病原学及血清学检查

1. 核酸检测 可采用核酸扩增检测方法检测呼吸道标本(鼻咽拭子、咽拭子、痰、气管抽取物)或其他标本中的新型冠状病毒核酸。荧光定量 PCR 是目前最常用的新冠病毒核酸检测方法。

2. 抗原检测 胶体金法和免疫荧光法检测呼吸道标本中的病毒抗原,检测速度快,其敏感性与感染者病毒载量呈正相关。病毒抗原检测阳性支持诊断,但阴性不能排除。

3. 病毒培养分离 从呼吸道标本、粪便标本等可分离、培养获得新冠病毒。

4. 血清学检测 新型冠状病毒特异性 IgM 抗体、IgG 抗体阳性,发病一周内阳性率均较低。恢复期 IgG 抗体水平为急性期 4 倍或以上升高有回顾性诊断意义。

(三)胸部影像学

合并肺炎者早期呈现多发小斑片影及间质改变,以肺外带明显,进而发展为双肺多发磨玻璃影、浸润影,严重者可出现肺实变。胸腔积液少见。

六、治疗要点

(一)一般治疗

(1)按呼吸道传染病要求隔离治疗。保证充分的能量和营养摄入,注意水、电解质平衡,维持内环境稳定。高热者可进行物理降温、应用解热药物。咳嗽咳痰严重者给予止咳祛痰药物。

(2)对重症高危人群应进行生命体征监测,特别是静息和活动后的指氧饱和度等。同时对基础疾病相关指标进行监测。

(3)根据病情进行必要的检查,如血常规、尿常规、CRP、生化指标(转氨酶、心肌酶、肾功能等)、凝血功能、动脉血气分析、胸部影像学等。

(4)根据病情给予规范有效的氧疗措施,包括鼻导管、面罩给氧和经鼻高流量氧疗。

(5)抗菌药物治疗:避免盲目或不恰当使用抗菌药物,尤其是联合使用广谱抗菌药物。

(6)有基础疾病者给予相应治疗。

(二)抗病毒治疗

(1)奈玛特韦片/利托那韦片组合包装:适用人群为发病5d以内的轻、中型且伴有进展为重症高风险因素的成年患者。用法:奈玛特韦300mg与利托那韦100mg同时服用,每12h 1次,连续服用5d。

(2)阿兹夫定片:用于治疗中型新型冠状病毒感染的成年患者。用法:空腹整片吞服,每次5mg,每日1次,疗程至多不超过14d。

(3)莫诺拉韦胶囊:适用人群为发病5d以内的轻、中型且伴有进展为重症高风险因素的成年患者。用法:800mg,每12h口服1次,连续服用5d。

(4)单克隆抗体:安巴韦单抗/罗米司韦单抗注射液。联合用于治疗轻、中型且伴有进展为重症高风险因素的成人和青少年(12—17岁,体重≥40kg)患者。用法:药的剂量均为1000mg。在给药前两种药品分别以100mL生理盐水稀释后,经静脉序贯输注给药,以不高于4mL/min的速度静脉滴注,中间使用生理盐水100mL冲管。

(5)静注COVID-19人免疫球蛋白。可在病程早期用于有重症高风险因素、病毒载量较大、病情进展较快的患者。使用剂量为轻型100mg/kg,中型200mg/kg,重型400mg/kg,静脉输注,根据患者病情改善情况,次日可再次输注,总次数不超过5次。

(6)康复者恢复期血浆。可在病程早期用于有重症高风险因素、病毒载量较高、病情进展较快的患者。输注剂量为200~500mL(4~5mL/kg),可根据患者个体情况及病毒载量等决定是否再次输注。

(7)国家药品监督管理局批准的其他抗新冠病毒药物。

(三)免疫治疗

1. 糖皮质激素 对于氧合指标进行性恶化、影像学进展迅速、机体炎症反应过度激活状态的重型和危重型病例,酌情短期内(不超过 10 日)使用糖皮质激素,建议地塞米松 5mg/d 或甲泼尼龙 40mg/d。

2. 白细胞介素 6(IL-6)抑制剂 托珠单抗。对于重型、危重型且实验室检测 IL-6 水平明显升高者可试用。用法:首次剂量 4~8mg/kg,推荐剂量 400mg,生理盐水稀释至 100mL,输注时间大于 1h;首次用药疗效不佳者,可在首剂应用 12h 后追加应用 1 次(剂量同前),累计给药次数最多为 2 次,单次最大剂量不超过 800mg。

(四)抗凝治疗

抗凝治疗用于具有重症高风险因素、病情进展较快的中型病例,以及重型和危重型病例,无禁忌证情况下可给予治疗剂量的低分子量肝素或普通肝素。发生血栓栓塞事件时,按照相应指南进行治疗。

(五)俯卧位治疗

具有重症高风险因素、病情进展较快的中型、重型和危重型病例,应当给予规范的俯卧位治疗,建议每天不少于 12h。

(六)重型、危重型支持治疗

1. 治疗原则 在上述治疗的基础上,积极防治并发症,治疗基础疾病,预防继发感染,及时进行器官功能支持。

2. 呼吸支持 ①鼻导管或面罩吸氧:PaO_2/FiO_2 低于 300mmHg 的重型病人均应立即给予氧疗;②经鼻高流量氧疗或无创通气:PaO_2/FiO_2 低于 200mmHg 应给予经鼻高流量氧疗(HFNC)或无创通气(NIV);③有创机械通气:PaO_2/FiO_2 低于 150mmHg 应考虑气管插管;④气道管理;⑤体外膜肺氧合(ECMO)。

3. 循环支持 危重型病例可合并休克。应在充分液体复苏的基础上,合理使用血管活性药物,密切监测患者血压、心率和尿量的变化,以及乳酸和碱剩余。必要时进行血流动力学监测。

4. 急性肾损伤和肾替代治疗 危重型病例可合并急性肾损伤,应积极寻找病因,在积极纠正病因的同时,注意维持水、电解质、酸碱平衡。连续性肾脏替代治疗(CRRT)的指征包括:①高钾血症;②严重酸中毒;③利尿剂无效的肺水肿或水负荷过多。

5. 营养支持 应加强营养风险评估,首选肠内营养,必要时加用肠外营养。可使用肠道微生态调节剂,维持肠道微生态平衡,预防继发细菌感染。

(七)中药辅助治疗

本病属于中医"疫"病范畴,病因为感受"疫戾"之气,可根据病情、当地气候特点以及不同体质等情况,进行辨证论治。

(八)早期康复

重视患者早期康复介入,针对新型冠状病毒感染患者呼吸功能、躯体功能以及心理障碍,积极开展康复训练和干预,尽最大可能恢复其体能、体质和免疫能力。

七、预防

(一)管理传染源

轻型病例实行呼吸道常规隔离。有明显肺部感染者应入院治疗。

(二)切断传播途径

保持良好的个人及环境卫生,均衡营养、适量运动,保障充足的休息,避免过度疲劳。提高健康素养,养成"一米线"、勤洗手、戴口罩、公筷制等卫生习惯和生活方式,打喷嚏或咳嗽时应掩住口鼻。保持室内通风良好,科学做好个人防护。

(三)保护易感者

对18周岁及以上人群,可进行新型冠状病毒疫苗接种。可在上臂三角肌肌内注射新型冠状病毒灭活疫苗或重组新型冠状病毒疫苗。接种2剂:2剂之间的接种间隔建议≥3周,第2剂在8周内尽早完成。接种3剂:相邻2剂之间的接种间隔建议≥4周。第2剂尽量在接种第1剂次后8周内完成,第3剂尽量在接种第1剂后6个月内完成。

【工作过程】

一、护理评估

(一)健康史及相关因素

评估患者发病前14d内有无境外或病例报告地区的旅行史或居住史;是否与新型冠状病毒感染者有接触史;是否曾接触过有病例报告社区的发热或有呼吸道症状的病人。评估聚集性发病14d内是否在小范围(如家庭、办公室、学校等场所)出现2例及以上发热和(或)呼吸道症状的病例。详细询问病人的起病经过、起病时间、主要症状及其特点、病情的进展情况,目前一般状况等。患病后经过何种处理、服药情况等。

(二)身体状况

1. 症状体征评估 监测生命体征、血氧饱和度;监测体温、呼吸变化;注意患者意识状态的改变,如有无表情淡漠、反应迟钝、神志恍惚,甚至谵妄、昏迷等;注意评估患者是否持续高热,出现气促、胸闷、呼吸困难等呼吸道症状,有无伴随进行性呼吸困难和低氧血症。

有无血压下降等休克的表现。

2. 实验室检查评估　评估患者是否有白细胞计数降低及淋巴细胞计数减少；评估在鼻咽拭子、痰和其他下呼吸道分泌物、血液、粪便、尿液等标本中是否检测出新型冠状病毒核酸。评估胸部 X 线或 CT 检查是否肺部有不同程度的片状、斑片状浸润性阴影或网状改变。

（三）心理和社会状况

评估病人心理状态，有无孤独、无助、困惑、焦虑、恐惧等心理反应，对住院隔离治疗的认识及适应情况。评估家庭、社会对病人的心理支持等。

二、护理诊断

1. 体温过高　与新型冠状病毒感染有关。

2. 气体交换受损　与肺部炎症有关。

3. 营养失调：低于机体需要量　与发热、摄入减少有关。

4. 潜在并发症：休克、呼吸衰竭及多器官功能衰竭等。

5. 焦虑/恐惧　与知识缺乏，疾病对健康的威胁或担心预后有关。

三、护理目标

（1）病人体温逐渐降至正常范围。
（2）病人能说出呼吸系统常见症状，如咽痛、咳嗽、咳痰、气促、胸闷等。
（3）病人能说出并实践改善呼吸困难的方法。
（4）病人能列举主要并发症，并能识别主要早期征象，主动配合治疗、护理。
（5）病人情绪稳定，积极配合治疗和护理。

四、护理措施

（一）一般护理

1. 休息与饮食　卧床休息，加强支持治疗，保证充分的能量摄入；注意水、电解质平衡，维持内环境稳定。

2. 隔离　按呼吸道传染病要求隔离治疗。

3. 心理护理　及时评估患者心理状况，多与病人进行沟通，解释隔离治疗的必要性和重要性，树立其战胜疾病的信心。

(二)用药护理

(1)合理、正确使用静脉通路,并保持各类管路通畅,妥善固定。使用抗病毒药物应注意与其他药物的相互作用、不良反应等问题。

(2)避免长时间、大剂量使用糖皮质激素,以减少副作用。使用托珠单抗时注意过敏反应,有结核等活动性感染者禁用。

(三)病情观察与对症护理

1. 主要观察内容 重型病例密切观察患者生命体征和意识状态,重点监测其血氧饱和度。危重型病例24h持续心电监测,每小时测量患者的心率、呼吸频率、血压、血氧饱和度(SpO_2),每4h测量并记录体温。卧床患者要定时变更体位,预防压力性损伤。特别注意患者口腔护理和液体出入量管理,有创机械通气患者防止误吸。

2. 对症护理 对于高热的患者注意降温,可用物理降温和药物降温;严密观察患者病情变化,如有咳嗽、咳痰、呼吸费力、口唇发绀,指导患者咳嗽排痰,痰液黏稠者可给予超声雾化;呼吸费力者,应取半卧位,及时给氧;出现发绀要报告医生,遵医嘱给予进一步处理。

(四)健康宣教

住院病人应戴口罩,不得随意离开病房。居家隔离病人应注意消毒隔离,避免与外界的接触。注意监测体温,如有发热、咳嗽、胸闷、憋气、腹泻等,及时前往发热门诊就诊。注意调节患者情绪,减少焦虑、恐慌等不良情绪。

【知识拓展】

"预"见秋冬,健康"防"护

随着秋冬季节的到来,气温逐渐降低,空气湿度变化,呼吸道传染病的发病率显著上升,儿童、老人都是易感人群。

如何多维度预防呼吸道传染病?

(1)积极接种疫苗:接种疫苗是预防传染病最经济、有效的手段。对于年幼的儿童或者抵抗力差的老人,可以接种相应的疫苗(如流感疫苗、水痘疫苗和肺炎疫苗等),增强自身对相关传染病的免疫力。

(2)避免拥挤场所:在传染病高发期要尽量减少前往大型人群聚集场所,以降低感染风险。

(3)科学佩戴口罩:乘坐公共交通工具,在人群密集或通风不良的场所,以及出现发热、咽痛、咳嗽等症状时建议佩戴口罩。

(4)做好手卫生:正确洗手、勤洗手可以阻断许多传染病的传播,特别是在接触公共物品、饭前便后以及咳嗽、打喷嚏后,要彻底清洁双手。

(5) 养成良好生活习惯：早睡早起规律生活，保证饮食均衡，多吃蔬菜水果，增强身体免疫力。

【能力训练】

李某，女，2个月，体温 38.3℃，新型冠状病毒核酸阳性，影像学显示其双侧或多肺叶浸润，静息状态下，血氧饱和度(SpO_2)小于或等于93％，出现呻吟、三凹征。分析该案例，回答以下问题：

1. 请问李某的临床分型是 （ ）
 A. 轻型　　　　B. 中型　　　　C. 重型　　　　D. 危重型　　　　E. 中重型
2. 关于新型冠状病毒感染肺炎的临床表现，下列不正确的是 （ ）
 A. 以发热、乏力、干咳为主要表现
 B. 少数患者伴有鼻塞、流涕、腹泻等症状
 C. 鼻塞、流涕等上呼吸道症状非常常见且为主要症状
 D. 重型病例可能出现呼吸困难、急性呼吸窘迫综合征等症状
 E. 部分患者病程中可能为中低热，甚至无明显发热
3. 根据病原学特点，以下哪种方法不能对冠状病毒有效灭活？ （ ）
 A. 用有机溶剂可有效灭活冠状病毒
 B. 用75％乙醇可有效灭活冠状病毒
 C. 用含氯消毒剂可有效灭活冠状病毒
 D. 用氯己定可有效灭活冠状病毒
 E. 用紫外线可有效灭活冠状病毒
4. 医务人员在对该患者进行诊疗护理操作中如何选择防护用品 （ ）
 A. 可能接触患者的血液、体液、分泌物、排泄物、呕吐物及污染物品时，戴清洁手套，脱手套后洗手
 B. 可能受到血液、体液、分泌物等喷溅时，戴护目镜或防护面屏、穿防渗隔离衣
 C. 可能出现呼吸道暴露时，戴医用外科口罩
 D. 以上均正确
 E. 以上均错误

(金倩涯)

任务六　流行性脑脊髓膜炎患者护理

【疾病概要】

流行性脑脊髓膜炎简称流脑，是由脑膜炎奈瑟菌（又称脑膜炎球菌）引起的急性化脓性

脑膜炎,主要临床症状为突发高热、剧烈头痛、频繁呕吐、皮肤黏膜瘀点、瘀斑及脑膜刺激征。严重者可出现败血症、感染性休克和脑实质损害。

一、病原学

引起流脑的病原体为脑膜炎双球菌,属革兰阴性菌。根据其表面特异性抗原不同,可分为 13 个群,我国流行菌群以 A 群为主。本菌裂解后可释放出具有强烈致病力的内毒素。该菌仅存在于人体,可从带菌者及患者鼻咽部、皮肤瘀点、血液、脑脊液中检出。其对外界抵抗力弱,对寒冷、干燥、热及一般消毒剂敏感,在体外易自溶而死亡,故采集标本后应及时送检。

二、发病机制与病理

脑膜炎球菌侵入鼻咽部并繁殖,或成为无症状带菌者,或仅表现为上呼吸道感染症状而自愈。在少数情况下,进入血液循环,形成暂时菌血症,可无明显症状或表现为皮肤的出血点而自愈;仅极少数发展为败血症,细菌可通过血-脑脊液屏障侵犯脑脊髓膜,形成化脓性脑膜炎。

暴发型流脑的发病机制主要是脑膜炎球菌内毒素导致人体微循环障碍。脑膜炎球菌在血液和毛细血管内皮细胞中迅速繁殖,释放大量内毒素,使人体全身小血管痉挛,内皮细胞损伤,内脏广泛出血和有效循环血量减少,引起感染性休克,继而引起 DIC 及继发性纤溶亢进,又进一步加重微循环障碍、出血和休克,最终导致多器官功能衰竭。暴发型脑膜脑炎型,则是脑部微循环障碍,导致脑血管痉挛、缺氧及酸中毒,继而发生脑水肿、颅内压增高,严重者可发生脑疝及呼吸衰竭。

三、流行病学

(一)传染源

患者和带菌者为本病的传染源。患者从潜伏期末开始至发病后 10d 内均有传染性。在流行期,由于隐性感染无症状不易被发现,故隐性感染者作为传染源的意义更大。

(二)传播途径

病原菌主要经咳嗽、打喷嚏借飞沫由呼吸道直接传播。因本菌在外界生活能力极弱,故间接传播的机会较少,但密切接触如同睡、怀抱、接吻、哺乳等对 2 岁以下的婴幼儿发病有重要意义。

(三)易感人群

人群普遍易感。6 个月以内的婴儿因接受了母体的特异性 IgG 类抗体,极少患病;成年人因隐性感染增多、血清抗体阳性率高、易感性降低,故极少患病。隐性感染及患病后,可获得对同型病原体的持久免疫,但对其他型病原体仅有短暂免疫。

(四)流行特征

流脑的发生具有周期性、季节性、好发年龄明显三个特点。周期性流行表现在每3~5年一次小流行,7~10年一次大流行。本病多见于冬春季,每年11~12月开始上升,次年2~4月达高峰,5月开始下降。在发病年龄上也有其显著特征:15岁以下儿童多见,其中6个月至2岁发病率最高。

流脑的病原学、发病机制及流行病学

四、临床表现

(一)症状与体征

潜伏期数小时至7d,多为2~3d。

1. 普通型 最常见,占全部病例的90%以上,起病急,典型经过可分为以下四期。

(1)上呼吸道感染期:本期亦称前驱期,约持续1~2d。此期表现为低热、咽痛、咳嗽、流涕、咽部充血、分泌物增多,如做鼻咽拭子培养可发现脑膜炎双球菌。

(2)败血症期:此期持续1~2d。起病急,常突发畏寒、发热、头痛、呕吐、关节肌肉疼痛、全身不适及精神萎靡等毒血症症状。发病后数小时,70%~90%的患者皮肤、黏膜出现瘀点、瘀斑,以胸腹部及四肢多见,开始为鲜红色,后变为紫红色。病情严重者,瘀点、瘀斑迅速扩大,中央呈紫黑色坏死或大疱。少数患者伴肝、脾肿大。约10%的患者在口唇周围出现单纯疱疹。此期血培养阳性率高,取瘀点组织液涂片可找到病原菌。

(3)脑膜炎期:此期持续2~5d。除有败血症期的毒血症症状、体征外,患者常出现剧烈头痛、频繁喷射性呕吐、烦躁不安、嗜睡等中枢神经系统症状,严重者出现惊厥和昏迷,颈项强直,克氏征和布氏征阳性等脑膜刺激征。

(4)恢复期:本期持续1~3周,经治疗体温逐渐下降至正常,各项症状好转,经合理治疗,患者可在2~5d进入恢复期,皮肤瘀点、瘀斑消失。

婴幼儿流脑的特点:婴幼儿颅骨骨缝及囟门未闭合,中枢神经系统发育未成熟,临床表现不典型,以咳嗽、拒食、呕吐、腹泻、烦躁不安、尖声哭叫、惊厥及囟门隆起等表现为主,脑膜刺激征不明显。

老年人流脑的特点:①老年人免疫功能低下,对内毒素敏感性增加,故暴发型发病率高;②临床表现上以呼吸道感染症状多见,意识障碍明显,皮肤黏膜瘀点、瘀斑发生率高;③病程长,10d左右;并发症及夹杂症多,预后差,病死率高,可达到17.6%,而成人仅为1.19%;④实验室检查白细胞数可能不高,表示病情重,机体反应差。

2. 暴发型 以儿童多见,起病急,病情凶险,如不及时治疗可于24h内危及生命,病死率高。根据临床表现可分为3型。

(1)休克型:此型表现为突起寒战、高热、头痛、呕吐,数小时后出现精神萎靡、烦躁不安,全身瘀点、瘀斑进行性增多、扩大,同时出现感染性休克表现,如面色苍白、口唇发绀、呼吸浅快、四肢厥冷、脉搏细速、血压下降、尿量减少,而脑膜刺激征及脑脊液改变可不明显。

(2)脑膜脑炎型：此型脑膜及脑实质均受累，以脑实质损害表现为主，除高热、皮肤瘀斑外，患者出现剧烈头痛、喷射性呕吐、反复或持续惊厥，并迅速进入昏迷状态，若未及时控制病情，可迅速发展为脑疝。

(3)混合型：兼有上述2型临床表现，常同时或先后出现，为最严重的一型，病死率高。

3. 轻型 此型多见于青少年，常发生于流脑流行后期，病变轻微。临床表现为低热、轻微头痛、咽痛等上呼吸道感染症状，皮肤黏膜可有少数细小出血点，脑膜刺激征不明显。脑脊液检查多无明显改变，患者多不治自愈。

4. 慢性败血症型 少见，患者多为成人。病程迁延数月。此型主要表现为间歇性畏寒、发热、关节疼痛、皮肤瘀点、瘀斑、肝脾肿大。

五、辅助检查

1. 血常规 白细胞总数明显增高，多在$(20\sim30)\times10^9/L$以上，中性粒细胞在80%以上，发生弥散性血管内凝血（DIC）时，血小板明显减少。

2. 脑脊液 对明确诊断有重要意义。可见压力升高，脑脊液混浊如米汤样或呈脓性变、白细胞数明显增高至$1\times10^9/L$，以中性粒细胞为主，蛋白含量明显升高，糖及氯化物明显减少。

3. 细菌学 是确诊的重要方法，可分以下两种检查方式：

(1)涂片检查：简便易行，阳性率高达60%～80%。将皮肤瘀点处刺破，取少量组织液涂片染色，或取脑脊液离心沉淀物涂片革兰染色后镜检，对本病有早期确诊价值。

(2)细菌培养：此项检查受抗菌药物治疗的影响，最好在应用抗菌药物治疗之前，采集血液或脑脊液标本及时送检，阳性可确诊。

4. 血清免疫学检测 适用于已用抗菌药物治疗及细菌学检查阴性的患者，可协助诊断。

(1)特异性抗原检测：用对流免疫电泳法、乳胶凝集试验、葡萄球菌蛋白协同凝集试验、酶联免疫吸附试验等检测患者血清或脑脊液中的脑膜炎球菌抗原。此方法灵敏、特异性高且阳性率高达80%以上，3d内即可得出检测结果，有助于本病的早期诊断。

(2)特异性抗体检测：用固相放射免疫法（SPRIA）定量检测脑膜炎球菌特异性抗体，阳性率高达90%。

六、治疗要点

普通型流脑最重要的治疗措施是病原治疗。暴发型流脑除了病原治疗外，还要加强对症治疗。

(一)普通型

1. 一般治疗 执行呼吸道飞沫隔离措施，维持足够液体量及电解质平衡。

2. 病原治疗 由于耐药菌株的出现，应早期、足量应用对细菌敏感又能透过血-脑屏障的抗菌药物。

(1)青霉素G：目前青霉素对脑膜炎球菌仍高度敏感，缺点为不易透过血-脑屏障，但脑膜有炎症情况下脑脊液药物浓度宜达血药浓度的10%～30%，故需大剂量使用才能达到有效治疗浓度。一般成人每次800万U，每8h一次，儿童20万～40万U/(kg·d)分3次静滴，疗程为5～7d。

(2)头孢霉素：对脑膜炎球菌抗菌活性强，易透过血-脑屏障。用于病情较重或不能用青霉素G、氯霉素的病人。可选用头孢曲松或头孢噻肟钠，疗程7d。

(3)氯霉素：本药较易通过血-脑屏障，脑脊液药物浓度是血浓度的30%～50%，对脑膜炎球菌有良好的抗菌作用。适用于对青霉素过敏的病人。用药期间注意监测血常规，防止出现骨髓抑制，疗程为5～7d。

(4)磺胺药：磺胺嘧啶或复方磺胺甲噁唑，由于耐药菌株增加，现已少用或不用。

3. 对症治疗 高热时给予物理降温和药物降温，惊厥者适当应用镇静药。颅内压增高者给予20%甘露醇快速静滴降颅压。

(二)暴发型

1. 休克型

(1)病原治疗：应尽早使用有效抗菌药物，如青霉素、氯霉素或头孢霉素。

(2)抗休克治疗：①补充血容量，快速静滴分子右旋糖酐、平衡盐溶液、生理盐水或葡萄糖液，改善周围循环。②纠正酸中毒，根据血气分析结果，应用5%碳酸氢钠纠正酸中毒。③血管活性药物的应用。在扩容纠酸后休克仍未纠正时，应用血管活性药物。常用山莨菪碱解除微血管痉挛，改善周围循环障碍。也可选用多巴胺、间羟胺、去甲肾上腺素等药物。④应用糖皮质激素，有减轻毒血症状、稳定细胞膜、解除小血管痉挛和增强心肌收缩力的作用，有利于纠正休克。常用氢化可的松，疗程一般2～3d。⑤抗DIC治疗，皮肤瘀点、瘀斑迅速增多、扩大，并有融合成大片瘀斑的倾向。有血小板明显减少，是应用肝素治疗的指征。高凝状态纠正的同时，应输入新鲜血或血浆及维生素K，以补充被消耗的凝血因子。⑥保护重要脏器功能，注意心、肾功能。

2. 脑膜脑炎型 减轻脑水肿，防治脑疝及呼吸衰竭。

(1)病原治疗：及早应用有效的抗菌药物，同休克型。

(2)防治脑水肿、脑疝：及早发现脑水肿，积极治疗，防治脑疝。可快速静滴或静注20%甘露醇，此外还可用白蛋白、甘油果糖、呋塞米、激素等。

(3)防治呼吸衰竭：保持呼吸道通畅，必要时气管插管，使用呼吸机治疗。

3. 混合型的治疗 此型病人病情复杂严重，应积极治疗休克，同时又要注重对脑水肿的治疗。在积极抗感染治疗的同时，要针对具体病情，有所侧重，两者兼顾。

七、预防

(一)管理传染源

早发现患者就地隔离治疗，隔离至症状消失后3d，一般不少于病后7d。密切观察接触者,医学观察 7d。

(二)切断传播途径

搞好环境卫生,保持室内通风。流行期间加强卫生宣教,避免大型集会或集体活动,不要携带婴儿到公共场所,外出应戴口罩。

(三)保护易感人群

疫苗预防对象主要为 15 岁以下儿童,新兵入伍及免疫缺陷者均应注射。国内多年来应用脑膜炎奈瑟菌 A 群流脑多糖疫苗,保护率达 90% 以上。近年来,由于 C 群流行,我国已开始接种 A+C 群流脑多糖疫苗,也有很高的保护率。

药物预防:对密切接触者,除做医学观察外,可用磺胺甲噁唑进行药物预防,剂量为成人每天 2g,儿童 50~100mg/kg,连用 3d。另外,头孢曲松、氧氟沙星等也能起到良好的预防作用。

【工作过程】

一、护理评估

(一)健康史及相关因素

评估是否有流脑患者接触史,当地是否有流脑流行,是否到过流脑流行的疫区;评估是否接种过流行性脑脊髓膜炎疫苗;评估本次症状的发生及变化情况、就诊及用药情况等。

(二)身体状况

评估患者生命体征,评估患者全身中毒症状,如意识和精神状态、寒战、高热、头痛、食欲减退等;评估患者皮肤黏膜瘀点、瘀斑等流脑特征性表现及进展,瘀斑中央是否有皮肤坏死;评估患者是否有喷射性呕吐等颅内高压表现,脑膜刺激征是否阳性等。

(三)心理和社会评估

通过评估发现,患者对疾病认识缺乏,存在焦虑情绪。目前希望尽快出院,恢复正常学习,不留后遗症。

二、护理诊断

1. 体温过高　与脑膜炎双球菌感染有关。
2. 疼痛:头痛　与脑膜炎症、脑水肿、颅内高压有关。
3. 组织灌注量改变　与内毒素导致的微循环障碍有关。

4. 皮肤完整性受损　与内毒素损害微小血管有关。
5. 潜在并发症：颅内高压、脑疝　与脑膜炎症、脑水肿有关。

三、护理目标

(1)患者出院时症状消失，无发热头痛，无恶心呕吐。
(2)患者无颅内压增高、脑疝发生，无后遗症。
(3)患者能科学饮食、休息、用药，了解预防知识，并定期复查。

四、护理措施

(一)一般护理

1. 隔离　流行性脑脊髓膜炎应行呼吸道飞沫隔离，至症状消失后3d，但不少于病后7d。密切接触者医学观察7d。

2. 消毒　患者的呼吸道分泌物应先消毒后弃去，痰具每日消毒。每日开窗通风至少3次，每次不少于10min。

3. 休息　安静卧床休息，协助做好生活护理。有计划集中安排各种检查、治疗、护理操作，避免过多搬动患者，以保证患者良好的休息和睡眠。昏迷患者头偏向一侧；有脑水肿时头部抬高35°～55°。腰椎穿刺后，协助患者去枕平卧6h。

4. 饮食　给予高热量、高蛋白、高维生素、易消化的流质或半流质饮食，维持水、电解质、酸碱平衡。鼓励患者少量多次饮水，保证摄入量2000～3000mL/d。昏迷患者可鼻饲或静脉补充营养，以增强患者的机体抵抗力。

5. 心理护理　因暴发型流脑病情危重，死亡率高，患者和家属均可产生紧张、焦虑及恐惧等心理。要密切观察患者病情变化，以认真负责的工作作风和精益求精的技术操作，取得患者及家属的信赖，使其有安全感。应耐心做好安慰、解释工作，增强患者治疗信心。应与医护人员合作，争取治疗成功。

(二)用药护理

(1)应用青霉素或头孢类抗生素时，要注意给药次数、间隔时间、疗程及过敏反应。应用磺胺类药物治疗时，应注意本药对肾脏的损害(尿中可出现磺胺结晶，严重者可出现血尿)，需观察尿量、性状及每日查尿常规，并鼓励患者多饮水，以保证足够摄入量，或口服(静脉)补充碱性药物。应用氯霉素者应注意观察皮疹、胃肠道反应及定期查血常规。

(2)用甘露醇等脱水剂治疗时，需快速输注，同时观察颅内压情况。

(3)抗休克治疗中常应用强心剂如毛花苷C等，应用时应注意药物剂量、间隔时间，观察心率及心律。

(4)发生DIC时常应用肝素进行抗凝治疗，应注意用法、剂量、间隔时间，并注意过敏反应，观察有无自发性出血(如皮肤及黏膜出血、注射部位渗血、血尿及便血等)，发现异常，应立即报告医生。

(三)病情观察与对症护理

1. 主要观察内容　流脑发病急骤、病情发展变化快,应密切观察患者的生命体征及神志、面色、皮温、瘀点瘀斑、瞳孔大小、尿量等。如有头痛、频繁呕吐、意识障碍逐渐加重、血压升高、呼吸深而慢,提示颅内压继续升高;出现瞳孔缩小、忽大忽小或散大,有抽泣样呼吸或呼吸暂停,提示已发生脑疝;如瘀点瘀斑不断增多、扩大,伴出血倾向,提示DIC发生。有条件者,最好进行心、肺功能及颅内压的监测。

2. 对症护理

(1)并发颅内高压、脑疝的护理:①嘱患者绝对卧床,床头应抬高15°～30°。②嘱患者不可用力排便,必要时用轻泻剂导泻;有计划地集中安排各种检查、治疗、护理操作,禁止过多搬动患者,以防诱发脑疝。③保持呼吸道通畅、持续高流量吸氧。备好相应抢救器械和药物,如吸痰器、气管插管、气管切开包、脱水剂、利尿剂、呼吸兴奋剂、肾上腺糖皮质激素等。④出现躁动者适当予以约束,以防受伤。⑤遵医嘱使用脱水剂。在规定时间内(每250mL脱水剂,在20～30min注射完毕)快速静滴或静注完,以便迅速降低颅内压。患者瞳孔大小及呼吸恢复正常后逐渐停用。⑥出现呼吸停止者,表示已形成脑疝,在加强脱水剂应用的同时注射呼吸兴奋剂,并尽快使用人工呼吸机。

(2)意识障碍的护理:患者取平卧位,一侧背部稍垫高,头偏向一侧,以便让分泌物排出;上半身可抬高20°～30°,有利于静脉回流,降低脑静脉窦压力和颅内压;每2h翻身一次,轻拍背促痰排出,减少坠积性肺炎,动作宜轻柔;密切观察瞳孔及呼吸,防止因移动体位致脑疝形成和呼吸骤停。保持呼吸道通畅、给氧,如有痰液堵塞,立即气管插管吸痰,必要时做气管切开或使用人工呼吸机。对昏迷或吞咽困难的患者,应尽早给予鼻饲,保证能量供应;做好口腔护理;保持其镇静,任何躁动不安均能加重脑缺氧,可使用镇静剂。

(3)组织灌注不足的护理:①患者取平卧或置于休克体位(头与下肢均抬高30°)。②迅速建立静脉输液通道,必要时开放多条输液通道,按医嘱予以扩容、纠正酸中毒等治疗。在补液过程中应密切观察病情变化,如患者面色转红、肢端变暖、发绀消失、收缩压稳定在80mmHg以上,脉压差>30mmHg,说明血容量已补足,休克已纠正。如在快速输液阶段患者出现呼吸困难、心率加快、吐泡沫痰、肺底部闻及湿啰音等急性心力衰竭、肺水肿表现,应立即减慢输液速度,并遵医嘱使用快速强心药。③专人监护。每30～60min监测生命体征、神志、皮疹、尿量1次,发现异常情况,及时报告医生。④吸氧。患者均有不同程度缺氧,应及时供氧。一般采用鼻导管给氧,流量为2～4L/min。同时应注意保持呼吸道通畅。⑤保暖。患者因末梢循环不良,常有肢端、皮温较低现象,故应注意保暖。有条件者可用空调升高室内温度。

(4)皮肤完整性受损的护理:保证皮肤清洁。有大片瘀斑者,翻身时避免拖、拉等摩擦,以防破损。瘀斑部位皮肤可用海绵垫、气垫保护,预防溃疡发生。如皮肤出现破溃,应及时涂用抗生素软膏,并用消毒纱布外敷,预防继发感染。有继发感染者定期换药。

(四)健康宣教

1. 对患者的指导 讲解流脑的临床过程及预后。教育患者及时就诊,患者做好隔离,以防疫情扩散。若流脑患者并发脑神经损害、肢体功能障碍、失语、癫痫等后遗症,应指导患者和家属坚持按摩、理疗及功能锻炼等,提高患者自我管理能力,从而提高其生活质量。

2. 社区卫生指导 开展多种形式的卫生宣传教育。宣传与流脑相关的医学知识,如传播途径、流行季节、多发年龄、主要临床表现等,提高百姓对流脑的认识。指导大众做好环境和个人卫生,注意室内通风,常晒衣服、被褥,尽量不到拥挤、繁杂的公共场所。体质虚弱者做好自我保护,如外出时戴口罩等。

3. 预防接种宣教 流行季节前对流行区6个月至15岁的易感人群接种脑膜炎球菌A群荚膜多糖疫苗,以降低人群易感性。流行前皮下注射1次,剂量为0.5mL,接种后5~7d出现抗体,2周后达到高峰。

【知识拓展】

颅内压增高时出现头痛、呕吐的原因

颅腔为骨性空腔,容积几乎不可增大。人体在正常的情况下,脑和脑膜的体积与颅腔容积之间相差8%~12%,颅腔内通过血液和脑脊液的循环维持适当的颅内压(70~180mmH$_2$O)。当颅内压超过200mmH$_2$O时称为颅内高压。流脑患者发生脑水肿时,水无处可去,必然压迫颅内对疼痛敏感的三种组织——血管、脑膜、神经,引起剧烈头痛。当压迫呕吐中枢时,引发喷射性呕吐。如诱发脑疝,压迫基本生命中枢——延髓,则出现呼吸、循环衰竭。

【能力训练】

张某,男性,12岁,发热、头痛2d入院。T 39.5℃,BP 100/70mmHg,呼吸规则,神志清,双侧瞳孔等大等圆,对光反射灵敏,全身散在瘀点,颈抵抗(+),克氏征(+),诊断为流行性脑脊髓膜炎。分析以上病史,回答以下问题。

1. 该患者目前所处的临床类型是 （　　）
 A. 轻型　　　　　　　　B. 普通型　　　　　　　　C. 重型
 D. 极重型　　　　　　　E. 暴发型

2. 为该患者取血标本做血培养检查时,下列各项注意事项中不恰当的是 （　　）
 A. 标本应立即送检　　　B. 最好床旁培养　　　　　C. 在使用抗生素之前
 D. 多次送检　　　　　　E. 标本无法及时送检时可放入冰箱中保存

3. 病程中患者出现面色苍白、四肢厥冷、发绀、皮肤呈花斑状,脉搏细速、血压测不出,对该患者的处理措施中,以下不恰当的是 （　　）
 A. 立即给患者吸氧　　　B. 立即建立静脉通道　　　C. 给患者保暖

D. 遵医嘱大量补液　　　　E. 让患者平卧位休息

4. 流行性脑脊髓膜炎的主要传播途径是　　　　　　　　　　　　　　　（　　）

A. 飞沫传播　　　　B. 粪口传播　　　　C. 血液传播为主

D. 虫媒传播　　　　E. 垂直传播

（叶秀珠）

任务七　猩红热患者护理

【疾病概要】

猩红热(scarlet fever)是 A 组 β 型链球菌引起的急性呼吸道传染病。其临床特征为发热、咽峡炎、全身弥漫性鲜红色皮疹和疹后明显脱屑。少数患者病后可出现变态反应性心、肾、关节损害。

一、病原学

猩红热病原体是 A 组 β 型溶血性链球菌，为革兰阳性球菌。菌体表面含 A 组抗原，所以将其归为 A 组；易在含血培养基上生长，并完全溶血，所以称之为 β 型。M 蛋白是菌体成分，能抵抗机体吞噬细胞的作用。

A 组 β 型溶血性链球菌的致病力来源于细菌本身及其产生的毒素和蛋白酶类。

1. 细菌产生的毒素　①致热性外毒素，即红疹毒素，能导致发热和猩红热皮疹；②溶血素，有溶解红细胞、杀伤白细胞、血小板以及损伤心脏的作用。

2. 细菌产生的蛋白酶　①链激酶（溶纤维蛋白酶），可溶解血块并阻止血浆凝固；②透明质酸酶，能溶解组织间的透明质酸，最终有利于细菌在组织内扩散。

A 组 β 型溶血性链球菌对热及干燥抵抗力不强，56℃ 30min、一般消毒剂能将其杀灭，但在痰和脓液中可生存数周。

二、发病机制与病理

（一）化脓性病变

A 组 β 型溶血性链球菌侵入组织引起炎症，通过蛋白和细菌荚膜抵抗机体吞噬细胞的作用，在链激酶、透明质酸酶等作用下，使炎症扩散并引起坏死。

（二）中毒性病变

链球菌产生的毒素进入血液循环后，引发全身毒血症症状，如发热、头晕、头痛等。红疹毒素使皮肤血管充血、水肿,上皮细胞增殖,白细胞浸润,以毛囊周围最为明显,形成典型的猩红热样皮疹,最后表皮死亡而脱落,形成"脱屑"。

(三)变态反应性病变

少数病例在病程第2~3周时,可在心、肾及关节滑膜等组织出现变态反应性病变,表现为风湿性关节炎、心肌炎、心内膜炎等。

三、流行病学

(一)传染源

患者和带菌者是主要传染源。A组β型溶血性链球菌引起的咽峡炎患者,排菌量大且不易被重视,是重要的传染源。

(二)传播途径

病原菌主要经空气飞沫传播,也可经皮肤创伤处或产妇产道而引起"外科型猩红热"或"产科型猩红热"。

(三)易感人群

普遍易感。感染后抗体可产生抗菌免疫和抗毒免疫。抗菌免疫主要来自抗M蛋白的抗体,具有特异性,各型之间无交叉免疫。抗毒免疫主要为红疹毒素的特异性抗体,免疫力较持久。但由于红疹毒素有5种血清型,其间无交叉免疫,故感染有另一种红疹毒素的A组链球菌仍可再发病。

(四)流行特征

本病多见于温带地区,寒带和热带少见。全年均可发生,但冬春季多,夏秋季少。可发生于任何年龄,但以儿童最为多见。

四、临床表现

潜伏期1~7d,一般为2~4d。

(一)普通型

流行期间95%属于此型,该型具有三大典型临床特征:发热、咽峡炎、皮疹。

1. 发热 起病急,多为持续性的高热,可伴有头痛、全身不适等全身中毒症状。

2. 咽峡炎 咽痛、吞咽痛,咽峡局部充血伴有脓性分泌物。

3. 皮疹 往往在发热后第2天出现皮疹。皮疹始于耳后、颈部及上胸部,然后迅速波及全身。典型的皮疹为在皮肤上出现均匀分布的、弥漫充血性、针尖样大小的丘疹,压之褪色,伴有瘙痒感,严重者有出血性皮疹。其他伴随表现:部分患者皮肤皱褶处(腋窝、腘窝、肘窝、腹股沟等处)皮疹密而多,伴皮下出血,形成紫红色线,称为"帕氏线";颜面部位充血明显,口鼻周围充血不明显,形成"口周苍白圈";病程初期舌面覆盖白苔,舌乳头红肿凸出于白苔之外,称为"草莓舌"。2~3d后白苔开始脱落,舌面光滑呈肉红色,舌乳头仍红肿,形成"杨梅舌"。

多数情况下,皮疹于48h达高峰,然后按出疹顺序开始消退,2~3d退尽,但重者可持续1周左右。疹退后开始皮肤脱屑,皮疹密集处脱屑更为明显,可呈片状脱皮,手、足掌、指(趾)处可呈套状,而面部、躯干常为糠屑状。近年来以轻症患者为多,常常仅有低热、轻度咽痛等症状;皮疹稀少,消退较快,脱屑较轻,但仍可引起变态反应性并发症。

(二)脓毒型

罕见。咽部有严重的化脓性炎症、溃烂,并扩散到附近组织,引起中耳炎、淋巴结炎、蜂窝织炎等,甚至引起败血症和迁徙性化脓病灶。

(三)中毒型

少见。①全身中毒症状:高热、头痛、剧烈呕吐、神志改变等。②皮疹明显:可为出血性皮疹。③严重并发症:中毒性心肌炎、中毒性肝炎、休克等。休克时皮疹往往不明显,仅隐约可见,病死率高。④咽峡炎不严重。

(四)外科型及产科型

①病原菌从伤口或产道侵入,所以,此型患者没有咽峡炎。②皮疹首先出现在伤口或产道周围,然后向全身蔓延。③临床症状较普通型轻,预后较好。④伤口或产道分泌物中可培养出病原菌。

五、辅助检查

(一)一般检查

1. 血常规　白细胞总数升高可达$(10\sim20)\times10^9/L$,中性粒细胞在80%以上,严重患者可出现中毒颗粒。出疹后嗜酸性粒细胞增多占5%~10%。

2. 尿液　常规检查一般无明显异常。如果发生肾脏变态反应并发症,则可出现尿蛋白、红细胞、白细胞及管型。

(二)血清学检查

可用免疫荧光法检测咽拭子涂片进行快速诊断。

(三)病原学检查

可用咽拭子或其他病灶的分泌物培养溶血性链球菌。

六、治疗要点

(一) 病原治疗

首选青霉素治疗。①早期应用青霉素可减少并发症。②青霉素过敏者可用红霉素治疗。③带菌者可用常规治疗剂量的青霉素。④一般连续用药 7d。

(二) 对症治疗

对症治疗包括物理降温、补充维生素和维持水、电解质平衡。咽部症状较重时雾化吸入，以减轻症状。

七、预防

(一) 管理传染源

住院或家庭隔离至咽拭子培养 3 次阴性，可解除隔离（自治疗日起不少于 7d），有化脓性并发症时应隔离至治愈。儿童机构发生猩红热时，应严密观察接触者（包括儿童及工作人员）7d。对可疑猩红热、咽峡炎患者及带菌者，都应给予隔离治疗。

(二) 切断传播途径

1. **通风换气** 在猩红热流行季节，即使天气较冷，也要注意开窗通风换气。
2. **消毒用物** 消毒方法包括煮沸（100℃）、曝晒、使用一般消毒剂等。
3. **规范行为** 患者打喷嚏、咳嗽时要遮掩口鼻；接触患者时戴口罩；疾病流行期间，儿童应避免到公共场所活动；勤洗手，保持口、鼻、眼清洁；不交叉使用学习用具、生活用品及玩具。

(三) 保护易感者

合理膳食、加强锻炼，提高机体抵抗力。

【工作过程】

一、护理评估

(一) 健康史及相关因素

评估患者是否有密切接触史，如是否与猩红热患者有过接触，或者与 A 组 β 型溶血性链球菌感染所致的咽峡炎、扁桃体炎、中耳炎、丹毒等患者有过接触，是否到过猩红热流行区。

(二)身体状况

1. 症状体征评估　评估生命体征,尤其是体温;检查有无皮疹,包括出疹时间、形态、性质、部位等。评估咽部有无充血、渗出液、溃疡等;观察有无神志不清等全身症状;检查有无"草莓舌""杨梅舌"等特有体征。

2. 实验室检查评估　做血常规及病原学检查等。

(三)心理和社会状况

评估患者及家属是否有焦虑、恐惧、痛苦等不良情绪;了解家庭及社会的支持程度。

二、护理诊断

1. 有感染的危险　与A组β型溶血性链球菌经飞沫、接触传播有关。
2. 体温过高　与A组β型溶血性链球菌感染有关。
3. 皮肤完整性受损　与红疹毒素引起的皮肤损害有关。
4. 疼痛:咽痛　与咽峡炎有关。

三、护理目标

(1)出院时患者症状、体征消退,血常规等实验室检查恢复正常;未有潜在并发症的发生。
(2)住院期间未将疾病传染给他人。
(3)家属了解疾病相关知识,正确对待疾病情况,消除恐惧、焦虑等心理。

四、护理措施

(一)一般护理

1. 隔离　隔离至连续咽拭子培养3次阴性,方可解除隔离。有化脓性并发症时,应隔离至治愈为止。
2. 消毒　对患者的呼吸道分泌物及生活物品进行严格消毒处理。
3. 休息　保持室内空气清新、温湿度适宜,指导卧床休息。
4. 饮食　发热、咽痛期间,给予清淡易消化的流质、半流质饮食。鼓励患者多饮水,维持水电解质平衡。忌食辣、干、酸、硬等刺激性食物,忌食油炸、炙烤之食物。
5. 心理护理　告知患者和家属本病发生、发展经过及预后,帮助他们正确对待疾病,树立战胜疾病的信心。

(二)用药护理

遵医嘱准确、及时用药。用青霉素时,观察是否有过敏反应等。用红霉素后,注意是否有胃肠道反应等。

(三)病情观察与对症护理

1. 主要观察内容 观察患者的生命体征、咽喉部疼痛程度及皮肤出疹、消疹情况;观察是否有关节疼痛、心率增快、尿量、尿色改变等并发症。

2. 对症护理 保持口腔清洁,用温水漱口,酌情口含溶菌酶片、西瓜霜等,必要时采用雾化吸入,减轻患者咽部不适感;保持皮肤清洁,防止发生皮肤感染等并发症。大片脱皮时不要用手撕脱,待其自然脱落,或用消毒剪刀剪掉,或涂凡士林、液状石蜡软化皮痂。发热时忌用乙醇擦拭。

(四)健康宣教

屋内定时开窗通风,多食高蛋白食物,增加营养,加强锻炼,增强体质;叮嘱患者及家属密切观察患者有无心慌、气短、脉搏加快甚至呼吸困难等心肌炎症状,有无关节肿痛等关节症状,有无茶色尿、浮肿、腰痛等肾脏方面的症状,发现异常及时就诊。

【能力训练】

1. 有关猩红热皮疹的描述不正确的是 (   )
   A. 发热后第 2 日出疹　　　B. 于 48h 达高峰　　　C. 开始于耳后、颈及上胸
   D. 弥漫针尖大小的充血性丘疹　E. 脱屑少见

2. 患儿,女,6 岁。因发热 2d,体温 39.5℃,咽部显著充血,有脓性分泌物,全身皮肤出现弥漫性针尖大小的皮疹,皮疹始于耳后,被诊断为猩红热。下列护理病人的方法不正确的是 (   )
   A. 急性期应卧床休息　　　B. 避免用手剥脱皮屑　　　C. 忌用肥皂擦洗皮肤
   D. 高热时给予乙醇擦拭　　E. 给予清淡易消化的流质饮食

3. 患儿,女,6 岁,猩红热病后 18d,出现眼睑水肿,尿呈茶色,血压 132/102mmHg,护士考虑该病人可能发生了 (   )
   A. 喉炎　　　　　　　　　B. 风湿炎　　　　　　　　C. 心肌炎
   D. 肾炎　　　　　　　　　E. 支气管炎

4. 关于猩红热的护理措施,以下哪项描述不正确 (   )
   A. 患儿应卧床休息至症状缓解,以减少体力消耗
   B. 发热时可用温水擦浴进行物理降温,避免使用酒精
   C. 皮疹瘙痒时,可用手轻轻抓挠以缓解不适
   D. 饮食宜清淡、易消化,避免刺激性食物
   E. 患儿应隔离治疗,直至症状消失及咽拭子培养连续三次阴性

(许海莲)

任务八　流行性腮腺炎患者护理

【疾病概要】

流行性腮腺炎(mumps)是由腮腺炎病毒感染引起的急性呼吸道传染病。以腮腺非化脓性炎症、腮腺区肿痛为临床特征。主要发生在儿童和青少年。流行性腮腺炎属丙类传染病。腮腺炎病毒除侵犯腮腺外,尚能侵犯神经系统及各种腺体组织,引起儿童脑膜炎、脑膜脑炎,青春期后可引起睾丸炎、卵巢炎和胰腺炎等。

一、病原学

腮腺炎病毒属于副黏病毒科副黏病毒属的单股 RNA 病毒。该病毒抗原结构稳定,只有一个血清型,很少发生变异,很少再次感染。人是腮腺炎病毒唯一的宿主,腮腺炎病毒主要存在于患者唾液、血液、尿液和脑脊液中。腮腺炎病毒抵抗力低,暴露于紫外线下迅速死亡;对甲醛、乙醇敏感,加热至 55~60℃时 10~20min 即可灭活;但耐寒,在 4℃时能存活数天。

二、发病机制与病理

腮腺炎病毒从呼吸道侵入人体后,在局部黏膜上皮细胞和局部淋巴结中复制,然后进入血流(第一次病毒血症),播散至腮腺和中枢神经系统,引起腮腺炎和脑膜炎。病毒进一步繁殖复制后,再次侵入血流,形成第二次病毒血症,并侵犯第一次病毒血症时未受累的器官,如颌下腺、舌下腺、睾丸、胰腺等,引起多器官损害。

腮腺炎的病理特征是非化脓性炎症。腮腺导管壁细胞肿胀,导管周围及腺体壁有淋巴细胞浸润,间质组织水肿导致腮腺导管的阻塞、扩张和淀粉酶潴留。淀粉酶排出受阻,则经淋巴管进入血液循环,使血和尿中淀粉酶增高。

三、流行病学

(一)传染源

早期患者及隐性感染者均为传染源。患者腮腺肿大前 7d 至肿大后 2 周时间内,可从唾液中分离出病毒,此时患者具高度传染性。

(二)传播途径

腮腺炎病毒主要通过飞沫经呼吸道传播,也能通过接触被病毒污染的物品传播,妊娠早期可经胎盘传至胚胎导致胎儿发育畸形。

(三)易感人群

人群普遍易感,约 90% 的病例为 1—15 岁的少年儿童,易在幼儿和小学生(5—9 岁)中流行。无免疫力的成人也可发病,感染后可获较持久的免疫力。

(四)流行特征

本病呈全球性分布,全年均可发病,以冬、春季为主。疫苗普遍接种后,已不存在周期性大流行。

四、临床表现

(一)症状与体征

潜伏期 8~30d,平均 18d。多数患者无前驱症状,部分病例有发热、头痛、无力、食欲缺乏等前驱症状。腮腺肿大常为首发症状,通常一侧腮腺肿大后 1~4d 又累及对侧,双侧腮腺肿大者约占 75%。腮腺肿大是以耳垂为中心,向周围弥漫肿大,边界不清,肿痛明显,有轻度触痛及过敏感觉;表面灼热,但多不发红;当说话、张口牵拉、咀嚼食物、进食酸性食物时疼痛加剧。腮腺肿大 2~3d 达高峰,持续 4~5d 后逐渐消退。腮腺管口(上颌第二磨牙相对应的颊黏膜处)早期常有红肿,挤压无脓性分泌物。腮腺肿胀时,常波及颌下腺和舌下腺,可出现吞咽困难。

(二)并发症

腮腺炎病毒有嗜腺体和嗜神经性,常侵入中枢神经系统和其他腺体或器官而出现相应症状。

1. 脑膜炎 发生于 15% 的病例,患者出现头痛、嗜睡和脑膜刺激征。一般发生在腮腺炎发病后 4~5d,有的患者脑膜炎先于腮腺炎。伴有脑炎者常有高热、谵妄、抽搐、昏迷,重症者可致死亡。一般症状在一周内消失,可遗留耳聋、视力障碍等后遗症。

2. 睾丸炎 常见于腮腺肿大开始消退时患者又出现发热。睾丸明显肿胀和疼痛,可并发附睾炎,鞘膜积液和阴囊水肿。睾丸炎多为单侧,约 1/3 的病例为双侧受累。急性症状持续 3~5d,10d 内逐渐好转。部分患者睾丸炎后发生不同程度的萎缩,这是腮腺炎病毒引起睾丸细胞坏死所致,但很少引起不育症。

3. 卵巢炎 发生于 5% 的成年妇女,可出现下腹疼痛。一般不影响生育能力。

4. 急性胰腺炎 常于腮腺肿大数天后发生,可有恶心、呕吐和中上腹疼痛和压痛。由于单纯腮腺炎即可引起血、尿淀粉酶增高,故需做脂肪酶检查。若脂肪酶升高有助于胰腺炎的诊断。

5. 其他　还可引起心肌炎、乳腺炎和甲状腺炎等。

五、辅助检查

(一)常规检查

白细胞计数和尿常规一般正常,有睾丸炎者白细胞可增高。有肾损害时尿中可出现蛋白和管型。

(二)血尿淀粉酶检查

发病早期,90%的患者血清和尿淀粉酶增高。淀粉酶增高的程度往往与腮腺肿胀程度成正比。血脂肪酶增高,有助于胰腺炎的诊断。

(三)脑脊液检查

有腮腺炎而无脑膜炎症状和体征的患者,约半数脑脊液中白细胞计数轻度升高,且能从脑脊液中分离出腮腺炎病毒。

(四)血清学检查

特异性抗体一般要在病程第 2 周后方可检出。血清特异性 IgM 抗体可做出近期感染的诊断;病程早期、恢复期特异性 IgG 抗体滴度有 4 倍及以上增高或者由阴性转为阳性,有诊断价值。

(五)病毒分离

早期患者的唾液、尿或脑膜炎患者的脑脊液,可分离出腮腺炎病毒。

六、治疗要点

流行性腮腺炎多呈自限过程,预后大多良好。

(一)抗病毒治疗

目前无特效抗病毒药物。发病早期可使用利巴韦林等抗病毒药物,疗程 5~7d。

(二)并发症治疗

并发症有降低颅内压、预防睾丸炎等。

七、预防

(一)管理传染源

隔离患者至腮腺消肿后 5d,有接触史的易感者应医学观察 3 周。

(二)切断传播途径

流行期间避免去公共场所或人多拥挤处,出入应戴口罩;居室空气应流通;对患者口鼻分泌物及污染用品都应进行消毒处理。

(三)保护易感者

由于流行性腮腺炎在症状开始前数天患者已排出病毒,所以预防的重点是应用疫苗对易感者进行主动免疫。接种腮腺炎减毒活疫苗,90%的接种者可产生抗体。

【工作过程】

一、护理评估

(一)健康史及相关因素

评估患者有无与流行性腮腺炎病人接触史,当地是否有腮腺炎流行,既往是否有流行性腮腺炎病史,患者是否接种过腮腺炎疫苗。评估起病时间、主要症状及其特点、病情的进展情况、目前一般状况等。患病后经过何种处理、服药情况及其效果如何。

(二)身体状况

1. 症状体征评估　评估患者生命体征,神志状态,注意病人的意识状态、瞳孔的改变,如有无表情淡漠、反应迟钝、神志恍惚,甚至谵妄、昏迷、脑膜炎症状等;观察双侧腮腺是否肿大、疼痛,如有肿大,评估范围是否以耳垂为中心,向周围弥漫肿大等情况;评估病人是否有恶心、呕吐和中上腹疼痛和压痛。男性病人睾丸是否有明显肿胀和疼痛,成年女性是否有下腹疼痛的情况。

2. 实验室检查评估　评估白细胞是否正常;血、尿淀粉酶是否升高;血清学是否检测出特异性抗体或抗原;病人的唾液、脑脊液等是否分离出腮腺病毒。

(三)心理和社会状况

腮腺局部肿胀疼痛,尤其是进食时疼痛加重,对患者饮食、休息影响较大,患者往往有不同程度的焦虑、烦躁情绪。若是有睾丸、卵巢炎症,家长会有担心和焦虑。

二、护理诊断

1. 有感染的危险　与腮腺炎病毒经飞沫传播有关。
2. 疼痛　与腮腺炎症、唾液排出受阻有关。
3. 体温过高　与腮腺炎病毒感染有关。
4. 潜在并发症　脑膜脑炎、睾丸炎、胰腺炎等。

三、护理目标

(1)患者体温降至正常水平,无并发症出现。
(2)做好呼吸道隔离,不将疾病传给他人。
(3)家长了解本病的隔离与护理、并发症及预后等知识,并积极配合治疗。

四、护理措施

(一)一般护理

1. 休息　患者应卧床休息至腮腺肿胀完全消退,体温正常。
2. 隔离　患者应按照呼吸道隔离要求隔离至腮腺肿大完全消退后 3d 为止。
3. 饮食　给予易消化、清淡、营养丰富的流质、半流质或软食。鼓励患者多饮水,保证每日液体摄入量。避免吃酸、辣、硬等刺激性食物,以免引起唾液分泌增多,肿痛加剧。
4. 心理护理　多与患儿及家长沟通,介绍减轻腮腺肿痛的方法,讲解疾病知识及转归,消除顾虑。根据患儿的心理特征,尽量减轻其身心痛苦,鼓励其积极配合治疗与护理。

(二)用药护理

配合医生酌情用药,观察疗效及不良反应。

(三)病情观察与对症护理

1. 主要观察内容　注意观察患者生命体征,尤其注意其体温情况;观察腮腺肿大情况、腮腺肿大时间、性质、程度、伴随症状及体征、疼痛程度、消退时间;观察血常规,以便及时发现感染征象;观察并发症,有无头痛、嗜睡和脑膜刺激征,有无睾丸肿胀和疼痛,有无恶心、呕吐和中上腹疼痛、压痛。
2. 对症护理
(1)减轻腮腺疼痛:保持口腔清洁,饭后用生理盐水或 4% 硼酸溶液漱口,防止腮腺继发化脓性感染。局部冷敷使血管收缩,从而减轻炎症充血及疼痛;采用氦氖激光局部照射,达到消肿、止痛效果;用如意金黄散、青黛散调醋或新鲜仙人掌去刺捣烂涂敷于肿痛处,有助于消肿、止痛;遵医嘱应用解热镇痛剂,既能起到降温效果,又能减轻局部疼痛。

(2)睾丸炎护理:给予睾丸局部冷敷,同时用丁字带将睾丸抬高以减轻疼痛。

(四)健康宣教

向患者及家属宣传、指导有关流行性腮腺炎的预防、护理、治疗知识,指导家属在家做好隔离、休息、饮食、用药、观察、清洁口腔、退热、止痛等护理工作。若恢复期患者体温再度升高或有并发症,应立即到医院就诊。

【能力训练】

患儿,男,10岁,发热2d伴头痛,双侧耳下肿大,边界不清,表面发热不红,有触痛,挤腮腺开口处无脓液,进食咀嚼感疼痛。分析以上病史,回答下列问题:

1. 该患者可能是 ( )
A. 化脓性腮腺炎　　　　B. 流行性腮腺炎　　　　C. 颌下腺炎
D. 舌下腺炎　　　　　　E. 牙龈炎

2. 可能会有以下哪些并发症 ( )
A. 脑膜脑炎　　　　　　B. 睾丸炎　　　　　　　C. 急性胰腺炎
D. 心肌炎　　　　　　　E. 以上都是

3. 以下护理措施不妥的是 ( )
A. 保持口腔清洁　　　　B. 如意金黄散外敷　　　C. 腮腺肿痛时热敷
D. 流质饮食　　　　　　E. 避免酸、硬食物

4. 该患者应隔离至 ( )
A. 腮腺肿胀完全消退
B. 腮腺肿胀完全消退后3d
C. 腮腺肿胀完全消退后5d
D. 腮腺肿胀完全消退后10d
E. 发病后3周

(金倩涯)

项目二　消化道传染病的护理

> **学习目标**
>
> ● 知识目标
> 1. 理解消化道传染病的共性特征。
> 2. 熟悉常见消化道传染病的临床特点、治疗要点及护理评估。
> 3. 理解消化道传染病"病从口入"的特点。
> ● 能力目标
> 1. 能按照消化道传染病隔离要求,规范落实消毒隔离措施,做好防护和自我防护。
> 2. 能按照护理程序对常见消化道传染病患者实施整体护理、宣教,必要时能配合抢救。
> ● 素质目标
> 1. 感悟救死扶伤、医者仁心的天职,自觉养成"直面风险不辞难"的职业意识,"安全防护不疏忽"的职业习惯,"生命为先不畏惧"的职业心态。
> 2. 理解严谨、细心职业素养的重要性,培养"敬佑生命、救死扶伤、甘于奉献、大爱无疆"的卫生职业精神。

消化道传染病是指病原微生物(病毒、细菌等)经口进入人体消化道后引起胃肠道感染的疾病,通过水、食物、日常生活接触和苍蝇等媒介进行传播。病原体随排泄物排出患者或携带者体外,经生活接触污染手、水、食品和餐具等,健康者吃入体内而感染。大多数消化道传染病有恶心、呕吐、腹痛、腹泻、食欲缺乏等胃肠道症状,可伴有发热、头痛等全身中毒症状,若治疗不及时,也可引起严重的并发症,甚至导致死亡。

任务一　细菌性痢疾患者护理

【疾病概要】

细菌性痢疾(bacillary dysentery)简称菌痢,是由痢疾杆菌引起的肠道传染病。临床主要表现为腹痛、腹泻、里急后重和黏液脓血便,同时伴有发热及全身中毒症状。严重者可发生感染性休克和(或)中毒性脑病。

一、病原学

痢疾杆菌属肠杆菌科志贺菌属,为革兰染色阴性的无鞭毛杆菌。按其抗原结构和生化反应不同,可将本菌分为 4 群 47 个血清型,A 群痢疾志贺菌有 12 个血清型,B 群福氏志贺菌有 16 个血清型,C 群鲍氏志贺菌有 18 个血清型,D 群宋氏志贺菌只有 1 个血清型。我国多数地区流行群以 B 群福氏志贺菌为主,少数地区有 A 群流行。痢疾杆菌在外界环境中生存力较强,在瓜果、蔬菜及污染物上可生存 1～2 周。但对热及各种化学消毒剂较敏感,日光直接照射 30min、56～60℃ 加热 10min、煮沸 2min 均可杀死痢疾杆菌。

各群型均可产生内毒素,是引起全身毒血症的主要因素。A 群痢疾志贺菌还产生外毒素(志贺毒素),具有神经毒、细胞毒和肠毒素作用,可引起严重的临床症状。

二、发病机制与病理

(一)发病机制

经口进入消化道的痢疾杆菌大部分可被胃酸杀灭,未被杀灭的进入肠道的少量痢疾杆菌也可因正常菌群的拮抗作用,以及肠黏膜表面分泌的 IgA 阻止细菌对黏膜上皮细胞的吸附而使机体不发病。只有在免疫力低下或细菌较多时,细菌才可借菌毛黏附于肠黏膜上皮层并进行繁殖,然后侵入固有层继续繁殖,引起肠黏膜充血、水肿等炎症反应。固有层小血管痉挛可使黏膜出现缺血、坏死,形成多处浅表溃疡,出现腹痛、腹泻和脓血便。

中毒性痢疾可能与痢疾杆菌释放强烈的内毒素及特异性体质对其敏感而产生强烈的过敏反应有关。内毒素可使血中儿茶酚胺等多种活性物质增加,致全身小血管痉挛而引起急性微循环障碍。此外,内毒素损伤血管壁可引起 DIC 及血栓形成,加重微循环障碍,使重要内脏器官功能衰竭,脑组织病变严重者可发生脑水肿甚至脑疝,出现感染性休克、抽搐、昏迷及呼吸衰竭等危重症状。

(二)病理

菌痢的肠道病变主要累及结肠,以乙状结肠和直肠病变最为显著。严重者可累及整个结肠及回肠下段。急性期表现为黏膜出现弥漫性纤维蛋白渗出性炎症,肠黏膜表面有大量黏液脓血性渗出物覆盖,与坏死的肠黏膜上皮细胞融合形成灰白色的伪膜,脱落后可见黏膜溃疡,多为不规则浅表溃疡,仅限于固有层,故很少引起肠穿孔及大量肠出血。慢性期可有肠黏膜水肿及肠壁增厚,溃疡可不断形成及修复,并有息肉样的增生及瘢痕形成,导致肠腔狭窄。

中毒型痢疾肠道病变不显著,仅有充血水肿,很少有溃疡,但全身病变较重,可见多数脏器的微血管痉挛及通透性增加,大脑及脑干水肿、神经细胞变性及点状出血,肾小管上皮细胞变性坏死、肾上腺皮质出血和萎缩。

三、流行病学

(一)传染源

传染源主要为痢疾患者及带菌者。非典型患者、慢性患者及带菌者由于症状轻或无症状易被忽略,故流行病学意义大。

(二)传播途径

经消化道传播(粪口途径传播)。志贺菌污染水、食物、生活用品等,经口感染。流行季节,食用污染的食物或饮用水,可引起食物型或水型的暴发流行。

(三)易感人群

人群普遍易感,病后可获得一定免疫力,但短暂而不稳定,且病原菌各群型之间无交叉免疫,故易重复感染。

(四)流行特征

本病全年均可发生,以夏秋季多见,儿童及青壮年发病率较高。

四、临床表现

潜伏期一般为1~3d,短者数小时,长者可达7d。痢疾志贺菌感染临床表现较重,宋内氏痢疾杆菌感染多较轻,福氏痢疾杆菌感染介于两者之间,但易转为慢性。

(一)急性菌痢

1. 普通型(典型) 起病急,有畏寒、高热,继之出现腹痛、腹泻、里急后重。大便每日可十多次至数十次,便量少,初为稀便,可逐渐转变为黏液脓血便。体检有左下腹压痛及肠鸣音亢进。及时治疗,多于1周左右病情逐渐恢复而痊愈,少数未经治疗者可发展为慢性。

2. 轻型(非典型) 全身毒血症状和肠道症状均较轻,不发热或低热,腹泻次数少,每日可数次,多为稀便,有黏液但无脓血,腹痛轻,无明显里急后重。病程短,3~7d可自愈,亦可转为慢性。

3. 中毒型 多见于2—7岁儿童。起病急骤,病势凶险,畏寒高热,体温可达40℃以上,伴有严重的毒血症状,精神萎靡、嗜睡,有昏迷及抽搐症状,可迅速发生循环衰竭或呼吸衰竭。临床以休克、中毒性脑病为主要表现,而肠道症状较轻,可无腹痛、腹泻和脓血便。根据其临床表现可分为3型:

(1)休克型(周围循环衰竭型):此型较常见,以全身毒血症状和感染性休克为主要临床表现。可见面色苍白、四肢厥冷、脉搏细速甚至触及不到,血压下降或测不出,晚期可出现少尿、无尿及轻重不同的意识障碍。

(2)脑型(呼吸衰竭型):脑血管痉挛引起脑组织缺血、缺氧、脑水肿及颅内压增高,严重者可发生脑疝。患者可出现剧烈头痛、频繁呕吐、烦躁、惊厥、昏迷、瞳孔不等大、对光反射消失等症状,严重者可出现中枢性衰竭等临床表现。此型较严重,病死率高。

(3)混合型:可同时具有上述两型之表现。常先出现高热、惊厥,如抢救不及时,则迅速发展为呼吸衰竭和循环衰竭,此型最为危险,病死率极高。

(二)慢性菌痢

急性菌痢病程迁延不愈超过2个月者即为慢性菌痢。可能与下列因素有关:急性期未及时诊断及抗菌治疗不彻底者,耐药菌株感染,患者原有营养不良及免疫功能低下,原有慢性疾病如胃肠道疾病、慢性胆囊炎或肠道寄生虫病等。根据临床表现可分为3型:

1. 慢性迁延型 急性菌痢迁延不愈,长期反复出现腹痛、腹泻,大便常有黏液及脓血,伴有乏力、营养不良及贫血等症状,亦可有腹泻与便秘交替出现。

2. 慢性急性发作型 有慢性菌痢病史,因进食生冷食物、劳累或受凉等引起急性发作,出现腹痛、腹泻及脓血便,但发热及全身毒血症症状多不明显。

3. 慢性隐匿型 一年内有急性菌痢病史,临床无明显腹痛、腹泻症状,大便培养有痢疾杆菌,乙状结肠镜检查肠黏膜有炎症甚至溃疡等病变。

五、辅助检查

(一)血常规

急性期血中白细胞总数增高,多在$(10\sim20)\times10^9$/L,中性粒细胞亦增高。慢性期可有贫血。

(二)粪便检查

1. 粪便常规检查 外观为黏液脓血便,镜检可见大量脓细胞、白细胞,少量红细胞,如发现巨噬细胞更有助于诊断。

2. 粪便培养 粪便培养可检出痢疾杆菌,为确诊依据。为提高阳性率,应在使用抗菌药物前采新鲜粪便的脓血部分,勿与尿液相混,立即送检。连续多次培养可提高阳性率。

(三)乙状结肠镜或纤维结肠镜检查

该检查适用于慢性菌痢患者,以助诊断。

六、治疗要点

(一)治疗原则

急性菌痢以对症治疗为主,同时选择有效抗菌药物。慢性菌痢应积极做好粪便培养及药物敏感试验,选用有效抗菌药物,常联合应用2种不同类型的药物,须重复1~3个疗程。中毒性菌痢因病情凶险,应早期诊断,及时采取综合措施抢救治疗。

(二)常用药物

1. 病原治疗药物 应参考当前菌株的药物敏感情况选择用药。①喹诺酮类:此类药物有强大的杀菌作用,对耐药菌株亦有较好的疗效,口服后可完全吸收,是目前治疗细菌性痢疾较理想的药物。常用:诺氟沙星(氟哌酸)、环丙沙星、氧氟沙星,疗程5~7d。②复方磺胺甲基异噁唑(SMZ-TMP):目前耐药菌株虽有所增加,但对多数菌痢患者仍有较好的疗效。10~14d 为一疗程。③其他:庆大霉素、阿米卡星、阿奇霉素对耐药的痢疾杆菌亦有较强的抑菌作用。④慢性菌痢可采用药物保留灌肠疗法,用0.5%卡那霉素、0.3%小檗碱或5%大蒜素液,每次100~200mL,每晚一次,10~14d 为一疗程,如有效可重复应用。

2. 对症治疗药物 ①高热者可用退热药及物理降温,腹痛剧烈者可用解痉药物,如阿托品、山莨菪碱、颠茄等。毒血症症状严重者,可酌情小剂量应用肾上腺皮质激素。高热伴惊厥者可用地西泮、水合氯醛或苯巴比妥;如有躁动不安及反复惊厥可用亚冬眠疗法。②休克者应积极进行抗休克治疗。快速静脉滴注低分子右旋糖酐及葡萄糖盐水扩充血容量,同时予以5%碳酸氢钠纠正酸中毒;在扩充血容量的基础上可应用血管扩张剂如山莨菪碱,解除微血管痉挛,如血压仍不回升可加用升压药物如多巴胺、间羟胺,以增加重要脏器的血流灌注;注意保护重要脏器的功能,有心力衰竭者可用毛花苷C;也可短程应用肾上腺糖皮质激素。③脑水肿者可用20%甘露醇,并及时应用血管扩张剂如山莨菪碱等改善脑血管痉挛,同时加用肾上腺皮质激素。④呼吸衰竭者可吸氧,保持呼吸道通畅,如出现呼吸节律异常应及时用呼吸兴奋剂如山梗菜碱等,必要时须行气管切开及应用人工呼吸机。⑤肠功能紊乱者可用镇静、解痉药物。⑥慢性菌痢易致肠道菌群失调,需大便涂片检查,可应用乳酸杆菌制剂或双歧杆菌等微生态制剂进行纠正。

七、预防

(一)管理传染源

患者应及时隔离,彻底治疗至粪便培养阴性。从事饮食、供水及托幼工作人员应定期进行检查,如发现带菌者应调离工作并彻底治疗。

(二)切断传播途径

认真贯彻执行"三管一灭"(即管好水源、食物和粪便、消灭苍蝇),注意个人卫生,严格贯彻、执行各种卫生制度。

(三)保护易感者

预防细菌性痢疾可口服活菌苗。活菌苗对同型志贺菌攻击保护率为80%,它通过刺激肠黏膜产生特异性分泌型抗体IgA,可保护人体免受痢疾志贺菌的攻击,其特异性保护作用可维持6~12个月,但对其他菌型无保护作用。

【工作过程】

一、护理评估

(一)健康史及相关因素

评估病人发病的环境、发病前饮食情况及家庭和周围有无类似的病人等接触史。是否口服过痢疾杆菌活菌苗等接种疫苗史。

(二)身体状况

1. 症状体征评估 评估病人的生命体征,尤其注意体温和血压变化;评估病人疾病相关症状,包括腹痛程度及性质,腹泻性状及次数,是否伴有里急后重;有无脉搏细速、面色苍白、四肢厥冷等周围循环衰竭的表现;是否有抽搐、呕吐、意识障碍等中枢神经系统改变。

2. 实验室检查评估 评估血常规、粪便常规及粪便培养的结果。

(三)心理和社会状况

评估患者有无焦虑等负面情绪;了解家庭及社会的支持程度。

二、护理诊断

1. 体温过高 与痢疾杆菌激活细胞释放内源性致热原有关。
2. 腹痛腹泻 与痢疾杆菌引起肠道病变导致肠蠕动增强、肠痉挛有关。
3. 组织灌注量的改变 与内毒素导致微循环障碍有关。
4. 潜在并发症 中枢性呼吸衰竭,与严重脑水肿、脑疝有关。

三、护理目标

(1)患者出院时体温恢复正常,腹痛、腹泻及里急后重症状消失,无并发症发生。
(2)知道饮食卫生的重要性,在生活中能运用疾病预防的相关知识,预防细菌性痢疾的再次发生。

四、护理措施

(一)一般护理

1. 隔离 严格实施消化道隔离,直至症状消失,隔日粪便培养 1 次,连续两次阴性。
2. 消毒 采用煮沸、日晒、消毒剂浸泡或擦拭等方式对餐具、用物、粪便、厕所等进行消毒处理。粪便消毒：粪便与漂白粉干粉 5:1 充分混匀，作用≥2h。饮食、饮水是重点，把好"病从口入"关。

3. 休息 频繁腹泻、全身症状明显时应卧床休息。频繁腹泻伴发热、疲乏无力或严重脱水者，可协助患者床边排便，以减少体力消耗。

4. 饮食 严重腹泻伴呕吐者，可暂禁饮食，静脉补充所需营养及热量，并注意维持水电解质平衡。能进食者可给予高热量、高维生素、易消化、清淡的流质或半流质饮食，如米汤、热果汁、藕粉等。忌食生冷、油腻、难消化或有刺激性的食物。少量多餐，鼓励患者多饮淡盐水。病情好转后逐渐过渡为正常饮食。

5. 心理护理 介绍主要治疗护理措施及效果，消除患者紧张、焦虑心理。

（二）用药护理

观察药物疗效和不良反应。使用喹诺酮类药物应注意观察药物疗效及有无胃肠道反应，此类药可引起骨骺损害，孕妇、儿童、哺乳期妇女禁止应用。复方磺胺甲基异噁唑对肾脏有损害，有肾病及对磺胺过敏者忌用。

（三）病情观察与对症护理

1. 主要观察内容 注意观察细菌性痢疾患者的生命体征、大便次数、性状及量。中毒性痢疾患者应密切观察神志、瞳孔、呼吸等，注意有无呼吸衰竭表现；注意组织灌注改变，准确记录出入量。

2. 对症护理

（1）每日监测体温：对高热患者可给予物理降温或遵医嘱使用退热剂（休克者禁用），保持室内凉爽通风。

（2）解痉止痛：腹痛剧烈者，可用热水袋热敷或遵医嘱使用阿托品或颠茄制剂等药物解痉止痛。

（3）肛周皮肤护理：每次便后清洗臀部，保持清洁干燥，大便频繁者肛门周围涂抹凡士林，以防糜烂。嘱有里急后重者排便时不要过度用力，以免脱肛，若发生脱肛，可协助回纳。每天用 1:5000 高锰酸钾溶液坐浴。保持肛门周围皮肤清洁，避免感染。

（4）注意有无组织灌注量的改变：密切观察生命体征、面色、尿量等。

休克患者：①应绝对卧床休息，专人护理。每 0.5h 测量生命体征、神志、尿量一次，若出现面色苍白、四肢湿冷、血压下降、脉搏细速、尿少、烦躁等循环衰竭征象者，应及时通知医生，配合抢救。②应平卧或置于休克体位，头部和下肢均抬高 30°，可增加循环血量。③迅速建立 1～2 条静脉通道，以便及时用药，记录 24h 出入量，有利于判断病情和调整补液速度。④遵医嘱予以扩容，纠正酸中毒等抗休克治疗。扩容时注意按输液原则安排好输液顺序，根据血压、尿量随时调整输液速度、密切观察循环衰竭的改善情况。输液过程中注意有无呼吸困难、咳泡沫痰及肺底湿啰音，防止肺水肿及左心衰竭的发生。血管活性药物应维持适当的浓度和滴速，并注意观察药物的疗效和副作用，如扩血管药可引起口干、心动过速、尿潴留、视物模糊等现象。⑤吸氧，保持呼吸道通畅。循环衰竭患者末梢循环不良应注意保暖，尽量减少暴露，必要时可用热水袋保暖。

抗休克治疗有效指征：患者面色转红，肢端温暖，发绀消失，收缩压维持在 90mmHg 以上,脉压差>30mmHg,脉率<100次/min,尿量>30mL/h。

(5)注意有无呼吸衰竭表现。密切观察神志、瞳孔、呼吸等。出现烦躁不安、嗜睡、抽搐、双侧瞳孔不等大、对光反应迟钝或消失、进行性呼吸困难、呼吸频率每分钟超过35次、节律不整提示脑水肿、脑疝,应立即通知医生进行抢救处理。①保持呼吸道通畅,及时清除呼吸道分泌物。高流量吸氧,并准备好气管切开、气管插管及各种抢救器械与药品。②遵医嘱及时、准确使用各种药物,注意观察药物的疗效及副作用。如过量的镇静剂可加重呼吸抑制;阿托品、山莨菪碱及呼吸兴奋药可改善脑组织血液循环,兴奋呼吸中枢,但过量可诱发惊厥。③保持病房安静,避免各种刺激,以免引起惊厥。惊厥患者应注意安全,防止舌咬伤或跌床。危重患者安排在监护病房,专人守护,若出现昏迷应按昏迷患者护理。

(四)健康宣教

(1)有出院带药者,遵医嘱、按时、按量、按疗程服用,以防转变为慢性痢疾。
(2)患者出院后仍应避免过劳、受凉、暴饮暴食及生冷刺激性食物,防止复发及再感染。
(3)向患者及家属宣讲急性痢疾致病原因及预防知识,指导患者建立良好的个人卫生习惯及家居清洁环境。注意饮食卫生、饮水卫生,不进食不洁食物及腐败食物。

【执业考试提示】

细菌性痢疾病原体是痢疾杆菌。细菌性痢疾属乙类传染病,需24h内上报;细菌性痢疾病人及带菌者均为传染源,传播途径为接触传播(消化道传播);主要临床表现为腹痛、黏液脓血便、里急后重(菌痢三联征),中毒性菌痢迅速发生周围循环衰竭和呼吸衰竭,而肠道症状轻微或缺如,中毒性菌痢多见于儿童。大便培养出痢疾杆菌是确诊最可靠、直接的证据。首选环丙沙星治疗,以接触隔离(消化道隔离为主),采用煮沸、日光暴晒、常用消毒剂进行消毒。

【知识拓展】

表 2-2-1 细菌感染性腹泻和病毒感染性腹泻的区别

项目	细菌感染性腹泻	病毒感染性腹泻
发病率	约占20%(婴幼儿)	约占80%(婴幼儿)
高发季节	夏季为高发期	寒冷季节如春、秋、冬季多见
易感人群	儿童、老年人、免疫力低下患者、慢性病患者、旅游者	婴幼儿、免疫力低下患者
病原体	沙门菌、志贺氏菌、霍乱弧菌	诺如病毒属、轮状病毒(RV)、柯萨奇病毒

续表

项目	细菌感染性腹泻	病毒感染性腹泻
临床表现	轻症仅大便次数稍增,性状轻微改变。重症腹泻频繁、量多,伴有里急后重,潜伏期短,通常无呼吸道症状,可出现严重的中毒症状,如高热、意识改变甚至休克	大便次数及水分多,不伴里急后重,潜伏期稍长,常伴发热或上呼吸道感染症状,多为低热,多数无明显感染中毒症状

【能力训练】

胡某,男,80岁。无明显诱因下腹痛腹泻2d,每天排便15次以上,解黏冻样便,恶心,呕吐,胃纳减退,疲乏,无明显里急后重。体检发现 T 37.2℃,P 86次/min,无皮疹,肝脾肋下无扪及,腹软,左下腹压痛,肠鸣音亢进。急诊查血常规提示:WBC 11.8×10^9/L,N 70%,PLT 304×10^9/L,大便常规"红细胞(4+),白细胞(2+),大便隐血(4+)"。分析以上病史,回答以下问题:

1.该患者入院时最主要的护理诊断是 ( )
A. 活动无耐力   B. 焦虑   C. 有传播感染的危险
D. 体液不足   E. 腹痛、腹泻

2.下列哪项是支持该疾病诊断的主要依据 ( )
A. 有腹痛、腹泻、黏液血便和里急后重   B. 粪便培养阳性
C. 粪便镜检有红细胞、白细胞、脓细胞   D. 粪便涂片查细菌
E. 乙状结肠镜检查肠黏膜有充血、水肿、散在溃疡

3.在预防该疾病的综合措施中,应以下列哪项为重点 ( )
A. 隔离及治疗患者   B. 发现处理带菌者   C. 切断传播途径
D. 服用疫苗   E. 流行季节预防用药

4.对该患者进行健康宣教,下列哪项错误 ( )
A. 出院后勿暴饮暴食,避免劳累
B. 隔离至临床症状消失,粪便培养阴性即可出院
C. 养成饭前便后洗手的习惯
D. 隔离的主要方式是消化道隔离
E. 纠正不良的生活习惯

(许海莲)

任务二　细菌性食物中毒患者护理

【疾病概要】

细菌性食物中毒(bacterial food poisoning)是由进食被细菌或细菌毒素污染的食物而引起的急性感染中毒性疾病。细菌性食物中毒分为胃肠型与神经型两大类。

一、病因

(一)胃肠型食物中毒

1. 沙门菌属　该属病原菌最常见,特别是鼠伤寒沙门菌、肠炎沙门菌、猪霍乱沙门菌、鸡鸭沙门菌等。沙门菌属广泛存在于家畜、家禽及鼠类的肠道、内脏和肌肉中。肉、蛋、乳类及其制品易受本菌污染。进食未煮熟的受污染肉类、蛋类、乳类和内脏后感染而发病。

2. 副溶血性弧菌(嗜盐菌)　该菌革兰染色阴性,为多形态菌,广泛存在于海鱼、海虾、海蟹、海蜇等海产品及含盐较高的咸菜、腌肉等腌制食品中。

3. 金黄色葡萄球菌　引起食物中毒的金黄色葡萄球菌只限于能产生肠毒素的菌株。本菌存在于人体的皮肤、鼻咽部、指甲或皮肤化脓性病灶中。可在被污染的淀粉类、鱼、肉、乳类及蛋类等食物中大量繁殖,产生耐热肠毒素。肠毒素为致病因素。

4. 其他　如致病性大肠杆菌、侵袭性大肠杆菌、肠出血性大肠杆菌、蜡样芽孢杆菌等。

(二)神经型食物中毒

引起神经型食物中毒的病原体为肉毒杆菌。肉毒杆菌为革兰染色阳性厌氧芽孢杆菌,对热和化学消毒剂抵抗力强。本菌广泛存在于自然界,如土壤、家畜肠道中,亦可附着在水果、蔬菜及谷物上。火腿、腊肠、罐装或瓶装食品被肉毒杆菌污染后,在缺氧条件下大量繁殖,产生外毒素。含有肉毒外毒素的食物可引起中毒。引起肉毒杆菌中毒的主要食品在我国多为发酵的豆、面制品、面酱等,在国外多为罐头食品。

二、发病机制与病理

细菌性食物中毒分为感染型、毒素型和混合型三类。发病与否及病情轻重与摄入食物被细菌和毒素污染的程度、进食量的多少及人体抵抗力强弱等有关。

(一)胃肠型食物中毒

进食被细菌或细菌毒素污染的食物后,细菌对肠壁的侵袭性损害导致肠黏膜发生充血、水肿、上皮细胞变性、坏死,严重者可致出血及溃疡等病理变化;肠毒素作用于肠黏膜上皮细胞,使肠道分泌物增加及对钠和水的吸收抑制等功能的改变,导致患者出现腹痛、呕吐、腹泻等胃肠炎的症状。因发病后频繁呕吐、腹泻,细菌及其毒素大多能被迅速排出,故严重毒血症或败血症表现者较少见,病程亦较短暂。

(二)神经型食物中毒

肉毒杆菌产生的外毒素经口进入消化道后,胃酸及消化道均不能将其破坏,经肠黏膜吸收入血。外毒素主要作用于脑神经核、肌肉、神经连接处和自主神经末梢,抑制神经传导介质乙酰胆碱的释放,使肌肉收缩运动障碍而致瘫痪。婴儿肉毒中毒的年龄一般小于 6 个月,发病机制与上述不同,可能食入了肉毒杆菌芽孢或繁殖体。菌体可在肠道繁殖并产生外毒素,经肠黏膜吸收后引起发病。病理变化以脑及脑膜显著充血、水肿,有广泛的出血点和小血栓形成为特征。

三、流行病学

(一)传染源

细菌性食物中毒,传染源为被病原体感染的动物或患者。神经型食物中毒,传染源为携带肉毒杆菌的动物,患者无传染性。

(二)传播途径

细菌性食物中毒的病原体通过被细菌或其毒素污染的食物、饮水而传播。神经型食物中毒主要通过被肉毒杆菌外毒素污染的食物而传播。偶可因伤口感染肉毒杆菌而发生肉毒中毒。

(三)易感人群

人群普遍易感。感染后产生的免疫力弱,故可重复感染,多次发病。

(四)流行特征

该病多发生于细菌大量繁殖的夏、秋季。可散发亦可暴发流行。

四、临床表现

(一)胃肠型食物中毒

潜伏期短,多于进食后数小时发病,短者 1h,长者达 1~3d。

各种细菌所致食物中毒的临床表现大致相似,起病急,主要为恶心、呕吐、腹泻、腹痛等胃肠炎症状。腹痛以上腹、脐周较明显,呈持续性或阵发性绞痛,呕吐物为胃内容物,先吐后泻为本病的特点。呕吐物多为所进食物。金黄色葡萄球菌或蜡样芽孢杆菌食物中毒呕吐剧烈,呕吐物可为胆汁,有时含血液或黏液。腹泻轻重不一,每天数次至数十次,多为黄

细菌性食物中毒的临床表现

色稀便、水样便或黏液样便。鼠伤寒沙门菌食物中毒的大便呈水样或糊状,具有腥臭味,亦可见脓血便。吐泻严重者可出现口干、舌燥、眼眶下陷、皮肤弹性下降等脱水表现及血压下降、酸中毒甚至休克。感染性食物中毒可出现畏寒、发热、乏力等全身感染性中毒症状。病程短,大多 1～3d 恢复。

(二) 神经型食物中毒

潜伏期一般 12～36h,严重者 2h,长者达 10d。潜伏期越短,症状越重。临床表现轻重不一,轻者仅轻微不适,无须治疗,重者可于 24h 内死亡。起病早期有恶心、呕吐等症状。继之出现乏力、软弱、头痛、头晕、视物模糊、复视、瞳孔散大、眼肌麻痹等神经系统症状。严重者出现吞咽、咀嚼、发音困难甚至呼吸困难。患者体温一般正常,神志正常,知觉存在。胃肠道症状较轻,可有恶心、便秘或腹胀等。病程长短不一,通常 4～10d 后逐渐恢复,但全身乏力、眼肌麻痹可持续数月之久。危重者可在 3～6d 死于呼吸衰竭、心力衰竭或继发感染。

五、辅助检查

(一) 粪便检查

可见红细胞、白细胞,部分患者可见巨噬细胞。

(二) 细菌培养

对可疑食物、呕吐物及粪便进行细菌学培养,可分离出相同病原菌。标本接种血琼脂做厌氧培养,可检出肉毒杆菌。

(三) 血清凝集试验

胃肠型食物中毒患病初期血清凝集效价较高,此后大多很快转为阴性。如效价达到 1：(80～160)可诊断本病。

(四) 毒素检查

疑似神经型食物中毒时,可进行毒素试验。以食物渗出液做动物试验,观察有无外毒素所致的瘫痪现象。

六、治疗要点

(一) 胃肠型食物中毒

1. 一般治疗及对症治疗 饮食以清淡为宜,剧烈呕吐不能进食或腹泻频繁者可静脉补充葡萄糖和生理盐水。呕吐、腹痛严重时给解痉剂,如阿托品或山莨菪碱皮下注射。严重脱水甚至休克者应积极补液,并注意维持电解质和酸碱平衡。

2. 抗菌药物治疗 感染性食物中毒,可按不同的病原菌选用有效抗菌药物,如喹诺酮类或氨基糖苷类。也可根据药敏试验选用抗菌药物。

(二)神经型食物中毒

1. 一般治疗及对症治疗 外毒素在碱性溶液中易被破坏,在氧化剂作用下毒力减弱。因此,应尽早(进食可疑食物 4h 内)用 5‰碳酸氢钠或 1∶4000 高锰酸钾溶液洗胃及灌肠。对没有肠麻痹者,可服导泻剂或灌肠以清除未吸收的毒素,但不能用镁剂。吞咽困难者宜用鼻饲及输液补充每天必需的营养及水分。呼吸困难者应予以吸氧,及早行气管切开术,给予人工呼吸器。

2. 抗毒素治疗 早期用多价抗毒素血清对本病有特效,在起病后 24h 内或瘫痪发生前注射最为有效,静脉或肌内注射(先做血清敏感试验,过敏者先行脱敏处理),必要时 6h 后重复注射。

七、预防

(一)管理传染源

一旦发生可疑食物中毒后,应立即报告当地卫生疾控部门,及时进行调查、分析、制定防疫措施。

(二)切断传播途径

认真贯彻《中华人民共和国食品安全法》,加强食品卫生管理。对广大群众进行卫生宣传教育,不吃不洁、腐败、变质食物或未煮熟的肉类食物。

(三)保护易感者

如果进食食物已证明有肉毒杆菌或其外毒素存在,或同进食者已发生肉毒中毒,未发病者应立即注射多价抗毒血清 1000~2000U,以防止发病。

【工作过程】

一、护理评估

(一)健康史及相关因素

询问患者平时的饮食卫生习惯,尤其是发病前饮食情况,包括是否进食变质食物、海产品、腌制食品、未煮熟的肉类、蛋制品等;询问同餐者有无类似的患者;评估本次症状的发生及变化情况。

(二)身体状况

1. 症状体征评估 评估患者生命体征；评估患者呕吐的量及性质、腹痛部位、腹痛程度及性质、腹泻的次数及性质等；评估有无复视、斜视、眼睑下垂、吞咽困难、呼吸困难等神经系统症状及体征。

2. 实验室检查评估 评估血常规、呕吐物或排泄物的细菌培养情况。

(三)心理和社会状况

评估患者对疾病的了解情况，有无焦虑等不良情绪；了解其家庭及社会的支持程度。

二、护理诊断

1. 疼痛 腹痛，与胃肠道炎症及痉挛有关。
2. 体液不足，或有体液不足的危险 与呕吐、腹泻引起大量体液丢失有关。
3. 潜在并发症 酸中毒、休克，与胃肠型食物中毒有关。

三、护理目标

(1)患者出院时症状消失，无腹痛、腹泻、呕吐症状，未发生水电解质平衡紊乱。
(2)住院期间无并发症发生。
(3)患者知道科学饮食及卫生的重要性，能采取有效措施避免细菌性食物中毒的再次发生。

四、护理措施

(一)一般护理

1. 隔离与消毒 细菌性食物中毒患者应床旁隔离。严格管理炊具、食物的卫生情况，做好厨房餐具的卫生消毒。

2. 休息与饮食 急性期卧床休息，可减少体力消耗，严重者应严格卧床。鼓励患者多饮淡盐水，以补充液体，促进毒素的排泄。呕吐停止后可给予易消化的流质或半流质饮食。剧吐不能进食或腹泻频繁者，可静脉滴注葡萄糖和生理盐水。恢复期过后逐渐过渡到正常饮食。

3. 心理护理 由于发病后吐、泻症状显著，患者容易产生焦虑、不安情绪，护士应及时向患者解释有关细菌性食物中毒的临床特点，以缓解焦虑心理。

(二)用药护理

观察药物疗效和不良反应。若使用喹诺酮类药物应注意：①观察有无头晕、嗜睡、胃肠道反应等症状。②喹诺酮类药物影响骨骼发育，孕妇、儿童、哺乳期妇女慎用。③喹诺酮类药物有光毒性副作用,用药后要注意保护皮肤,尽量避免长时间日光照射。

(三)病情观察与对症护理

1. 主要观察内容 观察呕吐、腹泻的次数、量及性状;定时测量生命体征、记录24h出入量;观察患者神志、面色、皮肤弹性的变化,结合生化检查结果,一旦发现有脱水、酸中毒、休克等现象应立即通知医生并积极协助医生处理。

2. 对症护理

(1)呕吐、腹泻:呕吐有助于清除胃肠道残留的毒素,一般不予止吐。呕吐频繁者可遵医嘱给氯丙嗪肌注,以减少呕吐次数,并有利于患者休息。

(2)腹痛:可腹部热敷,一般早期不用止泻药,严重者遵医嘱给予解痉剂以缓解痉挛或减轻腹痛。严重腹泻、呕吐伴高热的患者,遵医嘱应用敏感抗菌药物的同时注意观察疗效和副作用。

(四)健康宣教

(1)加强饮食卫生监督及管理,禁止出售腐败变质的食物,对饮食行业人员要定期做好健康体检。

(2)加强卫生宣传,提高人们的卫生素养,不吃不洁、变质或未经煮熟的肉类食品。

(3)消灭苍蝇、蟑螂、鼠类等传播媒介。

(4)发现可疑病例及时报告,立即终止可疑食物的食用,及早控制疫情。

【执业考试提示】

细菌性食物中毒分为胃肠型与神经型两大类。其中引起胃肠型食物中毒的病原菌以沙门菌属最常见,引起神经型食物中毒的病原体为肉毒杆菌。被致病菌感染的动物和人为本病主要传染源,通过被细菌污染的食物而传播。胃肠型食物中毒以恶心、呕吐、腹痛、腹泻等急性胃肠炎症状为主要特征。神经型食物中毒以中枢神经系统症状如眼肌及咽肌瘫痪为主要表现,将患者的呕吐、排泄物及进食的可疑食物做细菌培养,如能获得相同的病原菌有利于确诊。胃肠型食物中毒病程较短,预后较好,以对症治疗为主,神经型食物中毒早期应用多价抗毒素血清对本病有特效。

【知识拓展】

食物中毒分类与救治

食物中毒一般分为细菌性食物中毒和非细菌性食物中毒两大类。细菌性食物中毒即食用被细菌及其毒素所污染的食物后引起的食物中毒,较为多见。非细菌性食物中毒见于食用被有毒化学物质污染或食用有毒动植物后引起的食物中毒。

发生食物中毒的救治措施包括：

1. 立即终止接触毒物。
2. 清除尚未吸收的毒物。

①催吐：可排出残留在胃内的毒物，多在中毒后不久，毒物尚未吸收时。

②洗胃：指将一定成分的液体灌入胃腔内，混合胃内容物后再抽出，如此反复多次。

③导泻：常用硫酸镁(50%)液40~50mL口服或洗胃后灌入。

④灌肠：常用生理盐水或肥皂水进行高位灌肠。

3. 促进已吸收毒物的排除。
4. 遵医嘱使用特异性解毒剂及对症治疗。

> **思政融入**：食物中毒，"病从口入"，可见食品卫生安全的重要性。作为一名医护人员，除了临床救治之外，还应利用专业知识对社会和民众进行宣传和教育，以减少同类事件发生，担负起守护和促进人民健康的责任。促进学生对所学知识的融合，以及提高宣教、交流、沟通等技能。

【能力训练】

王某，25岁。因头晕、恶心、复视3d，吞咽困难1d入院。第三天病情加重，并出现双眼睑下垂、咽痛、全身软弱无力，难以支撑头部。其爱人因类似情况于5d前在当地医院治疗，因呼吸衰竭死亡。查体：T 36.5℃，P 84次/min，律齐，R 18次/min，BP 128/80mmHg，神志清，精神差，视力稍模糊，双瞳孔散大，直径6mm，对光反射减弱。咽充血，肌力明显减弱，头偏向右侧，双肺呼吸音清，未闻及干湿啰音。血、尿、脑脊液检查正常。10d前患者与已故家人曾食用自制的臭豆腐，未食用的两个亲属健康。后当地疾病控制中心从其自制的臭豆腐中分离出肉毒杆菌。

1. 该患者入院时最可能的临床诊断是　　　　　　　　　　　　　　　　　（　）
   A. 面神经炎　　　　　B. 脑炎　　　　　C. 胃肠型食物中毒
   D. 神经型食物中毒　　E. 上呼吸道感染
2. 该患者入院时最主要的护理诊断是　　　　　　　　　　　　　　　　　（　）
   A. 体液不足　　　　　B. 潜在并发症：呼吸衰竭　　C. 营养失调
   D. 焦虑　　　　　　　E. 腹痛、腹泻
3. 该患者的最主要治疗措施是　　　　　　　　　　　　　　　　　　　　（　）
   A. 抗生素治疗　　　　B. 洗胃、导泻　　C. 对症治疗
   D. 抗毒素治疗　　　　E. 以上都不是
4. 下列饮食指导错误的是　　　　　　　　　　　　　　　　　　　　　　（　）
   A. 恢复期给予正常饮食　　B. 流质、半流质　　C. 对症治疗
   D. 无盐饮食　　　　　　　E. 鼓励饮水

5. 该疾病最常见的死亡原因是 （　　）
　A. 脑疝形成　　　　　B. 中枢性呼吸衰竭　　　　C. 外周性呼吸衰竭
　D. 循环衰竭　　　　　E. 颅内出血

（许海莲）

任务三　伤寒患者护理

【疾病概要】

伤寒(typhoid fever)是由伤寒沙门菌引起的一种急性肠道传染病。临床上以持续发热、相对缓脉、全身中毒症状及消化道症状、玫瑰疹、肝脾肿大、白细胞减少、表情淡漠等为特征。可出现肠出血、肠穿孔等严重并发症。

一、病原学

伤寒沙门菌属于沙门菌属中的 D 群，革兰染色阴性，呈短杆状，无芽孢及荚膜，有鞭毛，能运动。在普通培养基中能生长，但在含胆汁的培养基中更有利于生长。本菌具有菌体 O 抗原、鞭毛 H 抗原和表面 Vi 抗原，可刺激人体产生相应抗体。伤寒沙门菌不产生外毒素，其菌体裂解时释放的内毒素，在本病的发病过程中起重要作用。

伤寒沙门菌在自然界中生命力强。耐低温，在水中可存活 2～3 周，在粪便中维持 1～2 月，在冰冻环境中可维持数月。但对热、干燥抵抗力弱，60℃ 15min 或煮沸即可杀灭，对一般化学消毒剂敏感。消毒饮水余氯达 0.2～0.4mg/L 时迅速死亡。

二、发病机制与病理

（一）发病机制

伤寒沙门菌进入人体后是否发病，与摄入伤寒沙门菌感染的数量、菌株的毒力及机体免疫状况等有密切关系。若进入的伤寒沙门菌量少，可被胃酸杀灭而不发病。在入侵菌量较大、菌株毒力较强、机体免疫功能低下时，未被胃酸杀灭的部分伤寒沙门菌到达小肠侵入肠黏膜，被巨噬细胞吞噬，并在其胞质内繁殖而形成初发病灶；进一步侵犯肠系膜淋巴，经胸导管进入血液循环，形成第一次菌血症。此阶段临床上处于潜伏期。伤寒沙门菌被单核巨噬细胞系统吞噬、繁殖后再次进入血液循环，形成第二次菌血症。伤寒沙门菌向肝、脾、胆囊、骨髓、肾和皮肤等组织器官内播散，肠壁淋巴结出现髓样肿胀、增生、坏死，临床上处于初期和极期（相当于病程 1～3 周）。在胆道系统内大量繁殖的伤寒沙门菌随胆汁排出到肠道，一部分随粪便排出体外，另一部分经肠道黏膜再次侵入肠壁淋巴结，使原致敏的淋巴组织产生更严重的炎症反应,可导致溃疡形成,临床上处于缓解期(相当于病程的3~4周)。在极期和缓解期,坏死和溃疡的病变累及血管,可引起肠出血;当溃疡侵犯小肠的肌层和浆膜层时,可引起肠穿孔。随着机体免疫能力的增强,血与各脏器中的伤寒沙门菌逐渐被清除,肠壁溃疡愈合,临床上处于恢复期。少数患者痊愈后,由于胆囊长期保留病菌而成为慢性带菌者。

(二)病理

伤寒的病理特点是全身单核巨噬细胞系统的增生性反应。以回肠下段集合淋巴结与孤立淋巴滤泡的病变最显著。伤寒的病理改变为:第1周淋巴组织增生肿胀,第2周肿大的淋巴结发生坏死,第3周坏死组织脱落,形成溃疡,若病变波及病灶血管可引起肠出血,若溃疡深达浆膜层可导致肠穿孔,第4周后溃疡逐渐愈合,不留瘢痕。在肠外脏器中,脾与肝的病变最显著。脾肿大,包膜紧张,显微镜下可见红髓明显充血,有灶性坏死,并可见伤寒结节。伤寒结节有病理诊断价值。肝亦肿大,显微镜下可见肝细胞混浊肿胀、变性和灶性坏死。

三、流行病学

(一)传染源

患者或带菌者均为传染源。伤寒患者在疾病全过程中都可排出伤寒杆菌,因此伤寒患者从潜伏期末至全病程均有传染性。一般来说起病后2~4周排菌量最多,传染性最强。慢性带菌者是本病的主要传染源,有重要的流行病学意义。

(二)传播途径

伤寒沙门菌通过粪口途径感染人体。水源污染是本病最重要的传播途径,常引起暴发流行。食物被污染是传播伤寒的主要途径,有时可引起食物型的暴发流行。散发病例一般以日常生活接触传播为主。

(三)易感人群

人对伤寒普遍易感,病后可获得持久的免疫力。由于免疫性强,再次发病者极少,但伤寒与副伤寒不产生交叉免疫,故可重复感染副伤寒。

(四)流行特征

伤寒多在夏秋季流行,散发为主,可常年发病,部分地区偶见暴发流行。儿童及青壮年发病率高,无明显性别差异。

四、临床表现

(一)症状与体征

潜伏期的长短与细菌数量及机体免疫状态有关,在3~60d波动,一般为7~14d。典型伤寒的临床特点是自然病程为 4～5 周,分为 4 期。

1. 初期(相当于病程第 1 周)　此期起病大多比较缓慢,发热、畏寒一般为最早出现的症状,体温多呈梯形上升,于 5～7d 慢慢达到高峰,可达 39～40℃。患者常伴有全身不适、乏力、食欲减退、咽痛、咳嗽、恶心呕吐、轻度腹泻、便秘等症状。部分患者常可触及肿大的脾与肝。

2. 极期(相当于病程第 2～3 周)　患者出现伤寒典型的临床表现。

(1)发热:患者持续发热,多呈稽留热,极少数为弛张热或不规则热。如果没有使用有效的抗菌治疗,发热可持续 10～14d 或更长时间。

(2)消化道症状:患者食欲缺乏明显,腹部不适、腹胀,多有便秘,少数出现腹泻,右下腹可有轻度压痛。

(3)神经系统症状:患者表现为精神恍惚、表情淡漠、反应迟钝、呆滞(称为伤寒面容),主要是内毒素的致热和毒性作用,部分患者有听力减退,严重者可出现谵妄、昏迷等中毒性脑病表现。

(4)循环系统症状:成年人常有相对缓脉。儿童及成人有心肌损害者相对缓脉不明显。且成人心肌损害导致的相对缓脉以心肌炎患者常见。

(5)肝脾肿大:病程第 1 周末可有脾肿大,质软伴有压痛。肝亦可肿大,并发中毒性肝炎时,可见黄疸或肝功能异常。

(6)皮疹:病程 7～14d,大约一半患者皮肤出现淡红色斑丘疹(玫瑰疹),直径 2～4mm,压之褪色。一般在 10 个以下,多见于胸、腹部、肩膀、背部,偶可见于四肢,分批出现,2～4d 消退。

3. 缓解期(相当于病程第 4 周)　患者体温逐步下降,食欲好转,神经、消化系统症状减轻。但是本期小肠病理改变仍处于溃疡期,还有可能出现肠出血、肠穿孔等并发症。

4. 恢复期(相当于病程第 5 周)　患者体温恢复正常,临床症状消失,通常 1 个月左右可完全康复。体弱、原有慢性疾病患者或出现并发症者,病程往往较长。

以上为典型伤寒的自然发展过程。由于推行预防接种及早期应用有效抗菌药物治疗,具有典型临床表现的患者已不多见。

(二)其他类型

根据不同的发病年龄、机体免疫状态、是否存在基础疾病、所感染伤寒沙门菌的数量和毒力以及使用有效抗生素的早晚等因素划分,除典型伤寒外,还有轻型、逍遥型、迁延型、暴发型等多种临床类型。

1. 轻型　患者病程相对较短,1～2 周即可恢复。毒血症状轻,多见于儿童或起病初期使用过有效抗菌药物以及接种过伤寒杆菌疫苗的患者。

2. 逍遥型　患者全身毒血症状轻,平常照常生活、工作,不易觉察,可因肠出血、肠穿孔而首诊。

3. 迁延型　起病初期表现与典型伤寒相似,但发热可持续 5 周以上,甚至数月之久,发热类型常见弛张热或间歇热,肝、脾肿大显著。常见于原有慢性乙型肝炎、胆管结石或慢性血吸虫病等消化系统基础性疾病的患者。

4. 暴发型　起病急,毒血症状严重,高热或体温不升,可出现中毒性休克、中毒性脑病、中毒性心肌炎、中毒性肝炎等。如能及时诊断,进行有效的病原及对症治疗,仍有治愈的可能。

(三)特殊临床背景下以及病程发展阶段中伤寒的特点

1. 小儿伤寒 年龄越小越不典型。起病较急,多为弛张热型。胃肠道症状明显,一般无相对缓脉、肝、脾肿大较常见,易并发支气管肺炎。外周血常规显示白细胞数一般不减少,甚至可增多。年长儿童病情较轻、病程较短,并发肠出血、肠穿孔的机会较少。

2. 老年伤寒 临床表现也不典型,通常发热不高,但易出现虚脱,常可并发支气管肺炎和心力衰竭,胃肠功能持续性紊乱,记忆力减退。病程迁延,恢复慢,病死率较高。

(四)再燃与复发

1. 再燃 部分患者于缓解期,体温开始下降,但尚未恢复正常时,体温又重新升高,持续 5~7d 后退热,称为再燃。此时血培养可再次出现阳性。可能与抗菌治疗不当,菌血症未得到完全控制有关。

2. 复发 少数患者于退热后 1~3 周,临床症状再度出现,称为复发。此时血培养可再次获阳性结果,与病灶内的细菌未完全清除,重新进入血流有关。个别患者可有多次复发,复发一般较初发症状轻,病程短,并发症较少。

(五)并发症

1. 肠出血 为最常见的并发症,多见于病程 2~3 周,发生率 2%~15%。临床表现轻重不一,少量出血者仅大便潜血阳性,可无症状或仅有头晕、脉速,大量出血可引起烦躁、脉搏细速、血压下降等失血性休克表现。与过早活动、饮食不当、腹泻、排便用力等有关。

2. 肠穿孔 为最严重并发症,发生率 1%~4%,常发生于病程 2~3 周,好发于回肠末段。穿孔前常有腹胀、腹痛、腹泻或肠出血等先兆,穿孔时患者突感右下腹剧痛,伴恶心、呕吐、脉细速、出冷汗、体温和血压下降等休克表现。1~2h 后腹痛和休克症状暂时缓解,但是,不久体温迅速回升,腹痛持续并加剧,出现腹胀、腹壁紧张、全腹压痛、反跳痛、腹肌紧张等腹膜炎征象。腹膜炎期腹部 X 线检查可见膈下有游离气体。

3. 中毒性肝炎 为多见的并发症,常见于病程 1~3 周,发病率为 10%~50%。体检可有肝大、压痛、血清丙酰基氨基转移酶(ALT)升高,少数患者血清胆红素轻中度升高。

4. 中毒性心肌炎 见于病程第 2~3 周,有严重毒血症的患者。有心率加快、第一心音低钝、期前收缩、血压下降等,心电图可有 P-R 间期延长、ST 段下降或坦、T 波改变等异常。

5. 其他并发症 包括支气管炎或支气管肺炎、胆囊炎、溶血性尿毒综合征、肾盂肾炎等并发症。孕妇可发生流产或早产。

五、辅助检查

(一)常规检查

1. 血常规 白细胞计数一般在 $(3\sim5)\times10^9$/L,中性粒细胞减少,嗜酸性粒细胞减少或消失。嗜酸性粒细胞计数随病情好转而恢复正常,复发时再度减少或消失,对伤寒的诊断与病情评估有一定参考价值。

2. 尿常规 患者两周后可有轻度的蛋白尿。

(二)细菌学检查

1. 血培养 血培养是最常用的确诊伤寒的依据。病程第 1～2 周阳性率最高,可达 80%～90%,第 3 周约为 50%,第 4 周以后不易检出。再燃和复发时血培养再度阳性。已应用抗生素治疗者可做血块培养,去除血清中所含抗菌药物,增加阳性机会。

2. 骨髓培养 由于骨髓中巨噬细胞含量丰富,含菌多,伤寒沙门菌存在时间亦较长,所以骨髓培养阳性率高于血培养。对血培养阴性或抗菌药物诊断有困难的疑似患者,骨髓培养更有助于诊断。

3. 粪便培养 病程第 2 周起,阳性率逐渐增加,第 3～4 周阳性率最高,对早期诊断意义不大,常用于判断带菌情况。

4. 尿培养 早期多为阴性,病程第 3～4 周的阳性率为 25% 左右。

(三)血清学检查

血清学检查常用肥达(Widal)反应实验,即应用伤寒沙门菌 O 与 H 抗原,副伤寒甲、乙、丙的鞭毛抗原(A、B、C)等 5 种抗原,通过凝集反应检测患者血清中相应抗体的凝集效价。通常在病后 1 周左右出现抗体,第 3～4 周效价最高,并可维持数月。评价肥达反应的结果时应注意以下几点:

(1)流行区的正常人群中,部分个体血清中可能有低效价凝集抗体存在,故通常"O"抗体效价在 1∶80 以上,"H"抗体效价在 1∶160 以上,或者"O"抗体效价 4 倍以上的升高,才有辅助诊断意义。

(2)伤寒沙门菌,副伤寒甲、乙杆菌有共同的"O"抗原,能刺激机体产生相同的抗体,所以,"O"抗体升高只能支持沙门菌感染,不能区分伤寒或副伤寒。但三者的"H"抗原不同,产生不同的抗体。在没有接种过伤寒、副伤寒菌苗或未患过伤寒、副伤寒的情况下,当某一种"H"抗体增高超过阳性效价时,提示伤寒或副伤寒中某一种感染的可能。

(3)肥达试验必须动态观察,一般 5～7d 复检一次,如果同时高("O"抗体或"H"抗体同时升高)或步步高(抗体效价 4 倍升高),有较大诊断意义。

(4)"Vi"抗体的检测可用于慢性带菌者的调查,效价在 1∶40 以上有意义。如"Vi"抗体效价平稳下降,提示带菌状态消除。

(5)少数患者抗体阳性较迟才出现,或者抗体效价水平较低,有 10%～30% 患者肥达试验始终为阴性。

(6)肥达反应假阳性和假阴性较多,因此对伤寒、副伤寒的诊断价值并不大,仅有辅助作用。

六、治疗要点

1. 一般治疗 按消化道传染病隔离,给予易消化、少纤维素饮食。发热期应给予流质或半流质饮食,少量多餐,切忌暴饮暴食。高热者可用冰敷或酒精擦浴等物理降温方法,便秘者禁用泻药,腹痛腹胀者不宜用鸦片制剂。

2. 病原治疗 ①喹诺酮类药物。诺氟沙星(氟哌酸)、氧氟沙星(氟嗪酸)、环丙沙星、左旋氧氟沙星等,是目前治疗伤寒的首选药物,疗程均为14d,孕妇和幼儿慎用。②第三代头孢菌素。有较强的抗伤寒杆菌作用,而且在胆汁中浓度高,不良反应少,尤其适用于孕妇、儿童及哺乳期妇女,疗程14d。③氯霉素。治疗效果较好,但有骨髓抑制等副作用,临床已不常用。④氨苄西林。用于敏感菌株的治疗。每次4～6g,静脉滴注,每日1次,疗程14d。使用之前要做皮肤过敏测试。

3. 并发症治疗 肠出血者应绝对卧床休息,禁食,严密观察生命体征,并给与镇静、止血、补液等对症处理。肠穿孔者应早期诊断,及早手术处理。

七、预防

1. 管理传染源 患者至体温正常后15d,或每隔5d做一次粪便培养,连续两次阴性可解除隔离,对重点人群应定期检查,以便及时发现带菌者,对带菌者要进行治疗、监督和管理。

2. 切断传播途径 做好水源管理、粪便管理、饮食卫生管理和消灭苍蝇等卫生工作,并养成良好的卫生和饮食习惯。

3. 提高人群免疫力 易感人群可进行预防接种。

【工作过程】

一、护理评估

(一)健康史及相关因素

评估患者有无不洁饮食史、饮水史、预防接种史;详细询问当地是否有伤寒流行;是否有伤寒患者接触史;既往是否患过伤寒;评估患者既往史、个人史、家庭史无特殊。

(二)身体状况

评估患者是否有伤寒典型特征:稽留热、表情淡漠、相对缓脉、玫瑰疹、肝脾肿大、白细胞减少等;评估患者热度、热型、热程;评估患者肠道症状,是否有恶心、呕吐、腹痛、腹泻或便秘;评估患者是否有肠出血、肠穿孔等并发症征象。

(三)心理和社会状况

评估患者对伤寒的了解情况,对限制饮食、消毒隔离的认知及配合程度;由疾病引起的各种不适心理反应;对住院隔离的感受以及家属的关心支持程度。患者已持续发热2周,近日腹胀明显,对自己的疾病心存疑虑,焦虑情绪明显。

二、护理诊断

1. 体温过高　与伤寒沙门菌感染、内源性致热原释放有关。
2. 潜在并发症　肠出血、肠穿孔、中毒性心肌炎、支气管肺炎等。
3. 营养失调：低于机体需要量　与高热、食欲缺乏、腹泻有关。
4. 排便异常：便秘、腹泻　与内毒素释放致肠道功能紊乱、长期卧床有关。
5. 有传播感染的危险　与不能正确做好消毒隔离有关。
6. 焦虑　与隔离治疗、感到疾病威胁有关。

三、护理目标

（1）患者能说出本病发热特点，配合治疗，在预期时间内体温降至正常范围。
（2）能列举常见并发症，并能识别主要早期征象，主动避免诱因，配合治疗、护理，住院期间无肠出血、肠穿孔等并发症的发生。
（3）能说出营养失调发生的原因和饮食管理对本病的重要性，切实执行各项饮食措施，营养状况逐步改善。
（4）患者理解排便异常，能正确处理，有效应对。
（5）患者正确处理自己的排泄物，未发生伤寒传播。
（6）患者住院期间焦虑症状改善明显，能够积极配合治疗及护理。

四、护理措施

（一）一般护理

1. 休息与饮食
（1）患者发热期应严格卧床休息；热退后 2～3d 可在床上适当活动；热退后 1 周且无并发症，可由轻度活动过渡到正常活动。
（2）饮食护理：在疾病进展期，避免进食产气、生冷、过硬、刺激性强、多渣的食物或过饱等，以防止诱发肠道并发症。向患者及家属说明饮食控制的重要性，严格控制饮食。极期患者应给予营养丰富、清淡的流质饮食，少量多餐，避免过饱，以防肠出血或穿孔。有肠出血时禁食 24h，改静脉补充营养。热退期间，可给予易消化的高热量、高蛋白、高维生素、少渣或无渣的流质或半流质饮食。避免刺激性和产气的食物。热退后 2 周，可逐渐恢复至正常饮食，但此时仍可能发生并发症，应节制饮食。切忌暴饮暴食或进食生冷、过硬、刺激性强的食物。腹胀者给予少糖、低脂食物，注意补充钾盐。
2. 隔离　患者入院应按照肠道传染病常规进行消毒隔离，至体温正常后 15d 或每隔 5～7d 大便培养 1 次，连续 2 次阴性，方可解除隔离。
3. 消毒　患者的排泄物要及时消毒处理。
4. 心理护理　疾病会引起患者各种不适，使其产生焦虑与恐惧，影响患者正常的生活和工作。应鼓励安慰患者,耐心向患者及患者家属解释伤寒的相关知识,以消除患者的不良心理反应。增加与患者交谈的时间,在精神上给予患者真诚的安慰和支持。

(二)用药护理

观察患者用药后的疗效及副作用,应用喹诺酮类抗生素时要密切监测血常规变化与白细胞减少症的发生,注意患者有无胃肠不适、失眠等。因其影响骨骼发育,孕妇、儿童、哺乳期妇女慎用。氯霉素使用期间必须监测血常规变化,尤其是粒细胞减少症的发生,偶见再生障碍性贫血。氨苄西林使用之前要做皮肤过敏测试。

(三)病情观察与对症护理

1. 主要观察内容　注意观察发热程度及热型,体温升降的特点;观察大便颜色、性状以及有无便秘、腹泻和腹胀的发生;注意观察玫瑰疹出现的部位和数量等情况;密切监测生命体征,及早识别肠道并发症的征象,如血压下降、脉搏增快,出冷汗、便血、腹部压痛、腹肌紧张等。

2. 对症护理

(1)高热护理:采取温水擦浴等降温措施,尽量避免应用发汗退热药,以防体温骤降,大汗虚脱。降温过程中密切观察患者的病情。

(2)肠出血护理:暂时禁食,绝对卧床休息,保持安静,必要时给镇静剂;应用止血药,密切观察患者的面色、脉搏、血压变化及每次大便的量和颜色。出血量多者酌情输新鲜血液,注意水、电解质和酸碱平衡。大量出血且经积极的内科治疗无效时可考虑手术治疗。

伤寒患者潜在并发症的护理

(3)肠穿孔护理:应禁食、胃肠减压;静脉输液维持水、电解质平衡及热量供应;及时应用抗菌药物控制腹腔感染;并发腹膜炎的患者,应及时手术治疗。

(4)便秘、腹泻和腹胀的护理:便秘患者排便切忌过分用力,必要时用开塞露或生理盐水低压灌肠。腹泻患者或有腹部血液充盈,可施行腹部冷敷,以减轻充血,但要避免腹部施压。腹胀患者除调节饮食外,可用松节油腹部热敷,或肛管排气,或生理盐水低压灌肠。

(四)健康宣教

1. 卫生宣教工作　加强公共卫生的管理、水源的保护和粪便的管理,注意个人卫生,消灭苍蝇、蟑螂,把好病从口入关。

2. 伤寒有关知识的教育　指导患者和家属学习本病的有关知识和自我护理方法,向患者及家属说明饮食治疗的重要性、饮食与并发症的关系,切实遵循饮食治疗原则。指导患者定期复查,如有发热等不适表现,应及时随诊,以防止复发。

【知识拓展】

"伤寒玛丽":人类历史上第一个"无症状感染者"和"超级传播者"

"伤寒玛丽",1869年生于爱尔兰,15岁时移民美国。起初她给人当女佣。后

模块二 传染病临床护理模块

来,她发现自己很有烹调才能,于是转行当厨师。

1906年的夏天,银行家沃伦带着全家人在纽约度假。8月底,沃伦的一个女儿感染了伤寒;紧接着,沃伦夫人、两个女佣、园丁和另一个女儿相继感染。一家11人中突然有6人都染上了伤寒。

当时,人们已经对伤寒的传播方式有了认识,于是立即就对沃伦家中的用水进行了化验,但没有任何问题,甚至在后续对当地贝类和牛奶的检测中也没有发现被污染的情况。那么伤寒到底是怎么来的?

无奈之下,公共卫生专家索伯博士接手继续调查。索伯在与沃伦家人谈话后,将目光锁定在了刚刚离职的厨娘玛丽·马龙(Mary Mallon)的身上。他详细调查了玛丽此前7年的工作经历,发现7年中玛丽换过7个工作地点,而每个工作地点都暴发过伤寒病。

索柏设法得到玛丽的血液、粪便样本,以验证自己的推断。但这非常棘手,玛丽当时反应激烈勃然大怒,认为她自己身体棒棒的,说她把伤寒传染给了别人,简直就是对她的侮辱。

无奈之下,索伯争取了卫生部门的许可,在警察的协助下,几经周折终于找到了玛丽并获得了她的化验样本。检验结果证实了其健康带菌者的身份。1907年,政府以公共安全的名义逮捕了玛丽,并将其安置在北兄弟岛(North Brother Island)的强制隔离区。

"伤寒玛丽"的故事使人类认识到,"健康者"也可携带病原菌,并成为无症状的超级传播者。

思政融入:伤寒玛丽的故事是一个典型的健康带菌者成为超级传播者的例子。玛丽明知自己是超级传播者,在答应隔离的情况下,还隐姓埋名到处做厨师,导致更多的人被感染,甚至致人死亡。我们要从伤寒玛丽事件中吸取教训,培养诚实守信、为他人健康考虑、积极向上的社会健康理念,绝不做疾病的传播者。

【能力训练】

李某某,男,20岁,稽留高热已3周,伴腹胀、腹泻入院,当晚突然出现腹痛,体温骤降至35.5℃,P 120次/min,BP 60/45mmHg,腹部压痛、反跳痛明显,肝浊音界缩小,血常规:WBC $18.0×10^9$/L,N 0.88,L 0.12,肥达反应 H1:320,O1:320,分析以上病史。回答以下问题。

1. 该患者最可能的临床诊断是 ( )
A. 胃溃疡穿孔　　　　B. 阑尾炎穿孔　　　　C. 胆囊炎胆囊穿孔
D. 阿米巴痢疾肠穿孔　E. 伤寒肠穿孔

2. 确诊最好进行下列哪项检查 ( )
A. 血培养　　　　　　B. 骨髓培养　　　　　C. 肥达反应

109

D. 小便培养　　　　　　　　E. 大便培养

3. 该患者入院时最主要的护理诊断是　　　　　　　　　　　　　　　　　(　　)

A. 体温过高　　　　　　B. 潜在并发症：肠穿孔　　　C. 营养失调

D. 焦虑　　　　　　　　E. 有传播感染的危险

4. 对该患者采取的护理措施，下列哪项不正确　　　　　　　　　　　　(　　)

A. 采取消化道隔离　　　　B. 密切观察生命体征　　　　C. 禁食，胃肠减压

D. 做好术前护理，备皮　　E. 腹胀用肛管排气＋新斯的明

5. 对该患者进行健康宣教，下列哪项错误　　　　　　　　　　　　　　(　　)

A. 隔离解除时间为症状消失后 15d 或每隔 5～7d 大便培养 1 次，连续 2 次阴性

B. 指导患者定期复查，如有发热等不适表现，应及时随诊

C. 症状好转仍应避免进食渣多、粗糙的食物

D. 出院后即可恢复正常饮食

E. 注意个人卫生，把好病从口入关

（吴玉美）

任务四　霍乱患者护理

【疾病概要】

霍乱是由霍乱弧菌引起的烈性肠道传染病，临床表现轻重不一。典型的临床表现为发病急骤，剧烈腹泻、呕吐以及由此导致的水、电解质、酸碱失衡和循环衰竭。在《中华人民共和国传染病防治法》中被列为甲类传染病，属国际检疫传染病。

一、病原学

霍乱弧菌为革兰阴性菌，弯曲呈逗点状，有一极端鞭毛，活动力甚强。霍乱弧菌有 O1 霍乱弧菌、非 O1 霍乱弧菌、不典型 O1 霍乱弧菌。O1 霍乱弧菌是霍乱的主要致病菌，可分为古典生物型和埃尔托生物型。在碱性肉汤或蛋白胨水中繁殖迅速。对热、干燥、酸及一般消毒剂均甚敏感，煮沸后可立即死亡，在正常胃酸中仅能存活 4min。

二、发病机制与病理

霍乱弧菌侵入人体后是否能引起发病，取决于霍乱弧菌致病力及机体免疫力的强弱。霍乱弧菌经口入胃后，可被胃酸杀死。当胃酸分泌减少或侵入细菌数量较多时，未被胃酸杀死的弧菌进入小肠，黏附于小肠黏膜上皮细胞表面并迅速繁殖，产生霍乱肠毒素，属外毒素，是致病的主要原因。该肠毒素有 A、B 两个亚单位。B 亚单位先与小肠上皮细胞膜的受

体-神经节苷脂结合。A亚单位从整个毒素脱离进入细胞膜,作用于腺苷酸环化酶使之活化,从而使三磷酸腺苷(ATP)转变为环磷酸腺苷(cAMP)。细胞内浓度升高的cAMP发挥第二信使作用,促使细胞内一系列酶反应的进行,抑制肠黏膜绒毛细胞对钠的正常吸收,同时刺激隐窝细胞分泌水、氯化物和碳酸氢盐的功能增强,致使大量水分与电解质积聚在肠腔,超过了肠道正常吸收功能,形成本病特征性的剧烈水样腹泻。由于胆汁分泌减少,故腹泻排出的大便可为白色米泔水样。

霍乱患者因严重脱水而皮肤干燥,组织器官干瘪缩小。剧烈的呕吐和腹泻使身体丢失大量水分、碳酸氢盐,且组织因缺氧而进行无氧代谢,引起水、电解质平衡紊乱和代谢性酸中毒。肾缺血、低钾及毒素对肾脏的作用可引发急性肾衰竭。肾衰竭也是导致酸中毒的一个原因。

三、流行病学

(一)传染源

患者及带菌者是本病的主要传染源。尤其是中、重型患者吐泻物中排菌量大,传染性强。轻型恢复期带菌者及健康带菌者不易被发现,也是重要的传染源。

(二)传播途径

霍乱弧菌主要通过水、食物、日常生活接触和苍蝇等进行传播。其中水是最为重要的传播途径,可通过水产品传播,水源污染可引起暴发流行。

(三)易感人群

人群普遍易感,病后可获得一定程度的免疫力。

(四)流行特征

霍乱在热带地区全年可以发病。在我国霍乱属外来性传染病,夏秋季为流行季节,最早发病在4月,最迟可到12月,高峰期在7—9月。霍乱有以沿江沿海分布为主的特点,如浙江、上海、广东等省市为多见。

四、临床表现

(一)症状与体征

潜伏期一般为1~3d,短者数小时,长者可达7d。患者多突然发病,典型病例的临床经过分为3期。

1. 泻吐期 以剧烈腹泻开始,多无发热、腹痛、里急后重。每日大便自数次至数十次或无法计数次不等。大便性状初为黄稀水便,继之呈水样,无粪臭,部分患者大便呈米泔水样。腹泻后继之呕吐,呈喷射样或连续性,初为胃内容物,后呈米泔水样,无恶心。本期持续数小时至 1～2d。

2. 脱水虚脱期 严重泻吐而引起水、电解质丢失，又因摄入减少，可出现脱水、代谢性酸中毒、肌肉痉挛、低血钾及循环衰竭。患者表现为烦躁不安、口渴、声音嘶哑、眼窝凹陷、皮肤弹性减退、血压下降、脉细速、尿量减少、呼吸增快、意识障碍、心律失常、肌肉痉挛疼痛（主要是腓肠肌与腹直肌，由低钠血症引起）等。本期一般持续数小时至 2～3d。

3. 恢复及反应期 纠正脱水后，多数患者症状消失，尿量增加，体温回升，血压恢复正常。少数患者可出现低热，可能与循环改善后大量肠毒素吸收有关，1～3d 可自行消退。

根据脱水程度、血压及尿量多少等，临床上将霍乱分为轻、中、重 3 型。另外，临床上有一种极为罕见的暴发型霍乱，又叫干性霍乱，患者起病急骤，未见腹泻已死于循环衰竭。

五、辅助检查

1. 血液检查 红细胞压积和血浆比重升高，白细胞可增至 $(10～30) \times 10^9/L$，中性粒细胞及大单核细胞增多，血尿素氮增多，脱水期血清钠、钾、碳酸氢盐正常或降低（绝对值减少，浓度改变不明显）。

2. 尿液检查 多数患者尿液呈酸性，少数患者尿中可有少量蛋白、红细胞、白细胞和管型。

3. 粪便检查 常规检查粪便呈水样，镜检可见少量白细胞。粪便涂片染色可见呈鱼群状排列的革兰阴性弧菌。粪便培养可鉴定出生物型及血清型。动力试验和制动试验可作为霍乱流行期间的快速诊断方法。

4. 快速辅助检测 可采用霍乱弧菌胶体金快速检测法。该检测方法可检出两种霍乱弧菌的抗原成分，分别为 O1 群和 O139 群。

六、治疗要点

1. 治疗原则 采用以补液为主的对症处理，以纠正脱水、酸中毒及电解质紊乱，辅以抗菌药物。静脉输液的原则是早期、迅速、足量，先盐后糖，先快后慢，纠酸补钙，见尿补钾。

2. 补液治疗

（1）静脉补液法

①补液种类：541 溶液（1000mL 溶液中含氯化钠 5g，碳酸氢钠 4g，氯化钾 1g，另加 50％葡萄糖 20mL）（首选）；3∶2∶1 液（5％葡萄糖 3 份、生理盐水 2 份、1.4％碳酸氢钠 1 份或 1/6 乳酸钠 1 份），腹泻治疗液，林格乳酸钠溶液。

霍乱的补液治疗

②补液量及补液速度：输液量与速度应根据患者失水程度、血压、脉搏、尿量和血液浓缩程度而定，中度以上脱水患者开始 2h 应快速输入 2000～4000mL 液体，可采用多通道或加压输液。24h 总入量按轻、中、重度分别给予 3000～4000mL、4000～8000mL、8000～12000mL。小儿补液量按年龄、体重计算，一般 24h 轻、中、重三度脱水分别按 120～150mL/kg、

150～200mL/kg、200～250mL/kg 计算。

③不良反应：快速输液过程中应密切观察患者反应，防止补液过量引发急性肺水肿和充血性心力衰竭。

④补钾与纠酸：腹泻不止，补钾不停，酸中毒未改善应酌情补充碳酸氢钠。

(2)口服补液法：霍乱患者肠道对葡萄糖吸收无影响，且葡萄糖的吸收能促进水和钠的吸收，所以轻、中型无呕吐患者可口服补液；重度脱水的患者在低血容量纠正后也可改用口服补液。口服液配方为葡萄糖 20g、氯化钠 3.5g、碳酸氢钠 2.5g 和氯化钾 1.5g 配成 1000mL 溶液。成人轻、中型初 4～6h 按每小时 750mL 口服，体重不足 25kg 的儿童按每小时 250mL 口服，以后依泻吐量增减，一般按排出 1 份大便给予 1.5 份液体计算，也可采取能喝多少给多少的办法。

(3)病原治疗：早期应用抗生素治疗可减少腹泻量，缩短泻吐期及传染期。常用的有环丙沙星每次 0.25～0.5g，每日 2 次；诺氟沙星每次 0.2～0.4g，每日 3 次，可选一种连服 3 日。小儿可用多西环素每次 3mg/kg，每日 2 次。

3. 抗菌治疗 抗菌治疗是霍乱的辅助治疗，但不能代替补液治疗。常用药物有多西环素，环丙沙星，诺氟沙星等。

4. 对症治疗 重度患者可用激素，并可加用血管活性药物。

七、预防

(1)管理传染源，对患者应隔离治疗，直至临床症状消失后 6d，且隔天做粪便培养一次，连续三次阴性才能解除隔离，接触者应严密检疫 5d。

(2)切断传播途径，定期对水产品、饮水及外环境做好检测工作。做好三管一灭工作，并对患者的粪便及排泄物和接触物品进行严格消毒。

(3)保护易感人群，可接种霍乱疫苗。

【工作过程】

一、护理评估

（一）健康史及相关因素

评估患者接触史，发病前 5d 内患者是否有不洁饮食情况，发病前是否有与霍乱患者接触，当地是否有霍乱流行，发病前 5d 内是否到过霍乱流行区，是否在流行季节发病。评估患者疫苗接种史，以及是否口服过霍乱减毒活疫苗。评估患者的既往史及个人史等。

（二）身体状况

评估患者生命体征，尤其是血压情况，评估患者意识状态，评估患者皮肤弹性、眼窝凹陷等脱水症状,评估患者呕吐、腹痛、腹泻等胃肠道症状,以及粪便量、性状等。

(三)心理和社会状况

霍乱起病急骤,病情发展迅速,身体极度不适,又实行严密隔离,患者思想负担较大,常有一定恐惧心理。

二、护理诊断

1. 腹泻　与霍乱肠毒素作用致大便次数增多有关。
2. 体液不足　与频繁剧烈腹泻、呕吐有关。
3. 恐惧　与突然起病、病情发展迅速、严重脱水及实施严格隔离有关。
4. 活动无耐力　与严重吐泻有关。

三、护理目标

(1)患者出院时症状缓解,腹泻、呕吐停止。
(2)患者体液在预期时间内得到及时有效的补充。
(3)患者能正确对待自己的病情,恐惧心理得到缓解。
(4)在预期时间内患者体力逐渐恢复,知道科学的饮食、休息、用药、预防知识及病情复查。

四、护理措施

(一)一般护理

1. 隔离　患者严格按甲类传染病严密隔离,主要是消化道隔离,隔离至症状消失后 6d,且隔日大便培养 1 次,连续 3 次阴性。其间禁止家属及亲朋好友陪护和探视。密切接触者应检疫 5d,且给予预防性服药。

2. 消毒　重点防止通过消化道传播,应加强饮水消毒和食品管理,对患者及带菌者的粪便、排泄物及其污染物品均应严格消毒。生活用具应专用。

3. 休息　患者应绝对卧床休息,最好卧于带孔的床,床下对孔放置便器,便于患者排便,减少搬动。

4. 饮食　泻吐剧烈者暂禁食,不剧烈者可给予流质饮食,如果汁、米汤、淡盐水等,少食用牛奶、豆浆等易产气、不易消化食物,恢复期可予半流质饮食。饮食宜少量多餐,并应缓慢增加食量。

5. 心理护理　因霍乱起病迅猛、病情发展快,病情危重,易导致患者极度不适,且实施消化道严密隔离等,会给患者带来极度紧张和恐惧情绪,患者迫切需要得到多方位的关心和及时有效的护理与治疗。应积极主动向患者及家属讲述严格隔离的重要性,主动热情地接待患者,与患者进行有效沟通,了解患者的顾虑、困难,满足其合理需求,热心护理,积极提供清洁舒适的环境,增强其安全感,消除紧张情绪与恐惧感,帮助患者树立战胜疾病的信心。

(二)用药护理

迅速补充液体和电解质是霍乱治疗的关键。要求迅速建立静脉通道,并保证输液通畅,大量、快速输入液体,以利尽快纠正脱水。输液种类、先后次序及速度应严格按医嘱执行,做好输液计划,分秒必争,使患者迅速得到救治。大量或快速输入的溶液应适当加温至37~38℃,以免发生输液反应。应注意观察治疗反应、脱水改善情况等,密切观察有无心力衰竭、肺水肿表现,防止补液过量引发急性肺水肿和充血性心力衰竭。若发生,须立即通知医生,酌情减慢输液速度或暂停输液,并给予氧气吸入、强心剂等急救措施。

(三)病情观察与对症护理

1. 主要观察内容 密切观察病情,每1~2h测生命体征一次;注意神志、尿量、皮肤黏膜弹性变化;观察吐泻物的量、性状、颜色等;严格记录24h出入量;注意观察水、电解质、酸碱平衡失调症状,特别要注意低钾的表现,监测血清钠、钾、钙、氯、二氧化碳结合能力(CO_2CP)、尿素氮等化验结果;注意患者的不良情绪反应等。

2. 对症护理

(1)于患者入院当天采集泻吐物送常规检查及细菌培养。

(2)呕吐时,协助患者取侧卧位,并提供必要的帮助。呕吐后及时清除呕吐物,更换污染物品,给患者漱口。

(3)腹泻:观察大便性状、次数及每次量,指导和协助患者在每次排便后用温水清洗肛周皮肤,并涂上油膏,以保护肛周皮肤,减少粪便对局部的刺激,避免肛周皮肤损伤并发感染,并及时记录。

(4)指导患者急性期卧床休息,泻吐剧烈者暂禁食。

(四)健康宣教

(1)宣传霍乱是甲类传染病,起病急、传播快、重症患者病死率高,应高度重视,实行严密隔离;加强饮水和食品的卫生消毒管理,强化良好个人卫生习惯;流行期间,自觉停止一切宴请、聚餐活动。

(2)指导有关人员对疫点、疫区进行严密的消毒隔离,以防止霍乱的传播。鼓励患者积极配合治疗,以尽快控制病情发展。

(3)指导患者和家属密切观察病情,学会观察病情变化,特别要注意生命体征、脱水程度与低钾的表现。

(4)指导患者遵医嘱用药,向患者介绍服用药物的名称、剂量、给药时间和方法,指导其观察药物疗效和不良反应。

【知识拓展】

霍乱起源与七次世界大流行

1498年,印度就有了霍乱明确的记载,恒河及布拉马普特拉河下游三角洲地区包括东、西孟加拉一带是举世公认的霍乱地方性疫源地。

第一次大流行:1817—1823年,印度加尔各答威廉要塞在一个月内有25 000人感染,超4000人死亡,随后往西传至阿拉伯地区和地中海沿岸。

第二次大流行:1827—1837年,由阿富汗传至俄罗斯,然后扩散到德国、英国,甚至整个欧洲地区都有疫情发生,并在1832年漂洋过海到达北美。

第三次大流行:1846—1863年,霍乱到达北美后风卷残云、肆虐八方,1854年仅在美洲一带,严重的时候每天造成3万多人死亡。1854年,英国内科医师用标点地图的方法研究了当地税金分布和霍乱患者之间的关系,发现霍乱暴发可能和污染的水有关。这次事件被后世认为是流行病学的开端。

第四次大流行:1863—1875年,由埃及到英国,在地中海地区传播。

第五次大流行:1881—1896年,刚开始在地中海沿岸局部发现疫情,随后传至德国和俄国。

第六次大流行:1899—1923年,此次流行西至西欧和匈牙利,东至中国、日本、朝鲜和菲律宾。在此次流行中,中国疫情非常严重,伴随两次鼠疫,造成超过76 000人死亡。

第七次霍乱大流行:这次大流行与前六次不同的是,由埃尔托生物型霍乱弧菌引起,菌源的变化导致流行性病学防控更加困难,也造成了世界范围内更大面积的感染。1961年,从印尼苏拉威西岛向周边地区蔓延,波及140多个国家,报告病例至少350万例。直到现在,全球每年仍有约10万人死于霍乱。

霍乱因其发病猛、传播快,中国古代称之为"虎狼病"。我国有明确霍乱记录是在1820年,第一次世界大流行期间由印度传入。每次世界大流行均祸及我国,我国先后发生了上百次的大小流行。

【能力训练】

患者,男,29岁,渔民。因上吐下泻3h入院。患者既往体健。入院查体:中度脱水貌,皮肤弹性差,心肺无殊,肝脾未及。实验室检查:粪检大便水样,可见少量白细胞,涂片镜检可见鱼群状排列的弧菌,粪便培养结果未出。分析以上病例,回答以下问题:

1. 该患者入院时最可能的临床诊断是　　　　　　　　　　　　　　　　　(　　)
A. 霍乱　　　　　　　　B. 菌痢　　　　　　　　C. 阿米巴痢疾
D. 秋季腹泻　　　　　　E. 伤寒

2. 该患者入院时最主要的护理诊断是 （ ）
A. 腹泻　　　　　　　　B. 呕吐　　　　　　　　C. 体液不足
D. 恐惧　　　　　　　　E. 舒适改变-肌肉疼痛引起
3. 该患者正确的隔离措施是 （ ）
A. 严格隔离　　　　　　B. 消化道隔离　　　　　C. 肠道隔离
D. 血液隔离　　　　　　E. 虫媒隔离
4. 该患者首要的治疗应该是 （ ）
A. 止泻　　　　　　　　B. 止吐　　　　　　　　C. 补液
D. 抗菌　　　　　　　　E. 以上都是
5. 该患者饮食护理要求是 （ ）
A. 暂禁食　　　　　　　B. 普食　　　　　　　　C. 流质
D. 果汁、米汤　　　　　E. 牛奶、豆浆等

（吴玉美）

任务五　甲型、戊型肝炎患者护理

【疾病概要】

甲型肝炎、戊型肝炎分别是由甲型肝炎病毒（HAV）和戊型肝炎病毒（HEV）引起的、以肝损害为主的传染病。其临床表现为疲乏、食欲减退、厌油、肝大、肝功能异常，部分患者出现黄疸。这两种肝炎主要为急性感染，至今未见慢性改变。

一、病原学

1. 甲型肝炎病毒　甲型肝炎病毒 HAV 属微小 RNA 病毒科，直径 27～32nm，无包膜，球形。电镜下有实心和空心两种颗粒。HAV 对外界抵抗力较强，在贝壳类动物、污水、淡水、海水、泥土中能存活数月，室温生存 1 周，干粪中 25℃ 能存活 30d，耐酸碱，能耐受 60℃ 30min，80℃ 5min 或 100℃ 1min 才能完全灭活。采用紫外线（1.1W，0.9cm）1min、余氯（1.5～2.5mg/L）15min、甲醛（3‰，25℃）5min 可将其灭活。HAV 基因组为单股线状 RNA，分为 7 个基因型，目前我国已分离的 HAV 均为 Ⅰ 型。感染后早期产生抗-HAV IgM 型抗体，约持续 8～12 周，是近期感染的标志，抗-HAV IgG 型抗体可长期存在，是免疫接种后或以往感染的标志。

2. 戊型肝炎病毒　戊型肝炎病毒 HEV 为二十面对称体圆球形颗粒，无包膜，直径 27～34nm。HEV 在碱性环境下较稳定，对高热、氯仿、氯化铯敏感。戊型肝炎患者发病早期，粪便和血液中存在 HEV，此时可测到 HEV-RNA，但持续时间不长。抗-HEV IgM 阳性是近期 HEV 感染的标志。抗-HEV IgG 持续时间在不同病例间差异较大，多数于发病后 6～

12个月转阴，抗-HEV IgG 阳性仍作为近期感染的标记。

二、发病机制与病理

HAV 引起肝细胞损伤的机制尚未完全明了。目前认为的发病机制是，在感染早期，HAV 大量增殖，使肝细胞轻微破坏。随后细胞免疫起了重要作用，在感染后期体液免疫亦参与其中，抗 HAV 产生后可能通过免疫复合物机制破坏肝细胞。戊型肝炎发病机制尚不清楚，可能与甲型肝炎相似。

三、流行病学

(一)传染源

甲型肝炎传染源为急性期患者和隐性感染者，患者在起病前2周至发病后1周粪便排出病毒最多，传染性最强，少数患者可延长至病后30d。戊型肝炎传染源与甲型肝炎相似。甲、戊型肝炎无病毒携带状态。

(二)传播途径

甲型肝炎主要由粪口途径传播，饮用水源、食物、蔬菜等可引起流行，水源或食物污染可致暴发流行，日常生活接触多为散在发病。戊型肝炎的传播途径与甲型肝炎相似。

(三)易感人群

人类对 HAV、HEV 普遍易感，感染后可产生持久免疫。我国幼儿、儿童、青少年多隐性感染 HAV，成年时随抗-HAV IgG 阳性率增高，对 HAV 感染率下降。孕妇对 HEV 易感性较高。

(四)流行特征

甲型肝炎与戊型肝炎以散发性发病为主，水源和食物污染可致暴发流行，以秋、冬季为发病高峰。

四、临床表现

甲肝的潜伏期为15~45d，平均为30d，以肝脏损害为主，临床症状主要为食欲减退、疲乏，有时会伴有恶心、呕吐，严重时还会出现黄疸。甲肝多急性发病，预后良好，无慢性化。

戊肝的潜伏期为10~60d，平均为40d。潜伏期过后起病较急，分为急性黄疸型和无黄疸型两种。临床表现与甲肝类似。

需要注意的是，晚期妊娠妇女患戊肝后病死率高，并且常会导致流产、产儿低体重和死胎。乙肝病毒慢性感染者重叠戊肝时病情较重，病死率增高。老年患者通常病情也较重，病程较长,病死率较高。

五、辅助检查

1. 病原学检查 是诊断肝炎的重要依据。
(1)HAV病原学:抗-HAV IgM是早期诊断甲型肝炎最简便最可靠的血清学标记,病后数天即可呈阳性,阳性提示HAV现症感染。抗-HAV IgG出现稍晚,是机体具有免疫力的标志,持续多年或终身。临床上多采用酶联免疫吸附试验(ELISA)检测。
(2)HEV病原学:抗-HEV IgM、抗-HEV IgG阳性均可诊断为戊型肝炎。少数戊型肝炎患者始终不产生抗-HEV IgM和抗-HEV IgG。两者均阴性时不能完全排除戊型肝炎。
2. 肝功能检查 黄疸前期:ALT升高;黄疸前期:ALT明显升高,总胆红素(TBil)明显升高,尿胆红素阳性;恢复期:肝功能逐渐恢复正常。

六、治疗要点

1. 一般治疗 适当休息,合理营养,忌酒,避免使用损害肝脏药物,并辅以心理辅导。
2. 药物治疗 一般不需要抗病毒治疗,主要是支持对症治疗,包括护肝、降酶、退黄等。

七、预防

1. 管理传染源 应隔离治疗至病毒消失,对现症感染者不能从事食品加工、餐饮服务、饮水供应、托幼保育等工作。
2. 切断传播途径 做好三管一灭工作,搞好环境卫生和个人卫生,防止病从口入。
3. 保护易感人群 接种疫苗,避免感染,对有接触史者也可肌注免疫球蛋白预防。

【工作过程】

一、护理评估

(一)健康史及相关因素

评估患者是否有不洁饮食史,是否有类似疾病的接触史,以及当地甲肝流行情况。评估患者疫苗接种史,评估患者的既往史、个人史及家庭史等。

(二)身体状况

评估患者生命体征,尤其关注体温;评估患者皮肤、巩膜黄染情况;评估患者消化道症状,是否有呕吐、厌食、腹泻等症状;肝脾是否肿大。

(三)心理和社会状况

患者突然起病,又有传染性,担心传给家人,加上身体不适实行隔离治疗,患者思想负担较大,存在一定焦虑。

二、护理诊断

1. 活动无耐力　　与肝功能受损、能量代谢障碍有关。
2. 营养失调:低于机体需要量　　与食欲下降、呕吐、消化和吸收功能障碍有关。
3. 有传播感染的危险　　与肝炎病毒感染传染性有关。
4. 潜在并发重症肝炎可能　　与肝细胞急性损伤有关。
5. 焦虑　　与患者对疾病缺乏认知有关。

三、护理目标

(1) 患者出院时症状消失、无黄疸、肝功能稳定。
(2) 能正确识别并发症早期征象,积极预防。
(3) 患者能正确认识、对待甲型、戊型肝炎,积极配合治疗,并学会自我隔离和消毒。

四、护理措施

(一)一般护理

1. 隔离　　对于甲型或戊型肝炎患者,自发病之日起按照肠道隔离方式隔离3周,隔离期间减少陪护和探视,避免交叉感染。对接触甲型肝炎者医学观察45d,接触戊型肝炎者医学观察60d。患者治愈出院后无传染性,可照常上班。

2. 消毒　　甲型和戊型肝炎均经消化道传播,重点在于做好饮用水消毒、食品卫生和食具消毒。患者生活用具应专用,接触患者后用肥皂和流动水洗手。

3. 休息　　住院隔离期间要强调以卧床休息为主,症状好转、黄疸消退、肝功能改善后,可逐渐增加活动量,以不感疲劳为度。甲型或戊型肝炎患者虽无慢性危险,但如果有重症肝炎倾向或已经发生者,应绝对卧床休息。

4. 饮食　　患者宜吃清淡、易消化、维生素丰富的食物。热量不足者应静脉补充葡萄糖。重症肝炎者应限制或禁食蛋白质。

5. 心理护理　　患者因知识缺乏、怕被歧视、担心传染等易产生许多心理问题,护士应鼓励、安慰患者,对患者及家属提出的问题耐心解答,正确解释治疗、护理和隔离计划,及时消除患者的顾虑,使患者积极配合治疗及护理。

(二)用药护理

甲型和戊型肝炎以一般治疗及对症支持治疗为主,不采用抗病毒治疗。具体治疗药物及注意事项参照乙型肝炎护理。

(三)病情观察与对症护理

1. 主要观察内容 主要观察内容有生命体征、消化道症状、中毒症状、精神神经症状、皮肤黏膜出血倾向、腹水、继发感染、肝肾功能损害、凝血功能异常、电解质及酸碱平衡失调、用药效果不佳等,及时发现重症倾向。

2. 对症护理 潜在并发肝性脑病、出血、肝肾综合征的,其观察与护理参照乙型肝炎。

(四)健康宣教

1. 甲型肝炎的预防接种 甲型肝炎减毒活疫苗和人丙种球蛋白可用于甲型肝炎的预防。抗-HAV IgG 阴性者均可接种甲型肝炎减毒活疫苗。对近期有与甲型肝炎患者密切接触的易感者,应该在接触后的 7~14d 接种人丙种球蛋白进行预防,剂量为 0.05~0.1mL/kg,肌内注射,免疫期 2~3 个月。

2. 甲型、戊型肝炎的传播途径、隔离的意义、方式等 甲、戊型肝炎通过粪口传播,实施适当的家庭隔离,养成良好的卫生习惯。患者的排泄物、分泌物可用 3% 漂白粉消毒,5:1 充分搅拌后,静置 2h 后弃去。做好环境卫生,加强粪便管理,做好饮食饮水卫生、食具消毒等工作,防止"病从口入"。

3. 强调甲型和戊型肝炎没有慢性,只要积极治疗护理可以治愈,但如果不及时治疗或治疗不当可能导致重症肝炎 甲型肝炎治愈后可获得持久免疫力,而戊型肝炎治愈后产生的免疫抗体持续时间短,可再次感染。

4. 戊型肝炎预防 戊型肝炎的预防措施参照甲型肝炎。

【执业考试提示】

甲型肝炎主要通过粪口传播,感染后终身免疫。甲型肝炎减毒活疫苗和人丙种球蛋白,可用于甲型肝炎的预防。抗-HAV IgG 阴性者可接种甲型肝炎减毒活疫苗。接种后免疫期至少 5 年。对近期与甲型肝炎有密切接触的易感者,应该在接触后的 7d 至 14d 接种人丙种球蛋白进行预防,剂量为 0.05~0.1mL/kg,im,免疫期 2~3 个月。

【知识拓展】

1988 上海毛蚶风暴:人类史上罕见的甲型肝炎暴发流行

1988 年 1 月至 3 月,上海市发生了一次世界历史上罕见的甲型肝炎暴发流行事件。自 1 月中旬出现第一例甲肝病人之后,患者人数急剧攀升,开始每天一两百例,接着三四百例,后来是每天一两千例左右,至 1 月底,日报告超过 1 万例的时间长达 16d,最高达 19000 多例,总发病数达 31 万多例。在上海市卫生防疫部门的跟踪检疫下,确定了罪魁祸首是毛蚶。随即,上海市政府做出了严禁销售、食用毛肝的决定,并对市民进行了360°全方位无死角的卫生宣传。1988年整个上海市收治传染病人床位只有2800张,所有医院全部床位数只有5.5万张,急剧上涨的感染人数,给医疗带来了巨大的压力。在国家和上海市委、市政府的领导下,各部门的共同努力下,全市增加了12541个隔离点和118104张床位,全市共10万名左右的医护人员,有6万多名战斗在疫情一线。加上各地医护人员和药品的支援,2月中旬发病开始减少,到3月份肆虐两个多月的疫情基本得到了控制。

> **思政融入**:历史上,人类遭遇了数不清的疫病灾难,有黑死病、天花、麻风、流感、非典……尽管疫病让人类付出了很大代价,但最终并没有将人类击垮。对上海人来说,三十多年前,他们也经历了一场传染病疫情风波,一度让全上海为甲肝色变。
>
> 在相关法律尚未出台的情况下,上海征用了中小学、旅馆等场所,仅几天时间就增加了11.8万张临时床位,患者全部免费治疗。
>
> 正是那次甲肝肆虐,促使《中华人民共和国传染病防治法》的出台。也正是因为那次甲肝的肆虐,上海成为居民公共卫生意识较强、公共卫生保护措施较完善、公共卫生应急响应较迅速的城市之一。

【能力训练】

李某某,男,19岁,学生。因恶心、呕吐 2d,来院就诊。三年前曾患急性甲型肝炎,住院2周后出院,具体不详;否认有饮食不洁史,家族成员身体健康。入院检查:T 37.2 ℃,P 98次/min,R 16次/min,BP 120/70mmHg。全身皮肤及巩膜无黄染,肝未触及,其他体征未见异常。发育营养良好,精神疲软,生活能自理。肝功能 ALT 200IU,胆红素 15.2μmol/L。免疫学检查:HBsAg(−)、HBcAb(−),抗-HCV 阴性,抗-HDV IgM(−)、抗-HAV IgM(−)、抗-HAV IgG(+)。分析以上病历,回答以下问题:

1. 为明确所患疾病,下列哪项目检查是最必需的　　　　　　　　　　　　　　(　　)
   A. 乙肝三系　　　　　　B. 抗-HEV　　　　　　C. 肝炎病毒免疫全套
   D. 抗-HGV　　　　　　 E. TTV 病毒
2. 该患者入院时最主要的护理诊断是　　　　　　　　　　　　　　　　　　(　　)
   A. 活动无耐力　　　　　B. 潜在并发症:肝性脑病　　C. 营养失调
   D. 焦虑　　　　　　　　E. 有传播感染的危险
3. 如果该患者抗-HEV IgG 阳性,那么应该如何隔离　　　　　　　　　　　　(　　)
   A. 肠道隔离 3 周　　　　B. 肠道隔离 4 周　　　　C. 肠道隔离 5 周
   D. 肠道隔离 45d　　　　 E. 肠道隔离 60d

(吴玉美)

任务六　手足口病患者护理

【疾病概况】

手足口病(hand-foot-mouth disease,HFMD)是由多种肠道病毒感染引起的肠道传染病。以肠道病毒71型和柯萨奇病毒A组16型感染最常见。临床上以发热和手、足、口腔等部位的皮疹为主要特征,大多数患儿症状轻微,少数患儿可有心肌炎、脑炎、呼吸道感染等并发症。重症患儿病情进展快,病死率高。一年四季都可发病,以夏秋季高发,常见于学龄前儿童,婴幼儿多见,可在学校暴发流行。

一、病原学

引发手足口病的肠道病毒有20多种(型),其中以柯萨奇病毒A16型(Cox A16)和肠道病毒71型(EV71)最为常见。EV71主要为小RNA病毒科、肠道病毒属。重症病例多由EV71感染引起。EV71是最晚发现的新型肠道病毒,是一种耐热、耐酸的小RNA病毒。人体感染后主要存在于咽部和粪便中。

肠道病毒对一般理化因素抵抗力强,适合在湿、热的环境下生存,污水和粪便中可存活数月,正常室温下存活数日,不易被胃酸灭活。75%的酒精和5%甲酚皂溶液(来苏)不能将其灭活。耐低温,在4℃可存活1年,在-20℃可长期保存。对紫外线和干燥敏感,甲醛、碘酒和氧化剂(如漂白粉、高锰酸钾等)均能将其灭活。

二、发病机制与病理

发病机制尚未完全明确。目前认为发病经历了两次病毒血症:病毒从咽部或肠道侵入,在局部黏膜或淋巴组织中繁殖,由此进入血液循环导致第一次病毒血症;病毒经血液循环侵入网状内皮组织、深层淋巴结、肝、脾、骨髓等处大量繁殖并再次释放入血液循环,引起第二次病毒血症。自此,病毒随血流进入全身各器官,如中枢神经系统、皮肤黏膜、心脏等处,进一步繁殖并引起病变。

EV71有嗜神经性,人体感染后病理改变主要表现为血管变态反应和组织炎症病变。当病毒累及中枢神经系统时,组织炎症较神经毒性作用更加强烈,中枢神经系统小血管内皮最易受到损害。细胞融合、血管炎性变、血栓形成可导致缺血和梗死。在脊髓索、脑干、间脑、大脑和小脑的局部组织中,除嗜神经性作用外,还存在广泛的血管周围细胞和实质细胞炎症。

三、流行病学

(一)传染源

患儿及隐性感染者为本病的传染源。其中轻症患儿和隐性感染者为本病的主要传染源,更具有流行病学意义。患儿通常在发病后一周内传染性最强。

(二)传播途径

主要经粪口和(或)呼吸道飞沫传播,亦可经接触患儿皮肤、黏膜疱疹液而感染。患儿的粪便、疱疹液和呼吸道分泌物及其被污染的手、毛巾等用具及医疗器具均可传播本病。

(三)易感人群

人群对肠道病毒普遍易感。感染后可获得免疫力,但持续时间尚不明确,各年龄组均可发病,以3岁以下幼儿最常见。

(四)流行特征

该病四季均可发生,以夏秋季节多见,无明显地区性,世界各地均有流行,在幼儿园呈聚集发病。

四、临床表现

1. 普通型　潜伏期3~7d。主要表现为发热,手、足、口、臀等部位出现皮疹(斑丘疹、丘疹、疱疹)。周围有炎性红晕,皮疹无瘙痒,无疼痛感,2~3d自行吸收,不留痂。可伴有流涕、咳嗽、食欲下降、口痛、呕吐、腹泻、全身不适等上呼吸道感染症状,部分病例可无发热。口腔黏膜出现小疱疹,分布于舌、颊黏膜、硬腭,也可出现在扁桃体、牙龈及咽部等部位,疱疹破溃后形成溃疡,患儿常因口腔溃疡疼痛而流涎、拒食。手、足、臀部、臂部、腿部出现斑丘疹,后转为疱疹,疱疹周围可有炎性红晕,疱内液体较少。手足部较多,掌背面均有。皮疹数少则几个多则几十个。消退后不留痕迹,无色素沉着。部分病例仅表现为皮疹或疱疹性咽峡炎。多在一周内痊愈,预后良好。部分病例皮疹表现不典型,如单一部位或仅表现为斑丘疹。

2. 重型　少数病例(尤其是小于3岁者)病情进展迅速,在发病1~5d出现脑膜炎、脑炎(以脑干脑炎最为凶险)、脑脊髓炎、肺水肿、循环障碍等症状。极少数病例病情危重,可致死亡,存活病例可留有后遗症。及时发现并正确治疗,是降低病死率的关键。

(1)神经系统表现:少数患儿可出现中枢神经系统损害,表现为精神差、嗜睡、头痛、呕吐、易激惹、肢体抽搐、无力或急性弛缓性麻痹,查体可见脑膜刺激征、腱反射减弱或消失、巴宾斯基征阳性等,危重者可表现为频繁抽搐、昏迷、脑水肿、脑疝。

(2)呼吸系统表现:呼吸浅促,呼吸节律改变,口唇发绀,呼吸困难,咳白色、粉红色或血性泡沫痰,肺部可闻及痰鸣音或湿啰音。

(3)循环系统表现:心率增快或缓慢,脉搏浅速、减弱甚至消失,面色苍白,四肢发凉,指

（趾）发绀，血压升高或下降。

五、辅助检查

1. 血常规　白细胞计数正常或降低，淋巴细胞和单核细胞增多；重症病例白细胞计数明显升高。

2. 血液生化检查　部分病例可有轻度 ALT、天冬氨酸氨基转移酶（AST）、肌酸激酶同工酶（CK-MB）升高，重症病例有血糖升高。

3. 血清学检查　是目前常用的诊断方法。急性期与恢复期血清 EV71、CoxA16 或其他可引起手足口病的肠道病毒特异性抗体 4 倍以上升高。

4. 病原学检测　从患儿咽部、粪便、脑脊液或疱疹液中，检测出肠道病毒（EV71、CoxA16）核酸阳性或分离出 EV71、CoxA16 病毒或其他可引起手足口病的肠道病毒。

5. X 线　胸片可表现为双肺纹理增多，网状、点片状、大片状阴影，部分病例以单侧为著，快速进展为双侧大片阴影。

6. 磁共振　核磁共振可表现以脑干、脊髓灰质为主的损害。

7. 脑电图　检查部分病例可表现为弥漫性慢波，少数可出现棘慢波。

8. 心电图　可见窦性心动过速或过缓，ST-T 改变。

六、治疗要点

1. 治疗原则　早发现、早诊断、早隔离、早治疗，强调严密监测病情变化，强调对症治疗、综合治疗的重要性，强调对重症患者监护救治原则以达到提高治愈率及抢救成功率、降低病死率、阻断疾病传播的目的。

2. 治疗措施　包括一般治疗，对症治疗，病因治疗及其他辅助治疗。

七、预防

1. 控制传染源　轻症者可居家隔离，重症者应隔离治疗。

2. 切断传播途径　流行期间减少聚集，避免接触患儿，勤洗手，做好消毒工作。

3. 保护易感人群　注意个人卫生，饭前便后洗手，不吃生冷饮食，必要时可接种疫苗。

【工作过程】

一、护理评估

（一）健康史及相关因素

询问本次起病的经过，即发热开始的时间、程度及持续时间；有无伴随流涕、咳嗽、头痛、呕吐等症状,咳嗽的性质及痰液的颜色、性质及量。询问出疹的时间、发热与皮疹的关系;近期是否服用药物,有无药物过敏。患儿口腔有疼痛,食欲下降,大小便正常,睡眠正常,了解既往身体状况。通过询问了解到,患者所在的幼儿园和小区最近有手足口病流行,无明确接触史。发病后曾在社区卫生院输过液,具体药物不详,治疗效果不佳,其间未做任何实验室检查。

(二)身体状况

评估患者是否有发热,是否伴有上呼吸道感染症状;评估患者手、口、足、臀部是否有斑丘疹和水泡。重型患者评估患者是否有神经系统损害和呼吸循环衰竭的表现。

(三)心理与社会状况

患儿家属对所患疾病缺乏必要的认识,存在焦虑、恐惧心理。因其父母系外来务工人员,经济负担较重,希望小孩尽早病愈出院上幼儿园。

二、护理诊断

1. 皮肤完整性受损　与病毒引起的皮损有关。
2. 疼痛　与病毒致口腔黏膜溃疡有关。
3. 营养失调:低于机体需要量　与口腔溃疡疼痛引起拒食有关。
4. 体温过高　与病毒感染有关。
5. 焦虑　与缺乏疾病相关知识有关。

三、护理目标

(1)患儿出院时症状消失,无并发症,皮疹消退,皮肤无继发感染,体温降至正常范围。
(2)患儿出院时,口腔溃疡治愈,疼痛消失。
(3)患儿家属知道科学的饮食、休息、用药、预防知识。
(4)出院时患儿体温恢复正常。
(5)患儿家属能正确对待患儿的病情,焦虑、恐惧状况改善。

四、护理措施

(一)一般护理

1. 隔离　消化道、呼吸道接触患儿隔离 2 周,注意孩子大便处理,注意个人卫生。接触者应注意消毒隔离,避免交叉感染。
2. 消毒　患儿用过的物品要彻底消毒,可用含氯消毒液浸泡,不宜浸泡的物品可放在日光下暴晒。
3. 休息　急性期应卧床休息,避免哭闹,减少消耗,多饮温开水;居室应定期开窗通风,温湿度适宜,保持空气新鲜、流通。

4. 饮食　发病期间宜给予清淡、易消化、营养丰富、刺激性小的流质或半流质饮食,禁食冰冷、辛辣、咸、硬等刺激性食物,少量多餐。严重吐泻时应暂停进食,逐渐好转可少量多次给予饮水,病情控制后饮食逐渐过渡到高热量、低脂、流质饮食,尽量避免饮用牛奶、豆浆等不易消化而且会加重肠胀气的食物。疼痛剧烈而拒食的患儿可给予静脉补液,补充所需营养。

5. 心理护理　介绍手足口病的相关知识,耐心回答家属提出的问题,消除家属的顾虑,患儿及家属能积极配合治疗。

(二)用药护理

1. 治疗原则　本病目前尚缺乏特异、高效的抗病毒药物,对症和支持治疗是主要措施。如无并发症,预后一般良好,多在一周内痊愈。

2. 常用药物　有颅内压增高者可给予甘露醇等脱水治疗,重症病例可酌情给予甲基泼尼松龙、静脉用丙种球蛋白等药物。

3. 注意事项　甲基泼尼松龙病情稳定后,尽早减量或停用。

(三)病情观察及对症护理

1. 主要观察内容　除了生命体征外,要密切观察神志的变化,如有异常可能累及中枢神经系统,并做好记录。

2. 对症护理

(1)口腔护理:保持口腔清洁,饭前饭后用温水或生理盐水漱口,或用棉棒蘸生理盐水轻轻地清洁口腔,预防细菌继发感染;患儿口腔黏膜皮疹易破溃,引起剧烈疼痛而拒食、流涎、哭闹不眠等,可用维生素 B_2 粉剂加鱼肝油、复方蛋黄乳软膏或含有利多卡因的溃疡糊剂涂抹于口腔糜烂部位,以减轻疼痛,促使溃疡处早日愈合。

(2)皮肤护理:注意保持皮肤清洁,防止感染,可温水洗浴,禁用肥皂、沐浴液等化学用品;衣服、被褥要清洁,衣着要舒适、柔软,经常更换;剪短患儿的指甲,必要时包裹双手,防止抓破皮疹;手足部皮疹初期可涂炉甘石洗剂,待疱疹形成或疱疹破溃时可涂 0.5% 碘伏;臀部有皮疹的患儿,应随时清理其大小便,保持臀部清洁干燥。

(四)健康宣教

加强室内空气流通,养成良好的个人卫生习惯,勤洗手。流行期间,家长应尽量少带孩子到拥挤的公共场所,减少感染机会。幼托机构应做好晨检工作,及时发现,及时隔离,教室和宿舍等场所要保持良好通风,每日对玩具、个人卫生用具、餐具等物品进行清洗消毒,用 0.1% 的含氯消毒液擦拭桌椅、门把手、楼梯扶手、玩具等公共物品。

患者(尤其是婴幼儿)应及时就诊,轻者在家休息,重者住院治疗。目前尚无有效疫苗。密切接触患儿的易感儿可肌注丙种球蛋白。

【执业考试提示】

手足口病主要经粪口和呼吸道飞沫传播,也可以通过患儿皮肤、黏膜疱疹液感染。患儿应保持口腔清洁,饭前饭后用温水或生理盐水漱口预防细菌感染,患儿口腔黏膜皮疹易破溃。引起剧烈疼痛,可用维生素 B_2 粉加鱼肝油、复方蛋黄乳软膏或含利多卡因的溃疡糊剂涂抹于口腔糜烂部位。

【知识拓展】

中医对手足口病的辨证论治

中医把手足口病分为不同的证型,采取不同的治疗方法。

1. 普通病例:肺脾湿热证

主症:发热,手、足和臀部出现斑丘疹、疱疹,口腔黏膜出现散在疱疹,咽红、流涎,神情倦怠,舌淡红或红,苔腻,脉数,指纹红紫。

治法:清热解毒,化湿透邪。

2. 普通病例:湿热郁蒸证

主症:高热,疹色不泽,口腔溃疡,精神委顿,舌红或绛红、少津,舌苔黄腻,脉细数,指纹紫暗。

治法:清气凉营、解毒化湿。

3. 重型病例:毒热动风证

主症:高热不退,易惊,呕吐,肌肉𥆧动,或见肢体痿软,甚至昏蒙,舌暗红或红绛,苔黄腻或黄燥,脉弦细数,指纹紫滞。

治法:解毒清热、熄风定惊。

4. 危重型病例:心阳式微,肺气欲脱证

主症:壮热不退,神昏喘促,手足厥冷,面色苍白晦暗,口唇发绀,可见粉红色或血性泡沫液(痰),舌质紫暗,脉细数或沉迟,或脉微欲绝,指纹紫暗。

治法:回阳救逆。

5. 恢复期:气阴不足,余邪未尽

主症:低热,乏力或伴肢体痿软,食欲缺乏,舌淡红,苔薄腻,脉细。

治法:益气养阴,化湿通络。

6. 外治法 口咽部疱疹可选用青黛散、双料喉风散、冰硼散等,一日2~3次。

> **思政融入:** 手足口病患者总体预后好。但是少数患者短期内会出现脑炎、脑水肿、呼吸循环衰竭,病情危重、进展快,可留后遗症甚至死亡,对重症患者的早期识别非常重要。因此我们必须做到细微观察,及时并有针对性地做好救治。

【能力训练】

患儿林某,女,3岁,以"发热1d伴手、足、口腔疱疹"就诊,患儿母亲诉患儿1d前有低热,偶有咳嗽,食欲缺乏,今日发现手、足有红色皮疹,无呕吐腹泻,故来就诊。查体:

T 38.5℃,P 102 次/min,R 25 次/min。患儿神志清醒,无结膜充血,咽部充血,口腔黏膜有数个小疱疹,周围有红晕。手心、足底、臀部散在红色丘疹,心肺正常,腹软无压痛反跳痛。肠鸣音 5 次/min。克氏征和布鲁津斯基征均为阴性。实验室检查:WBC $3.0×10^9$/L,L 76%,从咽拭子中分离出 EV71 病毒。分析以上病例,回答以下问题:

1. 手足口病好发于以下哪类人群　　　　　　　　　　　　　　　　　　(　　)
 A. 3 岁以下幼儿　　　　　　B. 成人　　　　　　　　C. 学龄儿童
 D. 人群普遍易感　　　　　　E. 以上都不是
2. 关于手足口病皮疹的描述,下列哪项是错的　　　　　　　　　　　　(　　)
 A. 以斑丘疹和疱疹为主　　　B. 皮疹一般不结痂,不留瘢痕
 C. 出疹部位在手、足、口、臀　D. 与药疹类似　　　　　E. 口腔黏膜可伴有疱疹
3. 下列哪个不是手足口病的住院指征　　　　　　　　　　　　　　　　(　　)
 A. 精神差、嗜睡、易惊、烦躁不安　　　B. 肢体抖动或无力、瘫痪
 C. 面色苍白、心率增快、末梢循环不良　D. 休克
 E. 手、足、口出现皮疹

(吴玉美)

项目三　血液体液传染病患者的护理

学习目标

● 知识目标
1. 理解血液体液传染病的流行病学、临床表现及治疗要点。
2. 熟悉乙型肝炎的病毒标记物及临床意义。
3. 了解血液体液传染病的发病机制和最新治疗方法。
● 能力目标
1. 能按照血液体液传染病隔离要求,做好防护和自我防护,并进行预防宣教。
2. 能根据血液体液传染病患者的临床表现按照护理程序实施整体护理。
3. 能正确使用抗病毒药物,并观察其副作用。
● 素质目标
1. 树立正确的人生观、价值观及伦理道德规范,养成"尊重隐私不歧视"的职业道德,"敬畏生命不轻视"的职业价值观。
2. 培养严谨、慎独的职业素养,从疫苗发明及应用的故事中理解追求真理、勇于探索、实事求是的科学精神,建立高度的社会责任感和历史使命感,培养家国情怀与民族自豪感。

血液体液传染病的病原体存在于携带者或患者的血液及体液中，通过应用血制品、母婴传播或性接触等方式传播给易感人群。常见的血液体液传染病有乙型病毒性肝炎、艾滋病等，目前临床上对于两种传染病都有相对应的药物，但是都不能完全清除体内的病毒。对于控制血液体液传染病的传播，最关键的措施就是切断传播途径。

任务一　乙型病毒性肝炎患者护理

【疾病概要】

乙型病毒性肝炎简称乙型肝炎，是由乙型肝炎病毒（hepatitis B virus，HBV）引起的以肝脏损害为主的传染病。临床表现为疲乏、食欲减退、厌油、肝大、肝功能异常，部分病例出现黄疸，且常呈慢性改变，少数病例可发展为肝硬化或肝细胞癌。

一、病原学

1. 病毒形态及生物学特性　乙型肝炎病毒属嗜肝 DNA 病毒科。HBV 感染者血清中存在三种形式的颗粒：①大球形颗粒，为完整的 HBV 颗粒，直径 42nm，又名丹氏（Dane）颗粒，由包膜与核心两部分组成。包膜内含乙型肝炎表面抗原（HBsAg）等。核心内含乙肝病毒脱氧核糖核酸（HBV-DNA）、DNA 聚合酶（DNAP）、乙型肝炎 e 抗原（HBeAg）、乙型肝炎核心抗原（HBcAg），是病毒复制的主体。②小球形颗粒。③丝状或核状颗粒。后两种颗粒由 HBsAg 组成，为空心包膜，不含核酸，没有感染性。

HBV 的抵抗力很强，对热、低温、干燥、紫外线及一般浓度的消毒剂均耐受。在 37℃ 可存活 7d，56℃ 可存活 6h，在血清中 30～32℃ 可保存 6 个月，—20℃ 可保存 15 年。煮沸 10min、65℃ 10h 或高压蒸汽消毒可被灭活，对 0.5% 过氧乙酸溶液敏感。

2. HBV 的抗原抗体系统

（1）乙型肝炎表面抗原（HBsAg）与乙型肝炎表面抗体（抗-HBs）：成人感染 HBV 后最早 1～2 周出现 HBsAg。在无症状携带者和慢性患者中 HBsAg 可持续存在多年，甚至终身。抗-HBs 是一种保护性抗体，抗-HBs 阳性表示对 HBV 有免疫力，见于乙型肝炎恢复期、过去感染及乙肝疫苗接种后。在急性感染后期，HBsAg 转阴后一段时间开始出现，可持续多年，但滴度会逐步下降，在 10 年之内转阴。少部分病例 HBsAg 转阴后始终不产生抗-HBs。

（2）乙型肝炎核心抗原（HBcAg）与乙型肝炎核心抗体（抗-HBc）：血液中游离的 HBcAg 极少，故不作为临床常规检验项目。血清中的抗-HBc 出现于 HBsAg 出现后 3～5 周。当抗-HBs 尚未出现，HBsAg 已消失，只检出抗-HBc 和抗-HBe 时，此阶段称为窗口期（window phase）。抗-HBc IgM 阳性，表示疾病处于急性期或慢性乙型肝炎急性发作期；抗-HBC IgG 阳性是过去感染 HBV 的标志，可保持多年。

(3)乙型肝炎 e 抗原(HBeAg)与乙型肝炎 e 抗体(抗-HBe):急性 HBV 感染时,HBeAg 的出现时间略晚于 HBsAg,HBeAg 阳性提示 HBV 复制活跃,传染性较强。HBeAg 持续存在预示趋向慢性。HBeAg 消失而抗-HBe 产生称为血清转换(seroconversion)。抗-HBe 阳转后,病毒复制多处于静止状态,传染性降低。

二、发病机制与病理

(一)发病机制

发病机制非常复杂,肝细胞病变主要取决于机体的免疫状况。HBV 导致的肝细胞病变主要由细胞免疫反应所致。当机体处于免疫耐受状态时,多成为无症状携带者;机体免疫功能正常时,多表现为急性肝炎经过;机体处于超敏反应时,可导致重型肝炎。乙型肝炎的肝外损伤主要由免疫复合物引起。乙型肝炎慢性化的发生机制还未充分明了,可能与免疫耐受、免疫抑制、遗传等因素有关。免疫功能低下、不完全免疫耐受、自身免疫反应产生、HBV 基因突变逃避免疫清除等情况,可导致慢性肝炎。

(二)病理

乙型肝炎的基本病理改变表现为弥漫性的肝细胞变性、坏死,伴有不同程度的炎症细胞浸润,间质增生和肝细胞再生。肝细胞变性通常表现为肝细胞肿胀、气球样变和嗜酸性变。

1. 黄疸 以肝细胞性黄疸为主。胆小管壁上的肝细胞坏死,导致管壁破裂,胆汁反流入血窦。肿胀的肝细胞压迫胆小管,胆小管内胆栓形成,炎症细胞压迫肝内小胆管等均可导致淤胆。肝细胞膜通透性增加及胆红素的摄取、结合、排泄等功能障碍都可引起黄疸。

2. 肝性脑病(hepatic encephalopathy,HE) 目前认为导致肝性脑病的原因有:①血氨及其他毒性物质的潴积,是肝性脑病产生的主要原因。②支链氨基酸/芳香氨基酸比例失调,正常时支/芳比值为 3.0~3.5,肝性脑病时支/芳比值为 0.6~1.2。③假性神经递质如某些胺类物质(如羟苯乙醇胺)由于肝功能衰竭不能被清除,通过血-脑屏障,取代正常的神经递质,导致脑病。

3. 出血 凝血因子合成减少、肝硬化、脾功能亢进、使血小板减少、重型肝炎时 DIC 导致凝血因子和血小板消耗等因素,都可引起出血。

4. 腹水 重型肝炎和肝硬化时,肾皮质缺血,肾素分泌增多,刺激肾上腺皮质分泌过多的醛固酮,导致钠潴留。利尿钠激素的减少也会导致钠潴留。钠潴留是早期腹水产生的主要原因;而门静脉高压、低蛋白血症和肝淋巴液生成增多则是后期腹水的主要原因。

5. 急性肾功能不全 急性肾功能不全又称肝肾综合征(hepatorenal syndrome)或功能性肾衰竭。在重型肝炎或肝硬化时,内毒素血症、肾血管收缩、肾缺血、前列腺素 E_2 减少、有效血容量下降等因素导致肾小球滤过率和肾血浆流量降低,从而引起急性肾功能不全。

三、流行病学

(一)传染源

乙型肝炎传染源主要是急、慢性患者和病毒携带者,其传染性与病毒复制或体液中 HBV-DNA 含量成正比关系。

(二)传播途径

1. 经血传播　经血传播主要包括经血液和血制品传播。使用未经严格消毒的医疗器械、注射器进行介入性诊疗操作和手术、静脉注射、修足、文身、扎耳洞、医务人员工作中的意外暴露、共用剃须刀和牙刷等,以及破损的皮肤和黏膜传播均归为经血传播途径。

2. 母婴传播　母婴传播是我国慢性乙型肝炎的主要原因,占新发感染的 40%~50%。母婴传播通常发生在分娩过程和产后,宫内感染罕见。产程中(包括剖宫产术中),胎儿或新生儿暴露于母体的血液和其他体液中,病毒可进入新生儿体内。产后传播主要是由于母婴间密切接触。

3. 性传播　乙肝感染者的精液或阴道分泌物中均可检出乙肝病毒,与 HBV 阳性者发生无防护的性接触,特别是有多个性伴侣者,其感染 HBV 的危险性增高。

HBV 不经呼吸道和消化道传播。因此,日常学习、工作或生活接触,如在同一办公室工作(包括共用计算机等)、握手、拥抱、同住一宿舍、同一餐厅用餐和共用厕所等无血液暴露的接触,不会传染 HBV。流行病学和实验研究未发现 HBV 能经吸血昆虫(蚊和臭虫等)传播。

(三)易感人群

凡抗-HBs 阴性者均易感染 HBV。婴幼儿是获得 HBV 感染最危险的时期。HBV 的高危人群包括 HBsAg 阳性母亲新生儿、HBsAg 阳性者的家属、反复输血及血制品者(如血友病患者)、血液透析患者、多个性伴侣者、静脉药瘾者、接触血液的医务工作者等。感染后或疫苗接种后出现抗-HBs 者有免疫力。

(四)流行特征

乙型肝炎高度、中度、低度流行区 HBsAg 的携带率分别为 8%~20%、2%~7% 和 0.2%~0.5%。我国十分重视乙肝疫苗接种等预防工作,根据 2020 年全国乙肝血清流行病学调查显示,1—4 岁、5—14 岁和 15—29 岁和 30 岁以上人群 HBsAg 阳性率分别为 0.30%、0.38%、2.62% 和 7.54%。乙型肝炎发病无明显季节性,以散发为主,有家族聚集现象,男性高于女性。

四、临床表现

按临床表现,将病毒性肝炎分为急性肝炎、慢性肝炎、重型肝炎、淤胆型肝炎和肝炎肝硬化。乙型肝炎潜伏期为 1～6 个月,平均 3 个月。

(一)急性肝炎

急性肝炎分急性黄疸型和急性无黄疸型,成年急性乙型肝炎约 10% 转为慢性。

1. 急性黄疸型肝炎　临床经过分为黄疸前期、黄疸期和恢复期,病程 2～4 个月。

(1)黄疸前期:主要症状有全身乏力、食欲减退、恶心、呕吐、厌油、腹胀、肝区痛、尿色加深等,肝功能改变主要为丙氨酸氨基转移酶(ALT)、天冬氨酸氨基转移酶(AST)升高,本期持续 5～7d。

(2)黄疸期:自觉症状好转,但尿黄加深,巩膜和皮肤出现黄疸,1～3 周黄疸达高峰。部分患者可有梗阻性黄疸表现,如一过性粪色变浅、皮肤瘙痒、心动过缓等;肝大,质软,有压痛及叩痛;部分病例有轻度脾大。肝功能检查 ALT 和胆红素升高,尿胆红素阳性。本期持续 2～6 周。

(3)恢复期:症状体征逐渐消失,黄疸消退,肝、脾回缩,肝功能逐渐恢复正常。本期持续 1～2 个月。

2. 急性无黄疸型肝炎　除无黄疸外,其他临床表现与黄疸型相似。无黄疸型肝炎发病率远高于黄疸型肝炎。无黄疸型通常起病较缓慢,症状较轻,主要表现为全身乏力、食欲下降、恶心、腹胀、肝区痛、肝大等,恢复较快,病程多在 3 个月内。有些病例无明显症状,易被忽视。

(二)慢性肝炎

急性肝炎病程超过半年,或原有乙、丙、丁型急性肝炎,再次出现肝炎症状、体征及肝功能异常者。根据病情轻重可分为三度,有助于判断预后及指导抗病毒治疗。

1. 轻度　病情较轻,可反复出现乏力、头晕、食欲有所减退、厌油、尿黄、肝区不适、睡眠不佳、肝稍大有轻触痛,可有轻度脾大。部分病例症状、体征缺如。肝功能指标仅 1 或 2 项轻度异常。

2. 中度　症状、体征、实验室检查居于轻度和重度之间。

3. 重度　有明显或持续的肝炎症状,如乏力、食欲缺乏、腹胀、尿黄等,伴肝病面容、肝掌、蜘蛛痣、脾大,ALT 和(或)AST 反复或持续升高,白蛋白降低或 A/G 比值异常、丙种球蛋白明显升高。凡白蛋白(A)≤32g/L,血清总胆红素＞正常上限 5 倍,凝血酶原活动度(PTA)40%～60%,胆碱酯酶(ChE)<2500IU/l,上述四项中有一项者,可诊断为重度慢性肝炎。临床可根据肝功能检查来判断慢性肝炎的程度,见表 2-3-1。

表 2-3-1　慢性肝炎肝功能检查异常程度参考标准

项目	轻度	中度	重度
ALT/(IU/L)	≤正常 3 倍	3～10 倍	＞正常高限的 10 倍
胆红素/(μmol/L)	≤正常 2 倍	2～5 倍	＞正常高限的 5 倍
白蛋白/(g/L)	≥35	32～35	≤32
A/G	≥1.4	＞1～<1.4	≤1

续表

项目	轻度	中度	重度
γ球蛋白/%	≤21	>21~<26	≥26
胆碱酯酶/(IU/L)	3500~4500	2500~3500	≤2500
凝血酶原活动度/%	>70	60~70	<60

(三)重型肝炎

重型肝炎占全部肝炎的0.2%~0.5%,是病毒性肝炎中最严重的一种类型,病死率高。其病因及诱因复杂,在我国引起肝衰竭的主要病因是肝炎病毒(尤其是乙型肝炎病毒),其他包括重叠感染、妊娠、过度疲劳、精神刺激、饮酒、应用肝损害药物、机体免疫状况差、有其他合并症(如甲状腺功能亢进、糖尿病)等。

1. 主要临床表现

(1)消化道症状、中毒症状十分严重,如极度乏力、呕吐不止、严重厌食、腹胀等。

(2)黄疸迅速加深,血清总胆红素≥171μmol/L,出现胆酶分离。

(3)肝浊音界进行性缩小。

(4)有出血倾向(出血点或瘀斑)或发生出血(如消化道出血),凝血酶原活动度(PTA)≤40%。

(5)出现精神神经系统症状,肝性脑病Ⅱ度以上,出现嗜睡、性格改变、烦躁不安、昏迷等,体检可见扑翼样震颤及病理反射。

(6)明显的腹水、中毒性鼓肠、肝臭、血氨升高。

(7)出现功能性肾衰竭,表现为少尿甚至无尿,血尿素氮升高等。

2. 重型肝炎分型

(1)急性重型肝炎(急性肝衰竭):又称暴发型肝炎,特征是起病急,发病2周内出现Ⅱ度以上以肝性脑病为特征的重型肝炎。本型病死率高,病程不超过3周。

(2)亚急性重型肝炎(亚急性肝衰竭):又称亚急性肝坏死,指急性黄疸型肝炎起病15d~26周后出现上述重型肝炎主要临床表现。晚期可有难治性并发症,如脑水肿、消化道大出血、严重感染、电解质紊乱及酸碱平衡失调,以及白细胞升高、血红蛋白下降、低血糖、低胆固醇、低胆碱酯醇。一旦出现肝肾综合征,预后极差。本型病程较长,常超过3周至数月。容易转化为慢性肝炎或肝硬化。

(3)慢加急性重型肝炎(慢加急性肝衰竭):在慢性肝病基础上出现的急性肝功能失代偿。

(4)慢性重型肝炎(慢性肝衰竭):是在肝硬化基础上,肝功能进行性减退导致的以腹水或门静脉高压、凝血功能障碍和肝性脑病为主要表现的慢性肝功能失代偿。该型常有慢性肝炎、慢性HBV携带史、肝硬化病史,或无肝病史及无HBsAg携带史,但有慢性肝病体征、影像学改变(如脾脏增厚等)、生化检测改变(如A/G比值下降或倒置)等发病基础。

(四)淤胆型肝炎

淤胆型肝炎又称毛细胆管炎型肝炎,是以肝内胆汁淤积为主要临床表现的一种特殊临床类型,分急性和慢性两型。急性淤胆型肝炎起病类似急性黄疸型肝炎,但自觉症状较轻。黄疸较深,持续3周以上,甚至更长。有皮肤瘙痒,大便颜色变浅,肝大等症状。肝功能检查,血清胆红素明显升高,以直接胆红素为主,γ-谷氨酰转肽酶(γ-GT或GGT),碱性磷酸酶(ALP或AKP)等升高,ALT升高不明显,凝血酶原时间(PT)无明显延长,凝血酶原活动度(PTA)>60%。在慢性肝炎或肝硬化基础上有上述表现者,为慢性淤胆型肝炎,其发生率较急性者多,预后较差。

(五)肝炎肝硬化

肝炎肝硬化根据肝脏炎症情况分为活动性肝硬化与静止性肝硬化两型。活动性肝硬化有慢性肝炎活动的表现,如 ALT 升高,乏力及消化道症状明显,黄疸,白蛋白下降,伴有腹壁、食管静脉曲张,腹水,肝缩小且质地变硬,脾进行性增大,门静脉、脾静脉增宽等门静脉高压症表现;静止性肝硬化无肝脏炎症活动的表现,症状轻或无特异性,可有上述体征。乙肝病毒感染后,如果肝功能不稳定,病毒复制,病情反复,则易向肝炎肝硬化发展,需要高度重视。

根据肝组织病理及临床表现将肝硬化分为代偿期及失代偿期。代偿性肝硬化指早期肝硬化,可有门静脉高压症,但无腹水、肝性脑病或上消化道大出血。失代偿性肝硬化指中晚期肝硬化,患者主要表现为明显肝功能异常及失代偿征象。可有腹水、肝性脑病或门静脉高压引起的食管、胃底静脉明显曲张或破裂出血。

五、辅助检查

(一)肝功能检查

1. 血清酶测定

(1)丙氨酸氨基转移酶(ALT):它是目前临床上反映肝细胞功能的最常用指标。急性肝炎时 ALT 明显升高,慢性肝炎和肝硬化时 ALT 轻度或中度升高或反复异常,重型肝炎患者可出现 ALT 快速下降,胆红素不断升高的酶胆分离现象,提示肝细胞大量坏死。

(2)天门冬氨酸氨基转移酶(AST):在肝病时血清 AST 升高,意义稍次于 ALT。急性肝炎时如果 AST 持续在高水平,有转为慢性肝炎的可能。

(3)γ谷氨酰转移酶(γ-GT):肝炎和肝癌患者 γ-GT 可显著升高,梗阻性黄疸时更明显。

(4)碱性磷酸酶(ALP或AKP):当肝内或肝外胆汁排泄受阻时,血清 ALP 升高。

(5)胆碱酯酶(ChE):肝炎发生肝细胞损伤时降低。其值愈低,提示肝细胞损伤愈重。

(6)血清乳酸脱氢酶(LDH)。肝病时可显著升高。

2. 血清蛋白 在急性肝炎时,血清蛋白质可正常。慢性肝炎中度以上、肝硬化、(亚急性或慢性)重型肝炎时出现白蛋白下降,γ球蛋白升高,白/球(A/G)比例下降甚至倒置。

3. 胆红素 胆红素含量是反映肝细胞损伤严重程度的重要指标。急性或慢性黄疸型肝炎时血清胆红素升高,活动性肝硬化时亦可升高且消退缓慢,重型肝炎常超过 $171\mu mol/L$。直接胆红素在总胆红素的比例可反映淤胆的程度。

4. 其他 凝血酶原时间(PT)延长或凝血酶原活动度(PTA)下降与肝损伤的程度密切

相关。PTA≤40%是诊断重型肝炎或肝衰竭的重要依据。重型肝炎、肝性脑病患者血氨升高。肝炎活动或肝细胞修复时，甲胎蛋白（AFP）可升高，AFP含量的检测是筛选和早期诊断肝细胞癌的常规方法，应对AFP升高患者进行动态观察。

（二）乙型肝炎病毒标记物检测

1. HBsAg 与抗-HBs　只要 HBsAg 阳性可反映现症 HBV 感染，阴性不能排除 HBV 感染。抗-HBs 为保护性抗体，阳性表示对 HBV 有免疫力。

乙型肝炎病毒标记物的临床意义

2. HBeAg 与抗-HBe　HBeAg 的存在表示病毒复制活跃且有较强的传染性。抗-HBe 阳性表示 HBV 感染时间较久，病毒复制减弱且传染性降低，但也有可能是 HBV-DNA 与宿主 DNA 整合，并长期潜伏于体内。

3. 抗-HBc　抗-HBc IgM 是 HBV 感染后较早出现的抗体，在发病第一周即可出现，持续时间差异较大，多数在 6 个月内消失。高滴度的抗-HBc IgM 对诊断急性乙型肝炎或慢性乙型肝炎急性发作有帮助。高滴度的抗-HBc IgG 表示现症感染，低滴度的抗-HBc IgG 提示既往感染，单一抗-HBc IgG 阳性者可以是既往感染，亦可以是低水平感染。

4. HBV DNA　是病毒复制和有传染性的直接标志。定量测定对于判断病毒复制程度、传染性大小、抗病毒药物疗效等有重要意义。

（三）肝组织学检查

通过肝组织活检，再做病理检查可以确定肝组织的炎症活动度和纤维化程度。肝组织病理检查是明确诊断、衡量炎症活动度、纤维化程度及评估疗效的金标准。

（四）影像学检查

B超、CT、MRI 等均有助于观察肝脏大小、肝脏表面变化、质地变化、腹水等。特别是 B 超，由于其价格实惠，被广泛采用。

（五）其他检查

尿常规检查中的尿胆红素和尿胆原的检测有助于黄疸的鉴别诊断。肝细胞性黄疸时，两者均阳性，溶血性黄疸时以尿胆原为主，梗阻性黄疸以尿胆红素为主。

六、治疗要点

病毒性肝炎目前仍无特效治疗。治疗原则为综合性治疗，以休息、营养为主，辅以适当药物治疗，避免饮酒、过劳和使用损害肝脏的药物。

（一）急性肝炎

1. 支持疗法　急性期需卧床休息，予以清淡易消化饮食。适当补充维生素，热量不足者应静脉补充葡萄糖，辅以药物对症处理及恢复肝功能。

2. 抗病毒治疗　急性肝炎一般为自限性，多可以完全康复，一般不采用抗病毒治疗。

(二)慢性肝炎

除了适当休息和营养、心理平衡外,还需要保肝、抗病毒和对症治疗等。根据慢性肝炎临床分度,有无黄疸,有无病毒复制及肝功能受损、肝纤维化的程度等进行治疗。

1. 改善和恢复肝功能药物 ①非特异性护肝药:维生素类,还原型谷胱甘肽,葡萄糖醛酸内酯(肝泰乐)等。②降酶药:五味子类(联苯双酯等)、山豆根类(苦参碱等)、甘草提取物、垂盆草、齐墩果酸、双环醇等有降转氨酶的作用。显效后逐渐减量至停药为宜,以防停药后有 ALT 反跳。③退黄药物:丹参、茵栀黄、门冬氨酸钾镁、前列腺素 E1、腺苷蛋氨酸、低分子右旋糖酐、苯巴比妥、山莨菪碱、皮质激素等。

2. 免疫调节治疗 如胸腺肽或胸腺素,转移因子,特异性免疫核糖核酸等。某些中草药提取物如猪苓多糖、香菇多糖、云芝多糖等亦有免疫调节效果。

3. 抗肝纤维化 主要有丹参、冬虫夏草、核仁提取物、γ干扰素等。丹参抗纤维化作用体现在其能提高肝胶原酶活性,抑制Ⅰ、Ⅲ、Ⅳ型胶原合成。

4. 抗病毒治疗 目的是最大限度地长期抑制病毒复制,减少传染性;改善肝功能;减轻肝组织病变;改善生活质量;减少或延缓肝硬化、肝衰竭和肝细胞癌的发生,延长生存时间,对部分适合患者尽可能追求临床治愈。抗病毒治疗的适应证主要由血清 HBV-DNA 水平、血清 ALT 和肝脏疾病严重程度决定,要进行综合评估。乙肝抗病毒药物主要有核苷(酸)类似物(如恩替卡韦、替诺福韦、替比夫定、拉米夫定等)和干扰素 α[如普通干扰素 α(IFNα)和聚乙二醇干扰素(Peg-IFNα)]。初始治疗患者首选强效低耐药药物。

(1)恩替卡韦(ETV):恩替卡韦是环戊酰鸟苷类似物。推荐剂量:成人和 16 岁以上青年口服,每天 1 次,每次 0.5mg。应空腹服用(餐前或餐后至少 2h)。对于拉米夫定耐药突变的患者为每天 1 次,每次 1.0mg(0.5mg 两片)。

(2)拉米夫定(LAM):每天 100mg,顿服,疗程 1 年以上。HBeAg 血清学转换率随治疗时间延长而提高,但随用药时间的延长,患者发生病毒耐药变异的比例增高,从而限制了其长期应用。部分病例在发生病毒耐药变异后会出现病情加重,少数甚至发生肝功能失代偿,或停用本药后出现 HBV-DNA 和 ALT 水平升高。我国已批准拉米夫定用于肝功能代偿的成年慢性乙型肝炎患者。临床应用时要加强观察,根据疗效来决定继续服药或停药。

(3)替比夫定(LDT):适用于有乙型肝炎病毒活动复制证据,并伴有血清氨基酸转移酶(ATL 或 AST)持续升高或肝脏组织学活动性病变的肝功能代偿的成年慢性乙型肝炎患者。必须在有慢性乙型肝炎治疗经验的医生指导下使用本品。成人和青少年(≥16 岁)本品的推荐剂量为每日 1 次,每次 600mg,口服。治疗的最佳疗程尚未确定。

(4)阿德福韦酯(ADV):其适应证为肝功能代偿的成年慢性乙型肝炎患者。本药尤其适合需长期用药或已发生拉米夫定耐药者。推荐剂量为成人(18—65 岁)每天 1 次,每次 10mg,饭前或饭后口服均可。

(5)替诺福韦(TDF):是一种核苷酸类似物,结构与阿德福韦酯相似。推荐剂量:成人和 12 岁以上儿童患者(35 kg 或以上)每次 300mg(一片),每日一次,口服,空腹或与食物同时服用。安全性较好,在临床试验中不良反应低。富马酸丙酚替诺福韦(TAF)是一种新型核苷酸类反转录酶抑制剂,每日一次,一次一片(25mg),口服,需随食物服用,安全性比 TDF 更优。艾米替诺福韦(TMF)肝细胞靶向性较高,应当在具备慢性乙型肝炎治疗经验的医生指导下使用。推荐剂量为成人每日一次,每次一片(25mg),口服,需随食物服用。

(6)干扰素 α(IFNα):能抑制 HBV DNA 复制。用法(成年):普通干扰素推荐剂量为每次 5MU,每周 3 次,皮下或肌内注射,疗程半年,根据病情可延长至 1 年;长效干扰素(聚乙二醇化干扰素,Peg-IFNα)每周 1 次,疗程 1 年。

目前,抗病毒治疗目的是抑制病毒复制,减少传染性,改善肝功能,减轻肝组织病变,提高生活质量,减少或延缓肝硬化和肝癌的发生。要严格掌握适应证和禁忌证。慢性乙肝的抗病毒治疗可参照《慢性乙型肝炎防治指南》(2022 年版)。

(三)重症肝炎(肝衰竭)

1. 一般治疗及支持疗法 强调卧床休息;减少饮食中的蛋白,以减少肠道内氨的来源;静脉输注白蛋白、血浆;维持水和电解质平衡,防止和纠正低血钾;静滴葡萄糖,补充维生素 B、维生素 C、维生素 K,输注新鲜血浆、白蛋白或免疫球蛋白以加强支持治疗。

2. 对症治疗 ①护肝药物治疗:推荐应用抗炎护肝药物、肝细胞膜保护剂、解毒保肝药物及利胆药物;②微生态调节治疗:建议应用肠道微生态调节剂、乳果糖或拉克替醇,以减少肠道细菌移位或内毒素血症;③免疫调节剂的应用:肾上腺皮质激素在肝衰竭治疗中的应用尚存在不同意见。目前认为使用激素要慎重,必须严格掌握适应证。

3. 抗病毒治疗 乙型重型肝炎(肝衰竭)患者 HBV 复制活跃,应尽早抗病毒治疗。抗病毒治疗药物以核苷(酸)类药物为主。抗病毒治疗对降低病死率及长期预后有重要意义。

4. 促进肝细胞再生 可选用肝细胞生长因子、前列腺素 E、肝干细胞或干细胞移植等。

5. 并发症的防治

(1)出血防治:①使用止血药物,如静脉滴注垂体后叶激素、生长抑素或口服凝血酶、去甲肾上腺素或云南白药;②给予新鲜血浆或凝血因子复合物补充凝血因子;③H_2受体拮抗药,如雷尼替丁、法莫替丁等防治消化道出血;④有消化道溃疡者可用奥美拉唑,补充维生素 K、维生素 C;⑤必要时,内镜下直接止血;⑥出现 DIC 时,根据情况补充凝血成分,慎用肝素。

(2)肝性脑病的防治:①氨中毒的防治:低蛋白饮食,口服诺氟沙星抑制肠道细菌,口服乳果糖浆酸化肠道和保持排便通畅,静脉使用醋谷胺或门冬氨酸-鸟氨酸降低血氨;②恢复正常神经递质:左旋多巴静滴或保留灌肠,可进入大脑转化多巴胺,取代假性神经递质如羟苯乙醇胺等,起到苏醒作用;③维持氨基酸比例平衡:使用复方氨基酸注射液静滴;④防治脑水肿:用甘露醇或高渗盐水快速静滴,必要时加用呋塞米,以提高脱水效果。

(3)继发感染的防治:重症肝炎常伴多菌种多部位感染,以胆道、腹腔、呼吸道、泌尿道多见。需加强护理,严格消毒隔离。一旦出现,就应根据病原微生物结果及临床经验选择抗生素,同时,应警惕二重感染的发生。

(4)肝肾综合征的防治:避免引起血容量降低的各种因素,避免使用损害肾脏的药物。少尿时应扩张血容量,可选用低分子右旋糖酐、血浆或白蛋白。使用扩张肾血管药物,如小剂量多巴胺,以增加肾血流量。目前对肝肾综合征尚无有效治疗方法,可应用前列腺素 E 或多巴胺静脉滴注并配合使用利尿剂,使 24h 尿量不低于 1000mL,大多患者不适宜透析治疗。

6. 人工肝支持系统与肝移植 非生物型人工肝支持系统对早期重型肝炎有较好疗效，目前已应用于临床，主要作用是清除患者血中毒性物质及补充生物活性物质。肝移植是晚期肝炎患者的主要治疗手段，已在我国多家医疗单位取得了可喜的成效，术后 5 年生存率可达 70% 以上，为重型肝炎终末期患者带来了希望。价格高，供肝来源困难，有排斥反应、继发感染等，阻碍了肝移植的广泛应用。

（四）淤胆型肝炎

早期治疗同急性黄疸型肝炎，黄疸持续不退时，可加用泼尼松 40～60mg/d 口服或静脉滴注地塞米松 10～20mg/d，2 周后如血清胆红素显著下降，则逐步减量。

（五）肝炎肝硬化

参照慢性肝炎和重型肝炎的治疗，有脾功能亢进或门静脉高压明显时，可选用手术或介入治疗。

（六）慢性乙型肝炎病毒携带者

可照常工作，但应定期检查，随访观察，并动员其做肝穿刺活检，以便进一步确诊和进行相应治疗。

七、预防

（一）管理传染源

肝炎患者和病毒携带者是本病的传染源。急性患者应隔离治疗至病毒消失。慢性患者和携带者可根据病毒复制指标评估传染性大小。符合抗病毒治疗情况的尽可能给予抗病毒治疗。现症感染者不能从事食品加工、饮食服务、托幼保育等工作。对献血人员应进行严格筛选，不合格者不得献血。

HBV 感染育龄期及妊娠期妇女的管理：

(1) 有生育要求的 HBV 患者，若有治疗适应证，应尽量在孕前应用 IFN 或 NAS 治疗。如意外应用 IFN-α 者应终止妊娠，应用 NAs 者，应选择 TDF 或 LdT 抗病毒治疗。

乙肝母婴传播的阻断

(2) 妊娠中、后期，如果母亲 HBV DNA 载量 $>2×10^5$ IU/mL，在与患者充分沟通，获得知情同意基础上，于妊娠 24～28 周开始予 TDF、LdT 抗病毒，产后停药，可母乳喂养。

(3) 男性育龄期患者应用 IFN-a 治疗在停药后 6 个月方可生育。应用 NAs 治疗对生育的影响，尚无证据表明利弊。

（二）切断传播途径

加强托幼保育单位及其他服务行业的监督管理，严格执行餐具、食具消毒制度。理发、美容、洗浴等用具应按规定进行消毒处理。养成良好的个人卫生习惯，接触患者后用肥皂和流动水洗手。提倡使用一次性注射用具,各种医疗器械及用具实行一用一消毒措施。对带血及体液污染物应严格消毒处理。加强血制品管理,每一个献血员和每一个单元血液都要用最敏感的方法检测 HBsAg,有条件时应同时检测 HBV DNA。采取主动和被动免疫阻断母婴传播。

(三)保护易感人群

1. 乙型肝炎疫苗 接种乙型肝炎疫苗是我国预防和控制乙型肝炎流行的最关键措施,易感者均可接种,新生儿应进行普种,与 HBV 感染者密切接触者、医务工作者、同性恋者、药瘾者等高危人群及从事托幼保育、食品加工、饮食服务等职业人群亦是主要的接种对象。乙型肝炎疫苗全程需接种 3 剂,按照 0,1,6 个月的程序,即接种第 1 剂疫苗后,在第 1 个月和第 6 个月时注射第 2 剂和第 3 剂。新生儿要求在出生后 24h 内接种乙肝疫苗,越早越好。新生儿接种部位为上臂外侧三角肌或大腿前外侧中部肌内注射;儿童和成人为上臂三角肌中部肌内注射。每次 $10\sim20\mu g$,高危人群可适当加大剂量,接种后抗-HBs 阳转率可达 90% 以上。接种后随着时间的推移,抗-HBs 水平会逐渐下降,宜加强注射一次。

2. 乙型肝炎免疫球蛋白(HBIG) 属于被动免疫。主要用于母亲被 HBV 感染的新生儿,以及暴露于 HBV 的易感者,如意外被 HBsAg 阳性污染的针头刺伤或溅于眼、口等黏膜时。应尽早(建议在接触后的 12h 内)注射 HBIG 100～200IU,并同时接种乙肝疫苗 3 针,按 0,1,6 个月的程序。HBsAg 阳性母亲的新生儿出生时可联合使用 HBIG 及乙肝疫苗,即生后 24h 内尽早(最好是 12h)注射 HBIG100～200IU 及乙肝疫苗,生后 1 个月和 6 个月时分别注射一次乙肝疫苗,保护率可达 95% 以上。新生儿在出生后 12h 内注射 HBIG 和乙肝疫苗后,可接受 HBsAg 阳性母亲的哺乳。

【工作过程】

一、护理评估

若患者为乙型病毒性肝炎,应该安置在肝炎病区。患者被安置进入病床后,护士应该立即对患者进行护理评估,同时通知医生。

(一)健康史及相关因素

详细询问患者本次症状发生及变化情况,3 个月内就诊、检查、诊断及用药情况,同时询问其个人史、接触史和预防接种史等,评估患者所患疾病发病时间及治疗情况等既往史,评估其家庭成员是否感染 HBV。

(二)身体状况

1. 症状体征评估 评估病人的一般状态及生命体征,如体温、营养状况、体重等;评估患者皮肤、巩膜黄染程度;是否有呕吐、严重厌食,身体疲软等表现;评估肝脏有无肿大或压痛等表现,是否有移动性浊音,肝掌、蜘蛛痣等慢性肝炎的临床表现。

2. 实验室检查评估 评估患者乙型肝炎病原学检查和肝功能检查结果，肝脏的组织病理学检查等。

（三）心理和社会状况

评估患者有无恐惧、抑郁、悲观等不良情绪；评估其家庭及社会的支持程度。

二、护理诊断

1. **活动无耐力** 与肝功能受损、能量代谢障碍有关。
2. **营养失调：低于机体需要量** 与食欲下降、呕吐、消化和吸收功能障碍有关。
3. **有传播感染的危险** 与病毒性肝炎的传染性有关。
4. **潜在并发症：肝性脑病** 与血氨升高、支链氨基酸/芳香氨基酸比例失调、假性神经递质有关。
5. **潜在并发症：出血** 与凝血因子减少有关。
6. **潜在并发症：肝肾综合征** 与内毒素血症、肾血浆流量降低有关。
7. **潜在并发症：药物不良反应** 与使用抗病毒药物有关。
8. **焦虑** 与隔离治疗、病情反复、久治不愈、感到疾病威胁有关。

三、护理目标

（1）患者出院时症状消失，无黄疸，肝功能稳定。
（2）患者能正确对待自己的病情，焦虑状况改善。
（3）科学地饮食、休息、用药，知道预防知识及病情定期复查。

四、护理措施

（一）一般护理

1. 隔离 乙型肝炎按照血液和体液传播疾病常规隔离患者和密切接触者至病毒消失。减少陪护和探视，避免交叉感染。密切接触急性乙型肝炎的，医学观察45d。医学研究证明，乙肝病毒经血液、母婴及性接触三种途径传播。日常工作或生活接触，一般不会传染乙肝病毒，因此不需要隔离。

2. 消毒 重点在于防止通过血液和体液传播，患者血液、分泌物及其污染物品必须严格消毒。生活用具应专用。接触患者后用肥皂和流动水洗手。医疗卫生单位要使用一次性注射用具，重复使用的医疗器械要严格消毒。

3. 休息 急性肝炎或慢性肝炎活动期，ALT升高者应强调卧床休息，如果有重症肝炎倾向或已经发生者，应绝对卧床休息。卧床期间鼓励患者床上缓慢活动肢体，以保持肌力。症状好转、黄疸消退、肝功能改善后，可逐渐增加活动量，但以不感疲劳为度。肝功能稳定正常1～3个月后可恢复日常活动及工作，避免过劳及重体力劳动。保持病房安静、舒适、整洁,创造良好的休息环境,协助做好生活护理,如进餐、沐浴、如厕等。

4. 饮食 急性肝炎或慢性肝炎活动期,宜给清淡、易消化、适合患者口味的、维生素丰富的食物,热量不足者应静脉补充葡萄糖。慢性肝炎稳定期宜适当增加蛋白质摄入,以优质蛋白为主,如牛奶、鸡蛋、瘦猪肉、鱼等,每日 1.5~2.0g/kg。慢性肝炎如合并肝硬化、血氨偏高者,重症肝炎者应限制或禁食蛋白质,每天蛋白质摄入<0.5g/kg,合并腹水、少尿者,应低盐饮食,每天钠限制在 500mg(氯化钠 1.2~2.0g)以下,进水量每天不超过 1000mL。患者应戒烟和禁酒,不宜长期进食高糖、高热饮食,尤其是有糖尿病倾向和肥胖者,以防诱发糖尿病和脂肪肝。腹胀者,减少产气食品(牛奶、豆制品)的摄入。

5. 心理护理 病毒性肝炎患者易产生许多心理问题,如肝炎知识缺乏或错误,怕被歧视、担心传染、慢性化或预后不佳等。护士应以热情、友好、诚恳的态度回答患者提出的问题,合理解释治疗、护理、隔离计划,消除顾虑,使患者主动配合治疗与护理。尽力为患者提供清洁、安静和空气新鲜的环境。提高护理质量,为患者提供良好的护理技术,及时解除患者的不适感。进行肝炎知识的宣教,避免患者产生焦虑、愤怒等不良情绪,让其保持良好的心情,建立起战胜疾病的信心。

(二)用药护理

乙型病毒性肝炎使用抗病毒药物时,要加强用药观察与护理。核苷(酸)类似物总体安全性和耐受性良好,但在临床应用中仍有少见、罕见严重不良反应的发生,如肾功能不全(尤其是服用 TDF、ADV)、低磷性骨病(尤其是服用 TDF、ADV)、肌炎/横纹肌溶解、乳酸酸中毒等(尤其是服用 ETV)。用药前应仔细询问相关病史,以降低风险。对治疗中出现血肌酐、肌酸激酶或乳酸脱氢酶水平明显升高,并伴相应临床表现的患者,应密切观察。若确诊为上述不良反应,及时停药并换用其他药物,同时积极给予相应治疗。

目前常用的干扰素、拉米夫定等药物均有一定的不良反应。要做好用药前宣教,向患者及家属讲清楚治疗的目的,药物使用方法、疗程,可能出现的不良反应、注意事项,使之配合治疗与护理。

1. 使用干扰素后的观察 干扰素的主要不良反应包括:①流感样综合征:发热、头痛、肌痛和乏力等,可在注射干扰素 α 前或用药时服用非甾体抗炎药。②骨髓抑制:中性粒细胞计数≤$0.75×10^9$/L 和/或血小板计数<$50×10^9$/L,应降低干扰素剂量 1~2 周后复查,如恢复则增加至原量。中性粒细胞计数≤$0.5×10^9$/L 和/或血小板计数<$25×10^9$/L,则应暂停使用干扰素。对中性粒细胞计数明显降低者,可试用粒细胞集落刺激因子或粒细胞巨噬细胞集落刺激因子治疗。③其他:自身免疫病(出现自身抗体、少数出现甲状腺疾病、糖尿病、血小板计数减少、银屑病、白斑病、类风湿关节炎、系统性红斑狼疮样综合征等)、精神异常(抑郁、妄想、重度焦虑等),以及其他少见不良反应(视网膜病变、间质性肺炎、听力下降、肾脏损伤、心血管并发症等),应立刻停止干扰素治疗,必要时至专科进一步诊治。

干扰素治疗的禁忌证包括:①绝对禁忌证:妊娠或短期内有妊娠计划、精神病史(具有精神分裂症或严重抑郁症等病史)、未能控制的癫痫、失代偿性肝硬化、未控制的自身免疫病,以及严重感染、视网膜疾病、心力衰竭、慢性阻塞性肺病等基础疾病。②相对禁忌证:甲状腺疾病,既往抑郁症史,未控制的糖尿病、高血压、心脏病。

2. 使用拉米夫定后的观察 拉米夫定耐受性良好,仅少数病例有头痛、全身不适、疲乏、胃痛及腹泻,个别可能出现过敏反应。如果治疗一年无效、治疗期间发生严重不良反应者或依从性差不能坚持服药者,应该停止治疗。正常停药后应随访观察6~12个月,每3~6个月复查肝功能(主要指标ALT、AST、白蛋白等)、HBV-DNA、HBeAg等。

(三)病情观察与对症护理

1. 主要观察内容 对肝炎活动期患者的观察内容包括生命体征、消化道症状、中毒症状、精神神经症状、皮肤黏膜出血倾向、尿量、腹水情况、继发感染情况、肝肾功能、凝血功能、电解质及酸碱平衡、用药效果及反应等。使用人工肝治疗要注意观察人工肝引起的并发症,如过敏反应、低血压、继发感染、出血、溶血、空气栓塞,水、电解质及酸碱平衡紊乱等。

2. 对症护理

(1)潜在并发肝性脑病的观察与护理:如患者出现精神神经症状(如情绪异常,性格、行为反常)、出血倾向、胆酶分离、严重消化道症状等,要警惕肝性脑病,应及时报告医生。患者应避免各种肝性脑病的诱因:如应用大剂量利尿剂、高蛋白饮食、消化道出血、使用镇静剂、大量放腹水、并发感染、过劳,可口服乳果糖保持大便通畅等。一旦发生肝性脑病,就要加强患者的安全防范,使用床栏,防止患者坠床、出走、自伤。加强同医生的配合,做好肝性脑病患者的各种用药、抢救与观察。

(2)潜在并发出血的观察与护理:重点对皮肤、黏膜、各种脏器加强观察,做到早期发现,并判断出血程度。对出现的出血倾向或异常情况,及时汇报。如局部穿刺后出血难止,皮肤瘀点、瘀斑、牙龈出血、鼻出血、呕血、便血等,注意及时处理。鼻出血者用0.1%肾上腺素棉球压迫止血或予吸收性明胶海绵填鼻道止血;局部穿刺、注射后应压迫止血10~15min。在患者有出血时,应该密切观察血压等生命体征。加强同医生的配合,按照医嘱及时监测凝血酶原时间、血小板计数、血型、血红蛋白等。遵医嘱使用维生素K_1、酚磺乙胺或输新鲜全血以补充凝血因子,必要时配血备用。平时做好宣教,嘱患者注意避免碰撞、损伤,不要用手挖鼻、用牙签剔牙,不用硬牙刷刷牙,以免诱发出血。刷牙后有出血者,可改用水漱口或棉棒擦洗。

(3)潜在并发肝肾综合征的观察与护理:重症肝炎时,有效血容量下降等因素可导致急性肾功能不全,因此,应严格记录24h尿量,监测尿常规、尿比重及尿钠、血尿素氮、肌酐及血清钾、钠等,发现异常应及时报告医生。应避免各种诱因,如使用肾毒性药物、大量利尿、大量及多次放腹水、消化道大出血等。按照医嘱使用药物,如扩张血容量、扩张肾血管等药物,并注意用药效果的观察。

(四)健康宣教

1. 乙肝疫苗预防接种的宣传 向患者及家属宣传乙肝疫苗接种的重要性。乙肝疫苗和乙肝免疫球蛋白用于乙肝预防,效果得到了肯定。乙型肝炎疫苗的接种对象主要是新生儿,其次为婴幼儿、15岁以下未免疫人群和成年高危人群。

2. 做好患者及家属的解释工作 向患者及家属解释清楚乙型肝炎的传播途径,隔离的意义、方式、时间,以让其配合隔离与消毒。实施适当的家庭隔离,患者应自觉注意卫生,养成良好卫生习惯,防止唾液、血液及其他排泄物污染环境。患者的食具用具和漱洗用品应专用,定时消毒。

3. 合理安排休息与饮食 应该根据肝炎患者的病情状况,合理安排休息与饮食,要做到作息规律。症状消失、肝功能恢复3个月以上,可逐渐恢复原工作。

4. 乙肝表面抗原携带者与乙肝患者是两个概念 乙肝表面抗原携带者只要肝功能正常,身体无临床症状,不会因共同的生活接触,共同学习、工作等对周围人群造成传播。目前,国家法律、行政法规和国务院卫生行政部门规定各级各类教育机构、用人单位在公民入学、就业体检中,不得要求开展乙肝项目检测(俗称"乙肝五项"和HBV-DNA检测等)。

5. 密切关注患者治疗依从性问题 包括用药剂量、使用方法、是否有漏用药物或自行停药等情况,确保患者已经了解随意停药可能导致的风险,提高患者依从性。

6. 应在医生的指导下用药 做到定期检查及进行随诊动态观察。主要项目有肝功能、肝脏B超、肝炎病毒标记、分子生物学标记等,每6~12个月可进行一次。患者应加强同医生的联系,出现不适感觉,应及时复诊。

> **思政融入：** 根据世界卫生组织(World Health Organization,WHO)提出的"2030年消除病毒性肝炎作为公共卫生危害"的目标,届时慢性乙型肝炎新发感染率要减少90%、死亡率减少65%、诊断率达到90%和治疗率达到90%。我国是全球乙型肝炎负担最重的国家,几十年来,随着国家政策的推动与支持,尤其是1992年乙肝疫苗接种被正式纳入计划免疫管理这一里程碑式的事件,人群HBsAg阳性率由1992年的9.75%,下降到2020年的5.86%,HBsAg阳性人数由约1.2亿下降至约7000万,凸显了自1992年以来通过新生儿乙肝疫苗普种所取得的巨大成就。培养学生的家国情怀与民族自豪感,激发爱国热情。

【知识拓展】

1. 丙型肝炎

丙型肝炎是由丙型肝炎病毒(HCV)引起的以肝脏病变为主的传染病。大多数HCV感染者在急性期及慢性感染早期症状隐匿。急性HCV感染一般临床表现较轻,也可能出现较重的临床表现,但很少出现重型肝炎。丙型肝炎的慢性化率为60%~85%。一旦慢性丙型肝炎发生后,HCV RNA滴度就开始稳定,自发痊愈的病例很少见。应进行有效的抗病毒治疗,否则HCV RNA很少发生自发清除。

HDV仅有一个血清型,血清中HCV Ag含量很低,检出率不高。抗-HCV不是保护性抗体,是HCV感染的标志。抗-HCV又分为IgM型和IgG型,抗-HCV IgM在发病后即可检测到,一般持续1~3月。如果抗-HCV IgM持续阳性,提示病毒持续复制,易转为慢性。

2. 丁型肝炎

丁型肝炎是由丁型肝炎病毒（HDV）引起的以肝脏病变为主的传染病。HDV是一种缺陷病毒，HDV基因组为单股环状闭合负链RNA，必须有HBV的辅助才能复制。人类对HDV也普遍易感。丁型肝炎的发病机制还未完全阐明。丁型肝炎潜伏期为4～20周。慢性肝炎也见于丁型肝炎病毒感染。HDV仅有一个血清型，抗-HDV不是保护性抗体，分为抗-HDV IgM和抗-HDV IgG两种形式。

丙、丁型肝炎传播途径及临床症状同乙型肝炎相似。其患者的消毒隔离要求同乙型肝炎。

3. 庚型肝炎病毒与输血传播病毒

1996年，Linnen等报道，从美国输血后，肝炎患者中分离到庚型肝炎病毒（hepatitis G virus/GB virus C, HGV/GBV-C）。HGV主要通过肠道外途径传播。世界各地均有HGV/GBV-C感染的报道。在我国，骨髓移植、血液透析、静脉吸毒、肝细胞癌、非甲-戊型肝炎、丙型肝炎患者HGV/GBV-C感染率高于一般人群（0.89%）。1997年，Nishizawa等报道从输血后肝炎患者血清中分离出一种甲-庚型肝炎病毒之外的新病毒，命名为输血传播病毒（transfusion transmitted virus, TTV）。TTV传播途径主要为胃肠外方式，包括输血、注射、密切接触、性接触、母婴传播等。有报道在人类粪便中也发现TTV，暗示其可经粪口途径传播。

【能力训练】

肖某某，男，41岁。因食欲减退、乏力、恶心半个月，小便及皮肤发黄7d住院。入院检查：T 36.7℃，P 88次/min，R 18次/min，BP 105/70mmHg。全身皮肤及巩膜黄染，肝剑突下2cm，肋下1cm，质地中等，触痛阳性。腹部移动性浊音阳性，其他体征未见异常。发育良好，精神尚可，生活能自理。肝功能ALT 300IU，胆红素45μmol/L。免疫学检查：HBsAg（+），HBcAb（+），抗-HDV IgM（+）。入院治疗第20d患者出现厌食、呕吐、黄疸加深，诉腹胀，并有急躁现象，查肝功能ALT 100IU，胆红素90μmol/L，肝剑突下不能触及，腹部移动性浊音明显。分析以上病例，回答以下问题：

1. 该患者入院时最可能的临床诊断是 （　　）
A. 急性黄疸型肝炎（乙型肝炎）　　　B. 急性重型肝炎（乙型肝炎）
C. 急性黄疸型肝炎（乙型合并丁型肝炎）　D. 急性重型肝炎（乙型合并丁型肝炎）
E. 亚急性重型肝炎（乙型合并丁型肝炎）

2. 该患者入院时最主要的护理诊断是 （　　）
A. 活动无耐力　　　B. 潜在并发症：肝性脑病　　　C. 营养失调
D. 焦虑　　　E. 有传播感染的危险

3. 该患者住院第20d时病情可能发生了什么变化 （　　）
A. 急性黄疸型肝炎（重型）　B. 急性重型肝炎　　　C. 慢性重型肝炎
D. 亚急性重型肝炎　　　E. 急性无黄疸型肝炎（重型）

4. 该患者住院第 20d 正确的饮食指导应是 （   ）
A. 高蛋白饮食　　　　B. 高蛋白饮食、低盐饮食　　　C. 低蛋白饮食
D. 低蛋白饮食、低盐饮食　　　E. 限制进水

(邱惠萍)

任务二　艾滋病患者护理

【疾病概要】

艾滋病（AIDS）是由人免疫缺陷病毒（human immunodeficiency virus，HIV）引起的获得性免疫缺陷综合征（acquired immune deficiency syndrome，AIDS）的简称。HIV 主要侵犯、破坏 $CD4^+$ 的 T 淋巴细胞，导致机体免疫细胞功能受损乃至缺陷，最终并发各种严重的机会性感染和肿瘤，具有传播迅速、发病缓慢、病死率高的特点。

一、病原学

HIV 为单链 RNA 病毒，属反转录病毒科，慢病毒属。本病毒为直径 100～120nm 的球形颗粒，由包膜和核心两部分组成。病毒的外层为类脂包膜，其中嵌有外膜糖蛋白 gp120 和跨膜糖蛋白 gp41，起协助 HIV 进入宿主细胞的作用。包膜内核心部分由病毒基因组 RNA、反转录酶、整合酶和核壳蛋白（p24）等组成；膜与核心之间是基质，由基质蛋白（p17）组成（图 2-3-1）。HIV 既有嗜淋巴细胞性又有嗜神经性，主要感染 $CD4^+$ T 淋巴细胞，也能感染单核巨噬细胞、B 细胞和小神经胶质细胞、骨髓干细胞等。

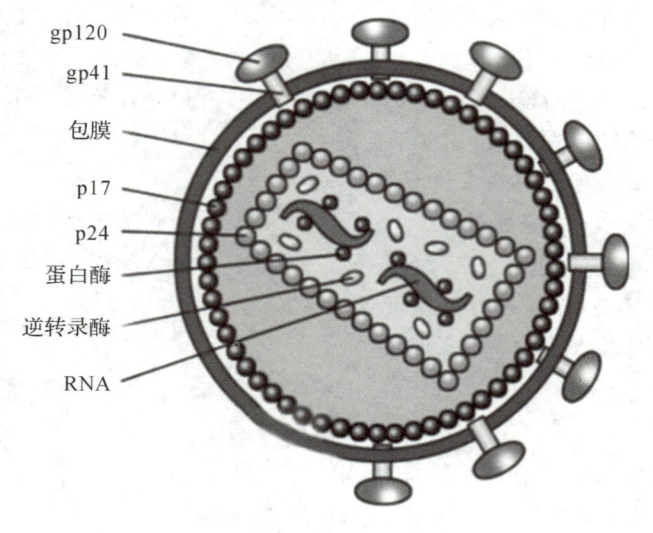

图 2-3-1　HIV 病毒结构示意图

根据基因差异,可将 HIV 分为 HIV-1 和 HIV-2 两个型。两型之间的氨基酸序列同源性为 40%～60%。全球流行的主要毒株为 HIV-1,HIV-2 主要局限于西非和西欧,传染性和致病性均较低。

HIV 病毒抵抗力低。对热敏感,56℃ 30min 能灭活,75%乙醇、0.2%次氯酸钠及漂白粉能灭活病毒。但对 0.1%福尔马林,紫外线和 γ 射线不敏感。HIV 侵入人体后能刺激机体产生抗体,但非中和抗体,血清抗体阳性的 HIV 感染者仍有传染性。

二、发病机制与病理

艾滋病的发病机制主要是:CD4$^+$T 细胞在 HIV 直接和间接作用下,细胞功能受损和被大量破坏,导致细胞免疫缺陷。由于其他免疫细胞均不同程度受损,所以会并发各种严重的机会性感染和肿瘤的发生。其主要病理变化在淋巴结和胸腺等免疫器官。淋巴结病变,一类为反应性病变,包括滤泡增殖性淋巴结肿大等;另一类为肿瘤性病变,如卡波西肉瘤和其他淋巴瘤。胸腺可有萎缩性、退行性或炎性病变。中枢神经系统病变包括神经胶质细胞的灶性坏死、血管周围炎性浸润和脱髓鞘改变等(图 2-3-2)。

艾滋病的发病机制

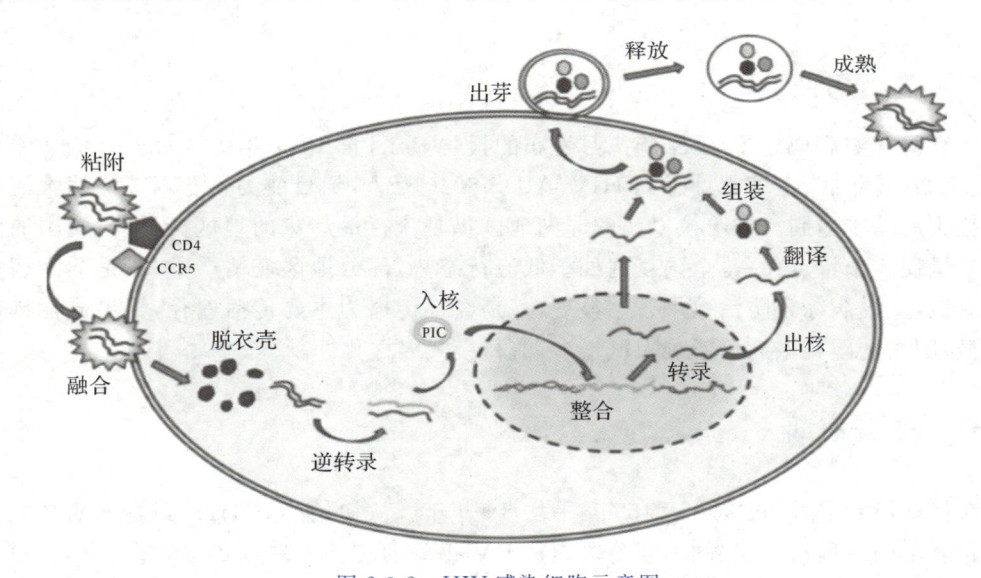

图 2-3-2 HIV 感染细胞示意图

三、流行病学

(一)传染源

HIV 感染者和艾滋病患者是本病唯一的传染源。病毒主要存在于血液、精子和阴道分泌物中,其他体液如唾液、眼泪和乳汁亦含病毒,均具有传染性。

艾滋病的流行病学

(二)传播途径

1. 经性接触传染播　本病主要传播途径。HIV通过性接触摩擦所致细微破损即可侵入机体致病。精液HIV含量远高于阴道分泌物。

2. 经血液和血制品传播　共用针具静脉吸毒,输入含HIV的血液和血制品以及介入性医疗操作均可导致传染。

3. 母婴传播　感染HIV的孕妇可在妊娠期间通过胎盘传给胎儿,也可在分娩期经产道及产后血性分泌物、哺乳等传给婴儿。

4. 其他途径　接受HIV感染者的器官移植、人工授精或污染的器械等。此外,医护人员被污染的针头刺伤或破损皮肤受污染有可能受传染。

目前无证据表明可通过握手,礼节性拥抱,共同进餐、共用工具、共同工作等一般社交接触或共用公共设施等传播,但要避免共用牙刷和剃须刀。

(三)易感人群

人群普遍易感,男男同性恋者、性乱者、静脉药瘾者、多次接受输血或血制品者为高危人群。

(四)流行特征

联合国艾滋病规划署2024年7月发布的报告显示,自1981年美国报告首例艾滋病以来,截至2023年底,全球累计感染HIV/AIDS 8840万人,到目前为止全球艾滋病大流行的进展势头已基本遏制。撒哈拉以南的非洲地区仍是流行最严重的地区。目前,我国的艾滋病疫情呈现4个特点:一是全国疫情处于低流行态势,部分地区疫情严重;二是艾滋病疫情增幅放缓,艾滋病综合防治效果开始显现;三是经性传播为主要传播途径,男男同性传播增加明显;四是全国艾滋病受影响人群增多,流行模式多样化。

四、临床表现

潜伏期短者数月,长者可达15年,平均8~9年。从初始感染HIV到终末期是一个较为漫长复杂的过程,在病程的不同阶段,与HIV相关的临床表现也是多种多样的。根据我国《中国艾滋病诊疗指南》(2024年版),HIV感染可分为三个期,即急性期、无症状期和艾滋病期。

(一)急性期

HIV感染后2~4周,部分感染者在急性期出现HIV病毒血症和免疫系统急性损伤相关的临床表现。临床表现以发热最为常见,可伴有咽痛、盗汗、恶心、呕吐、腹泻、皮疹、关节疼痛、淋巴结肿大及神经系统症状。大多数患者临床症状轻微,持续1~3周后自行缓解。此期在血液中可检测到HIV RNA和p24抗原,$CD4^+$ T淋巴细胞计数一过性减少,$CD4^+/CD8^+$ T淋巴细胞比值倒置。部分患者可有轻度白细胞和血小板减少或肝生化指标异常。

(二)无症状期

此期持续时间一般为 6~8 年。其时间长短与感染病毒的数量和型别、感染途径、机体免疫状况的个体差异、营养条件及生活习惯等因素有关。在无症状期,由于 HIV 在感染者体内不断复制,免疫系统受损,$CD4^+$ T 淋巴细胞计数逐渐下降,可出现淋巴结肿大。此期具有传染性。

(三)艾滋病期

此期为感染 HIV 后的终末阶段。患者 $CD4^+$ T 淋巴细胞计数明显下降,大多<200 个/μL,HIV 血浆病毒载量明显升高。此期主要临床表现为 HIV 相关症状、体征及各种机会性感染和肿瘤。

1. HIV 相关症状、体征 主要表现为持续 1 个月以上不明原因的超过 38℃ 的发热;持续 1 个月以上不明原因腹泻(大便次数多于 3 次/d);6 个月之内体重持续下降 10% 以上。部分病人表现为神经精神症状,如记忆力减退、精神淡漠、性格改变、头痛、癫痫及痴呆。另外,还可出现持续性全身性淋巴结肿大。其特点为:除腹股沟以外有 2 个或 2 个以上部位的淋巴结肿大;淋巴结直径≥1cm,无压痛,无粘连;持续时间 3 个月以上。

2. 各种机会性感染和肿瘤

(1)呼吸系统:如卡氏肺孢子虫引起的肺孢子菌肺炎(pneumocystis pneumonia,PCP)、肺结核、肺部真菌病、肺部卡波西肉瘤等。约 80% 的艾滋病患者死于肺部感染。PCP 临床表现为发热、慢性咳嗽、呼吸急促、发绀、动脉血氧分压降低。

(2)消化系统:如口腔和食管的念珠菌病、疱疹病毒和巨细胞病毒感染较为常见,表现为口腔炎、食管炎或溃疡。主要症状为吞咽困难和胸骨后烧灼感。病人胃肠黏膜常受疱疹病毒、隐孢子虫和卡波济氏肉瘤的侵犯,临床表现为腹泻和体重减轻。同性恋患者肛周疱疹病毒感染和疱疹性直肠炎较为常见。

(3)神经系统:30%~70% 患者可出现神经系统症状,包括脑弓形虫病、隐球菌性脑膜炎、巨细胞病毒脑炎、癫痫、HIV 痴呆综合征、无菌性脑膜炎等。

(4)皮肤黏膜:卡波西肉瘤常侵犯下肢皮肤和口腔黏膜,表现为紫红色或深蓝色浸润斑或结节,2~5mm 直径大小皮肤丘疹,可融合成大片状,表面出现溃疡并向四周扩散。其他常见的有口腔毛状白斑、口腔念珠菌病、口腔疱疹、复发性口腔溃疡、牙龈炎、带状疱疹、生殖器疱疹、肛门尖锐湿疣和传染性软疣等。

(5)其他表现:眼部受累如巨细胞病毒性视网膜炎、弓形虫视网膜脉络膜炎、眼底棉絮状白斑;眼部卡波济氏肉瘤常侵犯眼睑、睑板腺、泪腺、结膜和虹膜等。

五、辅助检查

(一)血清抗原抗体检查

1. 抗体检测 HIV-1/HIV-2 抗体检测是 HIV 感染诊断的金标准。一般经筛查试验(初筛和复检)和确证试验两步。先用 ELISA 法或免疫荧光法初筛和复检抗-gp120 及抗-

p24,再用免疫印迹（WB）法检测确认。

2. 抗原检测 ELISA法测定血清p24抗原,有助于抗体产生窗口期和新生儿早期感染的诊断。

(二)病毒载量测定

HIV病毒水平的定量检测又称病毒载量检测,可以准确地测定出每毫升血浆中HIV RNA的含量。病毒载量的测定,可为预测疾病进程、提供抗病毒治疗依据、评估疗效、指导治疗方案调整以及早期诊断提供参考。

(三)免疫学检查

1. $CD4^+T$淋巴细胞检测 $CD4^+T$淋巴细胞是HIV感染最主要的靶细胞,HIV导致$CD4^+T$淋巴细胞进行性减少,$CD4^+T/CD8^+T$比例倒置现象。

2. 其他 免疫球蛋白、$β_2$微球蛋白可升高。

(四)其他检测

血液常规可有不同程度的血红蛋白、白细胞、红细胞及血小板减少。尿蛋白常阳性。X线检查有助于发现肺部并发结核、孢子菌、真菌感染及卡波西肉瘤等。

六、治疗要点

(一)治疗原则

治疗主要包括抗反转录病毒、免疫治疗、支持及对症治疗三个方面。早期抗反转录病毒治疗是关键。

(二)抗反转录病毒治疗

抗反转录病毒治疗不能清除病毒,其目标是最大限度地抑制病毒复制,重建或维持免疫功能；降低病死率和HIV相关性疾病的罹患率,改善患者生活质量,减少HIV的传播风险。

1. 药物种类 目前国际上共有6大类30多种药物,分别为核苷类反转录酶抑制剂（NRTIs）、非核苷类反转录酶抑制剂（NNRTIs）、蛋白酶抑制剂（PIs）、整合酶抑制剂（INSTIs）、融合抑制剂（FIs）及CCR5抑制剂。国内的抗反转录病毒治疗药物有NRTIs、NNRTIs、PIs、INSTIs以及FIs五大类(包括复合制剂)(表2-3-2)。

表2-3-2 HIV的抗反转录病毒药物

药物种类	代表性药物	作用机制
核苷类逆转录酶抑制剂（NRTIs）	叠氮胸苷（AZT）,又名齐多夫定（ZDV）、去羟肌苷（ddI）、拉米夫定（3TC）、司坦夫定（d4T）、阿巴卡韦（ABC）、替诺福韦（TDF）、恩曲他滨（FTC）	选择性抑制反转录酶,掺入正在延长的DNA链中,抑制HIV复制

续表

药物种类	代表性药物	作用机制
非核苷类反转录酶抑制剂(NNRTIs)	奈韦拉平(NVP)、依非韦伦(EFZ)、依曲韦林(ETV)、利匹韦林(RPV)	主要作用于 HIV 反转录酶特定位点,使其失去活性
蛋白酶抑制剂(PIs)	利托那韦(RTV)、Kaletra(洛匹那韦与 RTV 的复合制剂)、替拉那韦(TPV)、阿扎那韦(ATV)、达茹那韦(DRV)、印第那韦(IDV)	抑制蛋白酶,即阻断 HIV 复制和成熟过程中必须的蛋白质合成
整合酶抑制剂(INSTIs)	拉替拉韦(RAV)、多替拉韦(DTG)	抑制逆转录病毒复制过程,阻断催化病毒 DNA 与宿主染色体 DNA 的整合
融合抑制剂(FIs)	艾博韦泰(ABT)	通过与 gp41 功能区结合从而抑制其促融合功能的发挥,干扰 HIV 与宿主细胞的黏附或融合

2. 治疗方案 若仅用一种抗反转录病毒药物治疗,易诱发 HIV 变异,产生耐药性。目前常采用联合用药,称为高效抗反转录病毒治疗(HAART),又称"鸡尾酒疗法"。成人及青少年初治患者推荐方案为两种,即 NRTI+1 种 NNRTI 或 1 种 NRTI+2 种 PI,或两种 NRTI+1 种 PI 等。

中国艾滋病诊疗指南(2024 版)明确成人及青少年初治患者推荐方案为:两种 NRTI 类药物联合第三类药物,第三类药物可以为 INSTI 或 NNRTI 或者增强型 PI(含利托那韦或考比司他)。

3. 常见不良反应 抗 HIV 病毒药物均有不同程度的副作用。如齐多夫定(AZT)有骨髓抑制、胃肠道不适、肌酸激酶和谷丙转氨酶升高,乳酸酸中毒和(或)肝脂肪变性等;去羟肌苷(ddI)与司坦夫定(d4T)有胰腺炎、外周神经炎、胃肠道不适、乳酸酸中毒和/(或)肝脂肪变性等;奈韦拉平(nevirapine,NVP)可引起严重皮疹、肝损害等;依非韦伦(efavirenz,EFV)有中枢神经系统毒性、皮疹、肝损害、高脂血症等;印第那韦(IDV)可致肾结石、加重出血倾向、高胆红素血症、高脂血症等。抗病毒治疗时应该严格掌握适应证,严格遵医嘱规范操作。

七、预防

目前尚无药物可以彻底清除感染者体内的 HIV,也无疫苗加以预防。艾滋病是一种与行为密切相关的传染性疾病,推行健康促进、行为改变、倡导预防为主是预防和控制 HIV 感染(艾滋病)的关键。这需要全社会的积极参与、有关部门互相合作。

艾滋病的预防

(一)管理传染源

鼓励艾滋病疑似者自愿咨询、自愿检测。对发生 HIV 感染(艾滋病)危险行为的高危人群进行血清流行病学和行为监测。

(二)切断传播途径

1. 预防经血传播　①确保安全的血液供应。所有输血用的血液必须进行 HIV 抗体检测,提倡临床合理用血。②静脉吸毒者的行为干预。在严厉打击的同时,应广泛宣传,使吸毒者意识到,静脉吸毒所面临的感染 HIV 的风险及问题的严重性,以及降低危险的策略,如戒毒。③控制 HIV 的医源性传播。提高医务人员的安全操作意识,医疗服务中执行普遍预防的原则,严格无菌操作。

2. 预防经性传播　洁身自爱,遵守性道德,提倡安全性行为,推广安全套使用。

3. 预防母婴传播　从孕 14 周到 34 周,给予产科干预,进一步结合剖宫产、人工喂养等降低传染率。

(三)保护易感者

目前尚无疫苗预防 HIV 的感染。普查高危人群,尤其是要密切观察感染 HIV 妇女的性伴侣及所生育的孩子。

【工作过程】

一、护理评估

(一)健康史及相关因素

评估病人是否有密切接触史,如是否有不安全性行为史,是否为 HIV 感染者的性伴侣;是否接受过输血或输血液制品史;是否有器官移植、人工授精等侵入性操作史;是否有静脉吸毒史等;若婴儿要了解其母亲是否感染 HIV,评估病人曾经所患疾病及发病时间等既往史。

(二)身体状况

1. 症状体征评估　评估病人的一般状态及生命体征,如体温、营养状况、体重等;询问病人有无不明原因的持续发热、盗汗、腹泻和体重下降,是否有反复肺部感染;检查病人有无淋巴结肿大、皮肤黏膜有无卡波济氏肉瘤;有无口腔炎、食管炎等表现;有无癫痫发作、进行性痴呆等神经系统受累表现;有无肺部啰音等呼吸系统感染表现。

2. 实验室检查评估　评估血清学 HIV 抗原或抗体检测结果,$CD4^+$ T 淋巴细胞计数下降程度,HIV 病毒载量结果等。

(三)心理和社会状况

评估患者是否有失眠、噩梦、晕厥等;有无恐惧、抑郁、悲观等不良情绪;有无企图报复、自杀等心理倾向；以及了解家庭及社会的支持程度。

二、护理诊断

1. 有感染的危险　与免疫功能受损有关。
2. 营养失调：低于机体需要量　与发热、食欲减退、腹泻、各种机会性感染及肿瘤消耗有关。
3. 恐惧　与艾滋病预后不良，担心受他人歧视有关。
4. 活动无耐力　与营养不良、长期发热、腹泻等导致机体消耗增多有关。
5. 组织完整性受损　与艾滋病后期并发机会性感染、肿瘤有关。
6. 有传播感染的可能　与病原体排出有关。

三、护理目标

出院时患者体温正常，症状、体征减轻，营养状况得到明显的改善。能正视现实，正确对待自己的病情，积极配合医生护士治疗、护理。活动耐力有所增加，焦虑状况明显改善。能积极配合疾病预防控制人员对病情的监测、随访，并能采取适当的预防措施，不发生艾滋病的传播。

四、护理措施

（一）一般护理

1. 隔离　将病人安置在安静、舒适的隔离病房内，对艾滋病病人执行血液、体液接触隔离的同时，还要实施保护性隔离，以防止各种机会性感染的发生。
2. 消毒　对患者的血液、体液和被患者血液、体液等污染的一切物品进行严格消毒处理。患者出院或死亡后，房间、物品须进行终末消毒。
3. 休息　急性感染期和艾滋病期应绝对卧床休息，有症状时，应尽量休息，症状减轻后可逐步起床活动，鼓励动静结合。无症状感染者可正常工作与学习。
4. 饮食　对于长期发热、腹泻、消耗明显增多，能进食者给予高热量、高蛋白、高维生素等易消化饮食，少食多餐；不能进食者给予静脉输液或鼻饲，加强患者的营养，增强机体抵抗力。
5. 心理护理　①尊重患者的人格，建立良好的护患关系，注意保护患者的隐私。工作中注意细节，多与患者沟通，了解其心理状态。②不歧视患者，解除孤独和恐惧，帮助患者增加必要的社会支持，使其感受到温暖。③重新建立自信，积极配合治疗。引导患者正视现实，讲清遵医嘱抗病毒治疗能有效控制病情，增强治疗的信心，积极配合治疗。

(二)用药护理

1. 提高患者治疗依从性 与患者沟通遵医嘱治疗的重要性,使患者能长期按时、按量地正确服用药物。鼓励患者与他人交流,增强自信心。

2. 观察药物疗效和不良反应 如有无头痛、恶心、呕吐等;因抗病毒药物叠氮胸苷(AZT)等常有骨髓抑制的不良反应,用药后可出现贫血、中性粒细胞和血小板减少,故在用药期间要定期复查血常规,当中性粒细胞<$0.5×10^9$/L时,应及时报告医师,遵医嘱进行相应的处理。

(三)病情观察与对症护理

1. 主要观察内容 ①定时评估生命体征和一般状态,如体温、神志、营养状况、体重等。②观察患者病情进展情况,注意有无肺部、胃肠道、皮肤黏膜等感染的情况,如有机会性感染和恶性肿瘤等各种并发症,详细记录病情变化,及时与医师联系,采取相应的治疗护理措施;注意有无癫痫发作、瘫痪、进行性痴呆等神经系统受累表现。

2. 对症护理 加强皮肤、口腔护理,注意保持皮肤清洁干燥。流质饮食,食物避免过热过硬,防止局部刺激。艾滋病后期有条件者应在执行血液体液隔离的基础上实施保护隔离,防止继发感染。发现机会性感染部位时,详细记录,及时同医生取得联系,配合治疗,并采取相应的护理措施。中性粒细胞<$0.5×10^9$/L时,应报告医生。

(四)健康宣教

1. 疾病知识宣教 正确认识艾滋病,指导科学防护。①指导大众预防艾滋病的方法。对于普通人群来说,重点是性病和艾滋病防治知识,推广安全套使用和有关法律和社会道德教育。对高危人群除上述以外,还应加强"减少危害"和摒弃危险行为的教育,并为他们提供健康咨询和指导。②消除大众对HIV感染的恐慌和歧视,使他们明白日常学习、工作或生活接触,不会传染HIV,用包容和关爱之心对待HIV感染者或艾滋病患者,形成一个既有利于艾滋病的防治,又有利于感染者和病人生活的良好社会环境。

2. 行为指导 正确对待疾病,强调隔离的意义。①做好防范工作,避免把疾病传染给他人,摒弃危险行为,以阻断疾病蔓延。②为HIV感染的育龄妇女做好咨询工作,可采用产科干预、人工喂养等方式阻断母婴传播。③保护自己,避免继发感染,养成良好卫生习惯。④增强感染者社会责任意识,就诊时主动申报,参与同伴教育等。

3. 出院指导 ①合理安排休息,避免过度疲劳;阐明营养对疾病和康复的影响,注意个人卫生,防止继发感染而加重病情;对稳定期的病人应鼓励和指导其进行适当的锻炼。②告知消毒隔离的重要性及其方法,病人的日常生活用品单独使用和定期消毒;家属接触被病人血液、体液污染的物品时,要戴手套、穿隔离衣、戴口鼻罩;处理污物或护理病人后一定要用肥皂仔细洗手。③向病人及家属说明艾滋病的治疗方法、药物的使用方法和副作用,并告知病人出院后应定期随诊,坚持治疗以控制病情发展。④对无症状HIV携带者,每隔3~6个月做1次临床及免疫学检查,如出现症状及时隔离治疗,在医师指导下服药,预防感染，延缓病程进展。

(五)艾滋病职业暴露处理

1. 紧急处理 ①用肥皂液和流动的清水清洗被污染局部。②污染眼部等黏膜时，应用大量等渗氯化钠溶液反复对黏膜进行冲洗。③存在伤口时，应轻柔由近心端向远心端挤压伤处，尽可能挤出损伤处的血液，再用肥皂液和流动的清水冲洗伤口。④用75%的酒精或0.5%碘伏对伤口局部进行消毒。⑤要及时向带教老师、有关领导、相关部门报告发生职业暴露情况。

2. 感染风险的评估 ①职业暴露的途径有暴露源损伤皮肤(刺伤或割伤等)或沾染不完整皮肤或黏膜。如暴露源为 HIV 感染者的血液，那么经皮肤损伤暴露感染 HIV 的危险性为0.3%，经黏膜暴露为0.09%，经不完整皮肤暴露的危险度尚不明确，一般认为<0.1%。②评估暴露源危险度。低传染性：病毒载量水平低、暴露源接受 ART；高传染性：病毒载量高、AIDS 晚期、暴露源未接受 ART 或不规律服药者。

3. 暴露后的预防性用药 ①阻断方案。首选推荐方案为：恩曲他滨(FTC)/替诺福韦(TDF)(或 FTC/TAF 联合 INSTI(BIC 或多替拉韦或拉替拉韦))。②开始治疗用药的时间及疗程。在发生 HIV 暴露后尽可能在最短的时间内(尽可能在2h内)进行预防性用药，最好在24h内，但不超过72h，连续服用28d。

4. HIV 职业暴露后的监测 发生 HIV 职业暴露后立即、4周、8周、12周和24周后动态检测 HIV 抗体。

【知识拓展】

1. 艾滋病"窗口期"

所谓"窗口期"，是指人体感染 HIV 到血液中可检测出 HIV 抗体的时间，通常为2周到3个月，最长可达到6个月。特别要指出的是，即使在"窗口期"，此人仍可传播病毒。

2. 艾滋病诊断原则

HIV/AIDS 的诊断需结合流行病学资料(包括静脉注射吸毒史、不安全性生活史、输血或血液制品史、职业暴露史、母亲感染史等)、临床表现和实验室检查等进行综合分析，慎重做出诊断。

3. 艾滋病期的诊断标准

有流行病学资料、HIV 抗体阳性，以及以下任何一项阳性者，即可诊断为艾滋病期。①原因不明的持续不规则发热一个月以上，体温>38℃。②6个月内体重下降>10%以上。③慢性腹泻次数每日3次以上>一个月。④反复发作的口腔白色念珠菌感染。⑤反复发作的单纯疱疹病毒感染或带状疱疹感染。⑥肺孢子虫肺炎(PCP)。⑦反复发生的细菌性肺炎。⑧活动性结核或非结核分枝杆菌病。⑨深部真菌感染。⑩中枢神经系统占位性病变。中青年人出现痴呆、活动性巨细胞病毒感染、弓形虫脑病、反复发生的败血症、马尔尼菲青霉菌感染、皮肤黏膜或内脏的卡波西肉瘤、淋巴瘤。HIV抗体阳性,即使无上述表现或症状,如果CD4$^+$T淋巴细胞<$0.2×10^9$/L($200/mm^3$),也可诊断为艾滋病。

4. 中国"四免一关怀"政策

中华人民共和国国务院令第457号《艾滋病防治条例》将艾滋病"四免一关怀"政策纳入了法治化轨道。"四免"是指:①免费服用抗病毒药物;②免费给予咨询及HIV抗体初筛;③免费提供母婴阻断药物及婴儿检测试剂;④免费对艾滋病患者的孤儿提供教育。"一关怀"是指:对艾滋病患者的家庭提供救助关怀,给予生活补助,辅助其从事力所能及的生产活动,增加收入。

> **思政融入**:"四免一关怀"政策是我国艾滋病防治领域的重要应对策略,体现出对艾滋病病毒感染者和艾滋病病人的支持、治疗、关怀和非歧视原则。引导学生关注社会、关注艾滋病,正确对待艾滋病人,培养学生奉献、爱心的社会责任感。

五、世界艾滋病日

为提高人们对艾滋病危害的认识,世界卫生组织于1988年1月在英国伦敦召开有100多个国家卫生部长参加的高级会议,会议确定每年12月1日为世界艾滋病日(World Aids Day),号召世界各国在这一天举办各种活动,宣传和普及预防艾滋病的知识。1988年12月1日是第一个世界艾滋病日,主题为"全球共讨,征服有期"。

【能力训练】

张某,男,35岁,旅居美国。因逐渐消瘦1年余,持续低热2周。入院体检:T 38.4℃,体重47kg。口腔布满乳白色斑片,心肺听诊无殊,枕部、腋下可触及多个淋巴结。实验室检查:血常规 WBC $15×10^9$/L,HIV-1抗体阳性(经CDC确诊)。口腔乳白色斑片中找到白色念珠菌。入院第三天出现咳嗽咳痰,痰带血丝。分析以上病历,回答以下问题:

1. 该患者入院时的正确诊断 ( )
   A. HIV感染(急性期)　　　B. HIV感染(无症状期)　　　C. HIV感染(艾滋病期)
   D. 淋巴结炎症　　　　　　E. 机会性感染

2. 该患者入院时最主要的护理问题,不包括下列哪项 ( )
   A. 有传播感染的危险　　　B. 营养失调:低于机体需要量
   C. 皮肤完整性受损　　　　D. 活动无耐力　　　　　　E. 社交孤立

3. 患者入院第三天,最可能发生 ( )
   A. 肺部结核菌感染　　　　B. 肺部细菌感染　　　　C. 肺部孢子菌感染

156

D. 肺部卡波西肉瘤　　　　E. 肺部感染

4. 该患者主要的隔离方式为　　　　　　　　　　　　　　　　　　　　　（　）

A. 血液隔离　　　　B. 消化道隔离　　　　C. 接触隔离

D. 呼吸道隔离　　　E. 体液隔离

（邱惠萍）

项目四　虫媒传染病患者的护理

学习目标

● 知识目标
1. 理解虫媒传染病的传播方式等共性特征。
2. 熟悉常见虫媒传染病的临床特点、治疗要点及护理评估。
3. 理解虫媒传染病预防隔离。
● 能力目标
1. 能按照虫媒传染病隔离要求，规范落实消毒隔离措施，做好防护和自我防护。
2. 能按照护理程序对常见虫媒传染病患者实施整体护理、宣教，必要时能配合抢救。
● 素质目标
1. 培养认真严谨、一视同仁、尊重患者的职业道德和职业素养。
2. 理解严谨、细心职业素养的重要性，培养"敬佑生命、救死扶伤、甘于奉献、大爱无疆"的卫生职业精神。

虫媒传染病属于媒介生物传染病，是以蚊、蚤、蜱等节肢动物（俗称虫子）为主要传播媒介，主要通过叮咬吸血，使病原体通过血液进入人体并大量繁殖，侵害各器官、组织引起有传染性的疾病。虫媒传染病具有一定的季节性和地方性，预防传播应以防止媒介昆虫叮咬为主。虫媒传染病患者应进行昆虫隔离。

任务一　疟疾患者护理

【疾病概要】

疟疾（malaria）是由疟原虫经按蚊叮咬而引起的寄生虫病，属于地方性传染病，主要在热带和亚热带地区流行。临床特点为周期性发作的寒战、高热,大汗后缓解,反复发作者可伴贫血和脾大。

一、病原学

人疟原虫主要分为间日疟原虫、恶性疟原虫、三日疟原虫、卵形疟原虫,以及人猴共感染的诺氏疟原虫(诺氏疟原虫主要经猴—蚊—人传播)。几种疟原虫的生活史基本相同,其完整的生活史需要在人和蚊体内,经两个阶段发育。人和按蚊是疟原虫发育过程中的两个宿主,人是中间宿主,按蚊是终末宿主。

(一)疟原虫在人体内的发育

疟原虫在人体内的发育分为在肝细胞内的红外期和红细胞内的红内期两个阶段(图2-4-1)。

1. 红外期 具有传染性的雌性按蚊叮咬人体时,子孢子随按蚊的唾液进入人体血液。子孢子随血流侵入肝细胞,在肝细胞内进行裂体增殖发育,最终发育成裂殖子。裂殖子增殖时间不等,恶性疟原虫为5~6d,间日疟原虫为8d,卵形疟原虫为9d,三日疟原虫为11~12d。裂殖体成熟后,受染肝细胞内释放的裂殖子进入血液,并侵入红细胞。

间日疟原虫与卵形疟原虫的子孢子进入肝细胞后,部分速发型子孢子按上述裂体增殖过程发育成裂殖子并进入血液;部分子孢子进入休眠状态,被称为休眠子或迟发型子孢子,

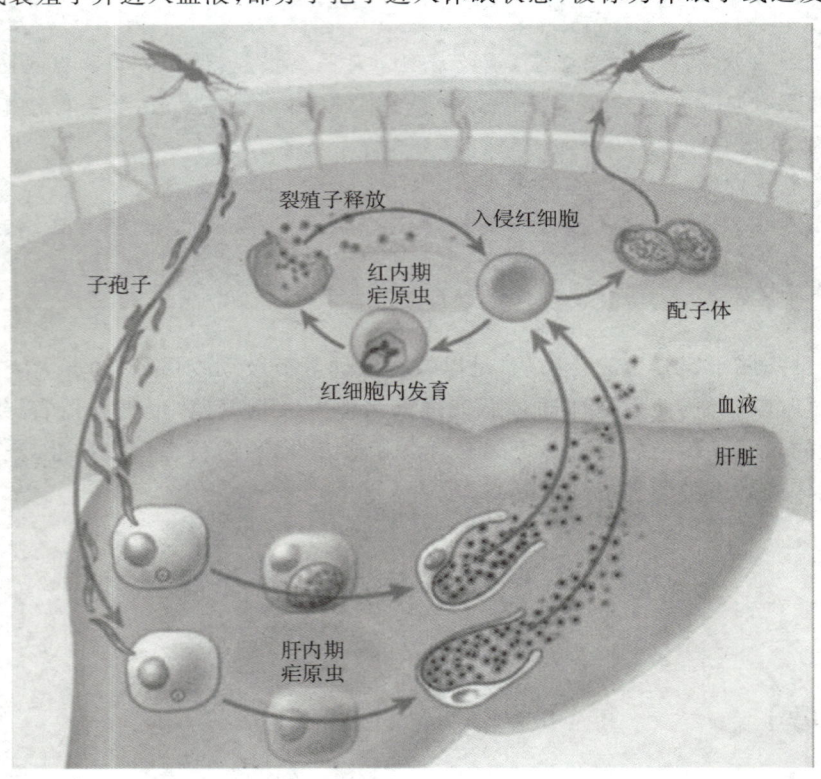

图2-4-1 疟原虫感染人体示意图

经一段时间(1个月~1年)被激活并继续发育为成熟裂殖体。间日疟原虫和卵形疟原虫的休眠子或迟发型子孢子与其复发有关。恶性疟原虫和三日疟原虫无休眠子或迟发型子孢子,因此恶性疟和三日疟不会复发。

2. 红内期 侵入红细胞的疟原虫裂殖子继续进行红内期裂体增殖,含成熟裂殖子的红细胞崩解,引起临床发作。释放出的裂殖子则继续侵入其他红细胞并重复红内期增殖过程,使临床症状周期性发作。经过3~6代的裂体增殖后,部分疟原虫转而发育为配子体,具有传染性。

(二)疟原虫在蚊体内的发育

当患者及无症状带虫者被雌性按蚊叮咬吸血时,配子体随之进入蚊胃内进行配子发育。雌雄配子结合形成合子,合子逐渐发育为动合子,动合子穿过胃壁形成卵囊。卵囊成熟破裂后,子孢子进入按蚊唾液腺,待其叮咬人体吸血时,子孢子即被输入被叮咬者的体内,开始下一轮的感染。

二、发病机制与病理

疟原虫侵入血液循环后,除疟原虫本身对机体的损伤外,机体对抗疟原虫的免疫反应,以及产生的多种细胞因子对机体也产生损害,导致一系列临床症状和体征的出现。

(一)贫血及肝脾肿大

疟原虫寄生在红细胞中并大量破坏红细胞,使患者迅速出现贫血。贫血的轻重与疟原虫种类和原虫密度有关。间日疟原虫和卵型疟原虫常侵犯幼稚的红细胞,受染红细胞一般不超过2%,故贫血较轻;三日疟原虫侵犯衰老红细胞,受染红细胞一般不超过1%,故贫血较不明显。恶性疟原虫能侵犯不同发育阶段的红细胞,且感染密度较高,故贫血出现较早且显著。诺氏疟原虫在红细胞内的裂体增殖周期为24h,在短时间内可生成大量的裂殖子,且裂殖子对寄生红细胞的要求不严格,不同发育阶段的红细胞都可受到侵袭,与感染恶性疟原虫相似。为清除疟原虫、代谢排泄物和红细胞碎片,单核吞噬细胞系统细胞增生活跃,故患者常出现脾肿大和脾功能亢进。

(二)脑水肿

恶性疟原虫可寄生在脑毛细血管内的红细胞中。其感染红细胞的表面有黏性凸起,可黏附于毛细血管的内皮细胞,并通过互相凝集与吸附导致局部毛细血管阻塞及细胞缺氧,可引起严重的水肿及脑细胞损害,可伴发弥散性血管内凝血。

(三)溶血性尿毒综合征

溶血性尿毒综合征又称黑尿热,主要由血红蛋白和抗原-抗体复合物等大分子物质堵塞肾小球基底膜并引起急性免疫变态反应所致。患者常出现酱油样黑尿、少尿(或无尿)及肌酐和尿素氮等急剧升高等急性肾衰竭表现。

三、流行病学

(一)传染源

疟疾患者和无症状带虫者是传染源。恶性疟原虫在人体内存活一般不超过1年,间日疟原虫可在人体内存活约2年,三日疟原虫则可在人体内存活超过10年。

(二)传播途径

以经按蚊叮咬传播为主,少数可经输血传播,偶有患病孕妇经胎盘感染胎儿。诺氏疟原虫可通过猴-蚊-人传播。尽管实验室发现诺氏疟原虫存在人-蚊-人传播的可能,但目前尚缺乏持续人-蚊-人传播的流行病学证据。

(三)易感人群

除了某些具有遗传特质的人群,不同种族、性别、年龄和职业人群对疟原虫普遍易感。

(四)流行特征

疟疾分布于全球北纬60°和南纬45°之间的广泛地域。据WHO报道,2020年全球有超过2亿疟疾病例,60多万人死亡,其中非洲撒哈拉沙漠以南地区疟疾流行最为严重,每年疟疾发病数和死亡数均占全球的90%以上,绝大多数是恶性疟疾。间日疟是非洲之外的南美洲、东南亚和东地中海地区分布最广泛的疟疾种类,但在东非的埃塞俄比亚等国亦有分布。三日疟和卵形疟多见于非洲和东南亚地区。诺氏疟主要发现于马来西亚、印度尼西亚。

世界卫生组织WHO在2021年6月宣布我国通过了消除疟疾认证,意味着我国已消除本土疟疾。但随着国际交流的日益频繁,输入性疟疾的威胁将长期存在,每年仍有数千例境外输入性病例,数百例重症疟疾,数十例因疟疾死亡病例。输入来源主要为非洲(撒哈拉沙漠以南国家)和东南亚国家,各种疟疾均有输入,以恶性疟为主,间日疟次之,部分患者可为混合感染。

四、临床表现

疟疾通过蚊虫叮咬感染,潜伏期按疟原虫的类别而不同。一般,恶性疟原虫7~9d,间日疟原虫11~13d,三日疟原虫18~35d,卵形疟原虫11~16d。但间日疟原虫温带株的潜伏期可长达数月。若系输血感染,各种疟原虫的潜伏期一般在一周左右。

(一)普通型临床表现

1. 典型临床表现 典型临床表现可分为3期。初发者可有低热、乏力、头痛、纳差等前驱症状。首次发作时,发热多为不规则,逐渐转为有规律的周期性发作。

(1)发冷期:骤起畏寒、剧烈寒战、口唇发绀、皮肤苍白或带青紫,脉搏快而饱满,可有头痛、肌痛、乏力、恶心、呕吐、上腹部不适等。此期持续10~15min。反复发作数次后,发冷期可逐渐延长,持续30~45min。

(2) 发热期:寒战停止,继而高热,常可达39~41℃。患者颜面潮红、头痛、口渴。严重者可谵妄、抽搐及昏迷。发热期一般持续2~6h。

(3) 出汗期:高热后突然大汗,体温骤降,患者感觉明显好转,但困倦思睡。此期历时2~3h。

整个典型发作历时6~10h,而间歇期一般无症状。间日疟和卵形疟的发作周期为隔天1次,常见典型的隔天发作现象。发作多始于中午前后至晚上9点以前,偶见于深夜。三日疟隔两天发作1次,且较规律。恶性疟发热较不规律,发热常达39℃以上,且无明显的间歇发作现象。

2. 不典型临床表现 不典型临床表现包括热型不典型(发冷、发热、出汗症状不明显),且发作周期不规律。部分从非洲返回的患者以发热加呼吸系统症状,或发热加消化系统症状,或发热加神经系统症状等为主要表现,易出现误诊。妊娠期疟疾发作可致流产、早产、死产。胎盘屏障受损或分娩过程中母体血污染胎儿伤口可表现先天性疟疾,婴儿出生后不久即可有疟疾发作。年龄越小的患儿症状越不典型,另外可出现发育迟缓、营养不良、贫血、巨脾等症状。

(二) 重症疟疾临床表现

重症疟疾多见于无免疫力人群中感染者。虽然4种疟原虫均可引起重症疟疾,但多数由恶性疟原虫所致。重症疟疾以脑型疟较多见。

WHO将疟原虫检测阳性,且出现下列之一临床表现者,判定为重症疟疾:①意识受损:成人格拉斯哥昏迷评分<11,儿童布兰太尔昏迷评分<3;②虚脱:全身无力,无法坐、站或行走;③多次抽搐:24h内发作两次以上;④酸中毒:碳酸氢盐<15mmol/L或静脉血浆乳酸≥5mmol/L;⑤低血糖:血糖<2.2mmol/L;⑥严重贫血:12岁以下儿童血红蛋白≤50g/L,红细胞压积≤15%;成人血红蛋白<70g/L,红细胞压积<20%;⑦肾功能损害:血浆或血清肌酐>265μmol/L或血尿素氮>20mmol/L;⑧黄疸:血浆或血清总胆红素>50μmol/L;⑨肺水肿或急性呼吸窘迫综合征:静息状态下指脉氧饱和度<92%,呼吸频率>30次/min;⑩显著出血:包括鼻衄、牙龈或静脉穿刺部位的反复或长期出血,呕血;⑪休克:代偿性休克定义为毛细血管重新充血≥3s,但无低血压。失代偿性休克定义为儿童收缩压<70mmHg(1mmHg=0.133kPa)或成人<80mmHg伴灌注受损表现;⑫高原虫血症:恶性疟原虫血症>10%。

我国已消除疟疾,人群对疟原虫免疫力极低,患者原虫密度大于5%即可导致重症疟疾。所以,我国对WHO上述指标的第12项高原虫血症的大于10%调低为大于5%。同时,对出现急性血小板下降(<50×10⁹/L)、血清铁蛋白显著增高者需警惕发展至重症的可能。

(三) 复发与再燃患者的临床表现

1. 复发 与肝内疟原虫休眠子或迟发型子孢子有关。间日疟和卵形疟患者如仅采用抗红内期疟原虫药物进行治疗,当血液内疟原虫被清除后患者表现为临床治愈,但肝内疟原虫的休眠子或迟发型子孢子经一段时间休眠后可再次发育,进入血液并再次出现临床症状。因此间日疟和卵形疟患者的临床抗疟治疗除用抗红内期疟原虫药物外,还需要加服抗肝内期疟原虫的药物。一般而言,间日疟原虫热带株复发间隔时间较短(常出现在临床治愈后1~2个月),间日疟原虫温带株复发间隔时间较长(可达1年以上)。恶性疟及三日疟没有复发。

2. 再燃　与血液内残存的疟原虫有关。患者抗红内期疟原虫药物治疗不彻底,血液内残存的疟原虫可重新繁殖而再次发作。再燃常出现在临床治愈后1个月内,4种疟原虫均可出现。

五、辅助检查

(一)血常规

外周血白细胞及中性粒细胞计数在急性发作时可增加,发作后则正常,多次发作后,则白细胞计数减少而单核细胞增多。有不同程度的血红蛋白下降和血小板减少。重症疟疾病例在使用自动血细胞计数时,出现外周血白细胞异常升高时,需要人工镜检鉴别,以排除仪器将感染红细胞误判为白细胞的可能性。

(二)病原学检查

1. 外周血涂片显微镜检测　采用外周血涂制厚、薄血片,采用吉氏或瑞氏染色后,显微镜油镜检测疟原虫。目前,血涂片疟原虫显微镜检测是WHO推荐疟疾诊断的"金标准"。它不仅能确定疟原虫感染和判别疟原虫种,还能识别疟原虫虫期和原虫密度,协助重症疟疾救治。部分对外周血涂制的厚、薄血片无镜检能力的医疗机构也可用骨髓片镜检,但首选外周血涂片镜检。

2. 疟原虫抗原快速诊断检测　疟原虫抗原快速诊断试纸条具有检测简便、快速的特点。不同快速诊断试纸条的敏感性和特异性有很大差异。其中,以富组氨酸蛋白Ⅱ/富组氨酸蛋白Ⅲ(HRPⅡ/HRPⅢ)为靶抗原的诊断试纸条对恶性疟原虫检测敏感性和特异性较高,但不能检测其他疟原虫虫种;以乳酸脱氢酶为靶抗原的诊断试纸条可检测恶性疟原虫或非恶性疟原虫,但不能区别间日疟原虫、卵形疟原虫和三日疟原虫,且对低原虫密度的检测敏感性稍差。疟原虫抗原快速诊断检测不能用于判定抗疟治疗效果。

3. 疟原虫基因检测　以PCR检测技术为主的核酸诊断方法,以及近些年快速发展的宏基因组检测不仅能进行虫种鉴别,还可以用于疟原虫抗药相关基因的检测,具有特异性、敏感性高的特点。但只有国家药品监督管理局批准的疟原虫基因检测试剂盒才能用于临床疟原虫基因检测。

六、治疗要点

(一)治疗原则

疟疾患者的治疗

疟疾治疗包括病因治疗(选用速效、不良反应较少的抗疟药物,迅速杀灭疟原虫及预防远期复发)、对症治疗(针对各种症状和并发症)和必要的支持疗法(保持酸碱平衡和重要脏器功能)。

(二)抗疟药物

1. 常用杀灭红细胞内疟原虫的药物(控制临床症状)

(1)磷酸氯喹:4-氨基喹啉类药物,对各种疟原虫的红内期、无性期原虫均有较强杀灭作用。该药口服吸收迅速而完全(2~3h达血浆有效浓度),在红细胞内浓度比血浆内高10~20倍,在疟原虫寄生红细胞的浓度比正常红细胞的高20~25倍。磷酸氯喹代谢缓慢,半衰期约为74h。主要不良反应包括头痛、恶心、呕吐、视力模糊等(停药后可恢复),偶见抑制心肌兴奋性和房室传导(心脏病患者慎用),大剂量使用可对视神经造成不可逆损害。成人治疗总剂量为磷酸氯喹(基质)1.2g,分3d服用。由于大部分疟疾流行区的恶性疟原虫对磷酸氯喹已出现抗性,因此已不推荐用于恶性疟治疗。

(2)磷酸哌喹:也为4-氨基喹啉类药物。对各种疟原虫的红内期、无性期原虫均有较强杀灭作用,但与磷酸氯喹有交叉耐药性。该药口服吸收良好,先储于肝脏,后逐渐释放入血,血浆半衰期可长达28d。主要不良反应包括头昏、头痛、恶心、呕吐等(停药后可恢复)。该药有肝内蓄积作用,可致血清谷丙转氨酶短期升高,不建议1个月内重复使用,肝病患者及孕妇慎用。成人治疗总剂量为磷酸哌喹(基质)1.2g,分3d服用。

(3)磷酸咯萘啶:为苯并萘啶类新型抗疟药物。对各种疟原虫的红内期和无性期原虫均有较强杀灭作用,与磷酸氯喹无交叉耐药性,可用于抗磷酸氯喹恶性疟的治疗。该药可口服、肌内注射和静脉滴注,吸收迅速(肌内注射后0.75h或口服1.4h后血浆浓度达高峰),半衰期较短(3d)。不良反应一般较轻,对心脏无不良反应。目前,该药主要包括注射剂和与青蒿素类药物组成的复方口服片剂。

(4)青蒿素类药物:由我国传统中草药——黄花蒿提取的一种倍半萜内酯类新型抗疟药物,能杀灭各种疟原虫的红内期无性体,并可阻碍恶性疟原虫配子体的发育,广泛用于抗磷酸氯喹恶性疟的治疗。该类药口服后1.3h达浓度高峰,静脉注射后2~3min达有效浓度,较易通过血-脑屏障。该药代谢迅速,血浆半衰期仅2h左右。目前主要包括青蒿琥酯、蒿甲醚注射剂和以青蒿素为基础的复方口服药两大类。①青蒿琥酯注射剂:为青蒿素的水溶性衍生物。经静脉注射后在肝脏迅速代谢为双氢青蒿素并发挥杀虫作用。该药已被WHO推荐为重症疟疾的首选治疗药物。②蒿甲醚注射剂:为青蒿素的脂溶性衍生物,肌内注射吸收后也经肝脏代谢为双氢青蒿素并发挥杀虫作用。该药已被WHO推荐为无青蒿琥酯注射剂地区重症疟疾的替代治疗药物之一。③以青蒿素为基础的复方或联合用药(artemisinin-based combination therapy,ACT):为缩短青蒿素类药物治疗疗程并延缓抗药性产生。WHO强烈要求青蒿素类药物的口服制剂应采用青蒿素类药物与其他抗疟药物组合成复方或联合用药。目前,WHO推荐的ACT复方制剂包括蒿甲醚/本芴醇片、青蒿琥酯/阿莫地喹片、双氢青蒿素/磷酸哌喹片和青蒿琥酯/咯萘啶片;ACT联合用药包括青蒿琥酯-甲氟喹和青蒿琥酯-磺胺多辛-乙胺嘧啶。由于蒿甲醚-本芴醇、青蒿琥酯-甲氟喹和青蒿琥酯-磺胺多辛-乙胺嘧啶未在我国注册,我国《抗疟药物使用规范》推荐双氢青蒿素/磷酸哌喹片、青蒿琥酯/阿莫地喹片和青蒿素/哌喹片。

2. 杀灭肝内期疟原虫的药物(控制复发、中止传播) 目前,在国家药品监督管理局注册的、唯一能杀灭肝内期疟原虫的药物为磷酸伯氨喹。磷酸伯氨喹能杀灭肝内期疟原虫防止复发,且能抑制成熟配子体在蚊体内发育,可减少疟疾传播,但对红内期疟原虫几乎无作用。

磷酸伯氨喹最严重的不良反应是可致葡萄糖-6-磷酸脱氢酶(glucose-6-phosphate dehydrogenase,G-6-PD)缺陷者出现严重急性血管内溶血,其他不良反应包括厌食、呕吐、腹痛等胃肠道反应,偶有头晕、嗜中性粒细胞减少等。

因此,临床上磷酸伯氨喹常与杀红内期疟原虫药物联合用于间日疟和卵型疟的根治。但在 G-6-PD 缺乏人群中使用该药时应在医护人员的监护下进行。孕妇禁用。

在恶性疟流行区,也推荐单剂低剂量磷酸伯氨喹与青蒿素复方联合用于恶性疟治疗,以减少疟疾传播,且不受 G-6-PD 缺陷影响。

(三)重症疟疾治疗

由于重症疟疾病情凶险,病死率高,除抗疟治疗外需应用综合性急救措施。患者应绝对卧床休息,保持全身和口腔清洁。注意水和电解质平衡。出现严重酸中毒、肺水肿或急性呼吸窘迫综合征、肾功能衰竭及一般治疗无效时应该考虑转入重症监护病房治疗。应坚持病因治疗和对症治疗并重的原则。

七、预防

赴疟疾流行区前,应了解目的地的疟疾流行状况,做好个人防护准备。

在疟疾流行区期间,做好防蚊措施,提倡使用蚊帐、纱门、纱窗、蚊虫趋避剂、穿长衣长裤等个人防蚊措施。长期居住者推荐采用长效杀虫剂处理蚊帐,以及杀虫剂室内滞留喷洒等,并加强居住地的环境治理,减少蚊虫滋生。

可预防用药,磷酸哌喹每次服 600mg,每月 1 次,睡前服(连续服用不超过 3 个月)。回国后,如出现发冷、发热、出汗等不适症状,应及时就医,入境和就医时应主动告知旅行史。确诊疟疾后应按医嘱全程、足量服用抗疟药物。

【工作过程】

一、护理评估

若为疟疾患者,应该安置在相应病区,执行虫媒隔离措施。患者被安置到病床后,护士应该立即对患者进行护理评估,同时通知医生。

(一)健康史及相关因素

详细了解患者居住地是否有疟疾流行,近期有无输血史,是否有疫区逗留史,询问同游者是否有类似发病情况,同时了解患者个人史、家族史和预防接种史等。询问本次症状发生及变化情况。

(二)身体状况

评估患者的生命体征,尤其是体温变化的规律性以及伴随症状;是否有发热、头痛、呕吐、抽搐、意识障碍等脑型疟疾的表现;评估患者是否有腰痛、酱油色尿、贫血、黄疸等黑尿热表现。

(三)心理和社会状况

评估患者对疾病的认识,评估患者是否存在紧张、焦虑情绪,是否担心疾病预后的情况。

二、护理诊断

1. 体温过高 与疟原虫感染、大量致热原释放入血有关。
2. 活动无耐力 与发热、大量出汗、贫血等有关。
3. 潜在并发症:黑尿热、肾炎、肾病综合征 与自身免疫反应、先天性 G-6-PD 缺乏、发生急性血管内溶血等因素有关。

三、护理目标

患者接受及时规范治疗,避免并发症发生。患者体温恢复正常,症状消失。患者和家属了解本病知识,能树立正确的健康观,知道个人防护措施,配合治疗和护理。

四、护理措施

(一)一般护理

1. 隔离与消毒 患者按虫媒传染病进行隔离,重点做好防蚊灭蚊工作。
2. 休息与饮食 发作期卧床休息。能进食者给予高热量、高维生素、高蛋白的流质或半流质饮食。有呕吐、不能进食者,静脉补充液体。
3. 心理护理 疟疾初次发作时,因起病急骤,病情反复,患者常常担心疾病预后,易产生紧张心理;凶险型疟疾则因病情较重,患者易产生恐惧心理。护理人员应主动耐心地解释本病的特点及可治性,尽量减轻患者的负面情绪。

(二)用药护理

遵医嘱,安全、有效、合理、规范使用抗疟药物,并观察药物的疗效及不良反应。配置青蒿琥酯静脉注射时,需先将 5%碳酸氢钠注射液 2mL 注入青蒿琥酯粉剂中,反复振荡 2~3min,待完全溶解后,再注入 8mL 5%葡萄糖溶液或 0.9%生理盐水溶解,混匀后静脉缓慢推注,推注速度 3~4min。青蒿琥酯注射液应即配即用,配制后的溶液如发生混浊,则不能使用。蒿甲醚注射液需要深部肌内注射给药,必要时需注射部位局部热敷。

(三) 病情观察与对症护理

1. 病情观察　严密观察病情变化,及时发现危急状况,积极预防和处理并发症。监测生命体征的变化;典型发作患者主要观察体温,随时记录体温变化。观察面色、出汗,有无贫血情况。还应注意观察恶性疟患者的意识、头痛、呕吐、抽搐等症状。血样随时可采,但恶性疟在发热期或退热后数小时内采样可提高阳性检出率。

2. 对症护理　高热者应给予物理降温或药物降温,出汗后及时更换内衣及床单,防止着凉。寒战期注意保暖;有抽搐者应注意安全;注意有无贫血的表现。对凶险发作患者,应注意其神志的改变、头痛、呕吐、抽搐等情况;观察有无腰痛、呕吐、进行性贫血和黄疸、酱油色尿等表现,若有提示并发黑尿热,应及时报告医师。

(四) 健康宣教

1. 疾病知识宣教　重点是传播途径、主要症状体征、治疗方法、药物副作用等。指导患者坚持服药,以求彻底治愈。治疗后应定期随访,反复发作时,速到医院复查。对1~2年有疟疾发作史者或血中查到有疟原虫者,可在流行季节前1个月给予抗复发治疗,以后每3个月随访1次,直至2年内无复发为止。对疟疾高发区健康人群及外来人群,可口服药物以防止发生疟疾,曾到疟疾流行区旅游的人,在三年内不可献血。

2. 做好灭蚊、防蚊工作　消灭按蚊滋生地及杀灭蚊虫;加强个人防护,如穿长袖衣和长裤,房间喷洒杀虫剂及在暴露的皮肤上涂驱蚊剂,挂蚊帐睡觉等,以减少被蚊叮咬的机会。

【知识拓展】

屠呦呦与青蒿素

屠呦呦和团队一起,在19世纪70年代异常艰苦的科研环境下,研发出能有效治疗疟疾的药物青蒿素。如今,世界卫生组织推荐以基于青蒿素的复合疗法作为一线抗疟治疗方案。青蒿素在全球范围内的治疗人数超过2亿人,已拯救600万人的生命,使非洲疟疾致死率下降66%,5岁以下儿童患疟疾死亡率下降71%。屠呦呦荣获2015年诺贝尔生理学或医学奖。

诺贝尔生理学或医学奖评委安德森评价:她(屠呦呦)以惊人的毅力发现青蒿素,是第一个证实青蒿素可以在动物体和人体内有效抵抗疟疾的科学家。她的研究成果和所有其他科研成果都不同,为科研人员打开了一扇崭新的窗户。

公开资料显示,屠呦呦领导的研究小组除在青蒿素耐药性研究方面取得突破外,还发现双氢青蒿素对红斑狼疮具有独特的疗效。根据早期临床观察,研究小组发现青蒿素治疗盘状红斑狼疮的有效率超过90%,治疗全身性红斑狼疮的有效率超过80%。

"中医药人撸起袖子加油干,一定能把中医药这一祖先留给我们的宝贵财富传承好、发展好、利用好",已经斩获诺贝尔奖、拉斯克奖、国家最高科学技术奖等多个世界级重大奖项的屠呦呦说。

> **思政融入**：屠呦呦致力于中医药研究实践，带领团队攻坚克难，发现了青蒿素，为人类带来了一种全新的抗疟药，解决了长期困扰的抗疟治疗失效难题。以双氢青蒿素、青蒿琥酯等衍生物为基础的联合用药疗法（ACT）是国际抗疟第一用药，挽救了全球特别是发展中国家数百万人的生命，产生了巨大的经济和社会效益，为中医药科技创新和人类健康事业作出了重要贡献。数十年如一日，屠呦呦从未改变过自己追求真理的底色。她或伏案古籍之间，或奔走于田野之中，或守着实验室的夜……岁月镌刻着她在人类抗疟历史上留下的一笔一画。

【能力训练】

陈某某，28岁，男性，职员。因间歇发热1个月来院，患者1个月来出现寒战、高热，热度达40℃，常先寒战后发热，2h后大汗淋漓，次晨热退，如此反复发作。发热间歇期自觉尚好，食欲如常。1年前曾去非洲游玩。查体：T 39.2℃，心、肺检查无殊。肝肋下1cm，脾肋下2cm，质地中等，压痛（＋）。查血：Hb 105g/L，WBC 6.8×10^9/L，N 68%，L 32%。血培养阴性。拟诊断为疟疾收住入院。分析以上病史，回答以下问题：

1. 为及时明确该患者的诊断，简便而重要的检查是 （ ）
A. 脑脊液检查　　　　　B. 血常规　　　　　　C. 血
D. B超　　　　　　　　E. 血涂片找疟原虫
2. 为提高疟原虫的检出率，护士应何时通知检验人员采血 （ ）
A. 高热期　　　　　　　B. 大汗期　　　　　　C. 缓解间歇
D. 寒战或发热初期　　　E. 各期都可以

（陈　燕）

任务二　流行性乙型脑炎患者护理

【疾病概要】

流行性乙型脑炎（epidemic encephalitis B，以下简称乙脑）是由乙型脑炎病毒引起的中枢神经系统损伤的急性传染病。其病死率和后遗症率均较高。其病原体1934年在日本发现，故又名日本脑炎。本病经蚊传播，多见于夏秋季，主要分布在亚洲远东和东南亚地区。临床上急起发病，以高热、意识障碍、抽搐、病理反射和脑膜刺激征为特征等。重型患者病后往往留有后遗症。

一、病原学

乙型脑炎病毒(encephalitis B Virus),简称乙脑病毒,是引起乙型脑炎的病原体。该病毒属黄病毒科,黄病毒属。病毒呈球形,直径 40~50nm。核心含核心蛋白和单股正链 RNA。核心被外膜包裹。外膜主要含膜蛋白(M)和外膜蛋白(E)。

乙脑病毒抵抗力不强,对温度、乙醚很敏感。加热 56℃ 30min 或 100℃ 2min 即可灭活。但对低温和干燥的抵抗力很强,用冰冻干燥法在 4℃ 冰箱中可保存数年。

二、发病机制与病理

人被带乙脑病毒的蚊虫叮咬后,乙脑病毒就进入人体。先在单核巨噬细胞内繁殖,随后进入血流,引起病毒血症,病毒再通过血-脑屏障进入中枢神经系统,引起脑炎。乙脑病毒进入人体后是否发病以及致病的严重性,主要取决于机体的免疫力及其他防御功能,还有一部分取决于病毒的毒力与数量。如机体免疫功能正常,应激能力强时,感染后只发生短暂的病毒血症,病毒迅速被清除,不进入中枢神经系统,仅引起隐性感染,并可获终身免疫。如人体抵抗力降低,而感染病毒量大,毒力强,病毒经血液循环可突破血-脑屏障侵入中枢神经系统引起脑炎。病变广泛存在于大脑及脊髓,以大脑皮质、间脑和中脑等处病变为著。乙脑主要病理变化有:神经细胞病变,脑实质中有淋巴细胞和大单核细胞浸润,胶质细胞弥漫性增生,脑实质及脑膜血管病变。

三、流行病学

(一)传染源

乙脑是人兽共患的自然疫源性疾病,人与许多动物(猪、马、牛、羊、鸡、鸭、鹅)都可成为本病的传染源。其中猪是我国数量最多的家畜,对乙脑病毒的自然感染率高,是主要传染源。人被感染后仅发生短期病毒血症且血中病毒数量较少,故患者及隐性感染者作为传染源的意义不大。

(二)传播途径

蚊子是乙脑的主要传播媒介。国内传播乙脑病毒的蚊种有库蚊、伊蚊和按蚊中的某些种,三带喙库蚊是主要传播媒介。库蚊作为乙脑的主要传播媒介,于水塘、池塘或灌溉稻田繁殖,主要在傍晚或夜间叮咬。库蚊通过叮咬感染乙脑病毒的猪、牛等家畜后再叮咬人,导致病毒侵入人体,使人感染。蚊子感染乙脑病毒后不发病,但可带病毒越冬或经卵传代,因此蚊除作为传播媒介外,也是病毒的储存宿主。此外,受感染的蝙蝠也是乙脑病毒的长期储存宿主。

（三）易感人群

人对乙脑病毒普遍易感，且多数呈隐性感染并获得免疫力，出现典型症状的只占少数。乙脑患者大多数为 10 岁以下儿童，以 2—6 岁儿童发病率最高。近年来，由于计划免疫的实施，成人和老年人的发病率相对增加，病后免疫力强而持久，罕有二次发病者。

（四）流行特征

乙脑主要分布于亚洲东部的热带、亚热带及温带地区。我国除东北北部、青海、新疆、西藏外均有乙脑流行。在热带地区乙脑全年均可发生；在温带和亚热带地区，乙脑呈季节性流行，80%～90%的病例集中在 7、8、9 月。乙脑呈高度散发性，家庭成员中少有多人同时发病现象。

四、临床表现

潜伏期 4～21d，一般 10～14d。

（一）初期

病程第 1～3 天，体温在 1～2d 升高到 39～40℃，伴头痛、恶心和呕吐，多有神情倦怠或嗜睡，可有颈部强直及抽搐。

（二）极期

病程第 4～10 天。主要表现如下。

(1)高热：体温常高达 40℃以上。一般持续 7～10d，重者可达 3 周。发热越高，热程越长，病情越重。

(2)意识障碍：表现有嗜睡、谵妄、昏迷、定向力障碍等。神志不清最早可见于病程第 1～2d，但多见于第 3～8d，通常持续 1 周左右，重者可长达 4 周以上。昏迷的深浅、持续时间的长短与病情的严重性和预后呈正相关。

(3)惊厥或抽搐：由高热、脑缺氧、脑实质炎症及脑水肿所致。多于病程第 2～5d，先见于面部、眼肌、口唇的小抽搐，随后肢体阵发性抽搐，重者出现全身抽搐、强直性痉挛，历时数分钟至数十分钟不等，均伴有意识障碍。频繁抽搐可导致发绀甚至呼吸暂停。

(4)呼吸衰竭：症状为呼吸节律不规则及幅度不均，如呼吸浅表、双吸气、叹息样呼吸、潮式呼吸、抽泣样呼吸等，最后呼吸停止。脑疝患者除上述呼吸异常外，早期尚有其他临床表现，包括：①面色苍白，喷射性呕吐，反复或持续惊厥、抽搐，肌张力增高，脉搏转慢，过高热；②昏迷加重或烦躁不安；③瞳孔忽大忽小，对光反射迟钝。小儿可有前囟膨隆，视盘水肿。乙脑患者有时也可出现外周性呼吸衰竭，表现为呼吸先快后慢，胸式或腹式呼吸减弱，发绀，但呼吸节律整齐。

(5)神经系统症状和体征：神经系统表现多在病程 10d 内出现，第 2 周后就较少出现新的神经症状和体征。常有浅反射消失或减弱，深反射（如膝、跟腱反射等）先亢进后消失，呈上神经元性瘫痪，可有肢体强直性瘫痪、偏瘫或全瘫，伴肌张力增高，病理性锥体束征阳性，常出现脑膜刺激征。高热、抽搐及呼吸衰竭是乙脑极期的严重症状,三者相互影响,呼吸衰竭常为致死主要原因。多数患者在本期末体温下降,病情改善,进入恢复期。少数患者因严重并发症或脑部损害重而死于本期。

(三)恢复期

极期过后,体温逐渐下降,精神神经症状逐日好转,一般于 2 周左右可完全恢复。但重症患者可有反应迟钝、痴呆、失语、多汗、吞咽困难、面瘫、四肢强直性瘫痪或扭转痉挛等恢复期表现。经积极治疗后大多数患者于 6 个月内恢复。

(四)后遗症期

患病 6 个月后如仍留有精神神经症状称后遗症。发生率为重症患者的 5%~20%,以失语、瘫痪及精神失常最为多见。如继续积极治疗,可望有一定程度的恢复。

五、辅助检查

(一)血常规

白细胞计数常在 $(10～20)×10^9/L$,儿童可达 $40×10^9/L$。病初中性粒细胞在 80% 以上,随后以淋巴细胞占优势,部分患者血常规始终正常。

(二)脑脊液

脑脊液压力增高,外观无色透明或微混,白细胞计数多在 $(50～500)×10^6/L$,个别可达 $1000×10^6/L$ 以上,病初 1~2d 以中性粒细胞为主,以后则单核细胞增多。蛋白质轻度增高,糖及氯化物正常。极少数患者脑脊液细胞计数可正常。

(三)影像学检查

头颅 CT 检查可见异常,急性期典型表现为丘脑和基底节出现低密度影。MRI 较 CT 更敏感,突出表现在丘脑、基底节、黑质、小脑、脑桥、大脑皮质和脊髓等部位。T1 加权影像显示为低密度影,T2 为增强影。90% 以上有丘脑异常改变,双侧丘脑损害高度提示为乙脑。

(四)脑电图

脑电图表现为非特异性、弥漫性慢波及癫痫样放电等改变。

(五)血清学检查

1. 特异性 IgM 抗体测定 乙脑病毒 IgM 抗体在感染后 4d 即可出现,2~3 周达高峰。IgM 抗体捕获 ELISA 是目前最常用的早期诊断方法,检测起病 7~10d 的血清标本,敏感性和特异性均高达 95%。脑脊液 IgM 抗体出现更早,起病 4d 内即可阳性,是乙脑病毒神经系统感染的依据。建议同时检测血清及脑脊液标本,起病 10d 内几乎所有患者两种标本均可获得阳性结果。

2. 其他抗体的检测 还可采用间接免疫荧光法检测乙脑 IgM 和 IgG 抗体。血凝抑制试验、补体结合试验和中和试验是流行病学调查常用的传统方法,均需采集急性期和恢复期双份血清进行检测。抗体滴度升高 4 倍以上可确诊,但无早期诊断价值。乙脑病毒与黄病毒属中其他病毒有交叉抗体反应,如登革热、黄热病和西尼罗病毒等。主要用于流行病学调查。

(六)病毒分离和核酸检测

病毒血症时,病毒载量低难以检测,很难从患者的血浆和脑脊液中分离到乙脑病毒,仅死亡病例尸检脑组织中可分离到病毒。同样的原因,核酸检测的敏感性很低,故不能作为常规诊断方法。

六、治疗要点

(一)治疗原则

目前尚无有效的抗病毒药物,以积极对症治疗和护理为主。尤其对高热、惊厥和呼吸衰竭等危重症状的处理,是抢救患者、降低病死率、减少后遗症的关键。

(二)常用药物

1. 抗高热药物 以物理降温为主、药物降温为辅,同时降低室温。可用温水擦浴;也可用降温床或冷褥。幼儿或年老体弱者可用50%安乃近滴鼻,防止过量退热药物致大量出汗而引起虚脱。高热伴抽搐者可用亚冬眠疗法,以氯丙嗪和异丙嗪每次各 0.5~1mg/kg 肌注,4~6h/次。疗程 3~5d,用药过程要注意呼吸道通畅。

2. 制止惊厥或抽搐药物 ①因高热所致者,降温后即可止惊。②因呼吸道分泌物阻塞所致脑细胞缺氧者,应及时吸痰,给氧,保持呼吸道通畅,必要时做气管切开。③因脑水肿所致者,应立即采用脱水剂治疗。可用20%甘露醇按 1~2g/kg 静脉滴注或推注(20~30min),必要时 4~6h 重复使用,可有效降低颅内压,但是持续时间短,联合使用呋塞米(速尿)能提高疗效。④因脑实质炎症引起的抽搐,可给予镇静剂或亚冬眠疗法。

3. 防治呼吸衰竭药物 ①保持呼吸道畅通,定时翻身拍背、吸痰、给予雾化吸入以稀释分泌物,低流量给氧。②中枢性呼吸衰竭有呼吸表浅、节律不整或发绀时,可用呼吸兴奋剂:山梗菜碱,成人每次 3~6mg,小儿每次 0.15~0.2mg/kg,静注或静滴。③脑水肿所致者用脱水剂治疗。可用血管扩张剂改善微循环,减轻脑水肿,如东莨菪碱,成人每次 0.3~0.5mg,小儿每次 0.02~0.03mg/kg,稀释于葡萄糖液静注或静滴,15~30min 重复使用,时间 1~5d。

(三)治疗方案

1. 急性期治疗

(1)一般治疗:保证足够的营养。高热、惊厥者易有脱水,应静脉补液,补液量根据有无呕吐及进食情况而定,成人一般每日 1500~200mL,小儿每日 60~80mL/kg。昏迷者用鼻饲,注意口腔卫生。观察患者精神、意识、呼吸、脉搏、血压及瞳孔变化等。

(2) 对症治疗

①高热。高热可加快脑代谢,增加脑血流量,继而促进颅内高压、脑水肿的形成。室温应控制在25℃以下,采用药物及物理降温,控制体温在38.5℃以下。

②控制颅内压。保持15°~30°半卧体位,利于脑脊液引流和脑静脉回流,降低颅内压,改善脑灌注压;高热、疼痛、惊厥等均会导致颅内压升高,除控制体温外,还需应用镇静剂,积极控制惊厥,中重度昏迷者需控制液体输入量。

③惊厥。用止痉剂,如地西泮、水合氯醛、苯巴比妥、异戊巴比妥钠等,针对发生惊厥的原因采取相应的措施。

④呼吸障碍和呼吸衰竭。深昏迷患者喉部痰液增多影响呼吸时,应加强吸痰。出现中枢性呼吸衰竭时应立即气管插管或行气管切开术,采取机械通气。

⑤循环衰竭。如为心源性心力衰竭,应用强心药如毛花苷C或地高辛等洋地黄类药物。如因高热、昏迷脱水过多,造成血容量不足而致循环衰竭,则应以扩容为主。

⑥其他。尽管肾上腺糖皮质激素有抗炎、退热、降低毛细血管通透性、保护血-脑屏障、减低脑水肿、抑制免疫复合物形成,并有保护细胞溶酶体膜等作用,但双盲试验也未证实有效。目前在临床上被经验性使用,重症患者可早期短程应用,一般不超过3~5d。

⑦中医中药治疗。醒脑静有苏醒作用,可每隔2~4h静脉推注一次。

2. 恢复期及后遗症治疗 康复治疗的重点在于功能锻炼,可用理疗、体疗、中药、针灸、按摩、推拿等。

七、预防

(一)管理传染源

猪是乙脑传播的主要动物。在乡村及饲养场要做好环境卫生。有条件者最好对母猪进行免疫接种,以控制猪乙脑病毒感染率,可有效地降低局部地区人群乙脑的发病率。

(二)切断传播途径

防蚊灭蚊为预防乙脑的主要措施。要消除蚊虫的滋生地,喷药灭蚊能起到有效作用。流行地区建议采用蚊帐、蚊香、防蚊剂等防蚊措施。

(三)保护易感者

接种乙脑疫苗是保护易感人群的有效措施。2007年12月乙脑疫苗被纳入国家扩大免疫规划,在6岁以下儿童中进行接种。目前使用的疫苗是国内自主研制的乙脑减毒活疫苗SA14-14-2,该疫苗具有高度安全性和有效性,接种2剂后几乎达到完全保护(>98%)。疫苗接种的副反应很少,仅有注射处红肿及发热。孕妇和免疫缺陷者不推荐接种减毒活疫苗。

【工作过程】

一、护理评估

流行性乙型脑炎患者，应安置在有防蚊设备和灭蚊措施的隔离病房。患者被安置在病房后，护士应该立即对其进行护理评估，同时通知医生。

(一)健康史及相关因素

详细询问患儿本次症状发生及变化情况，就诊、检查、诊断及用药情况，同时询问其既往史、个人史、家族史、接触史和预防接种史等。本次发病以来用药及疗效情况。

(二)身体状况

评估患者生命体征，评估患者意识状态，有无皮下瘀斑、瘀点；头颅有无畸形，双侧瞳孔及对光反射情况；是否有颈强直、克氏征、布鲁津斯基征等颅内高压表现；评估患者呼吸节律，有无干、湿啰音；评估患者提睾反射、腹壁反射、巴宾斯基征等神经反射情况。

(三)心理和社会状况

通过询问发现，患者家属对疾病的认识很不理想，存在焦虑。目前希望尽快出院，恢复正常生活，不遗留后遗症。

二、护理诊断

1. **体温过高**　与病毒血症及脑部炎症有关。
2. **意识障碍**　与中枢神经系统、脑实质损害、惊厥或抽搐有关。
3. **营养失调：低于机体需要量**　与高热、呕吐、吞咽困难或昏迷不能进食有关。
4. **受伤的危险**　与脑实质炎症、脑水肿、高热及脑缺氧等导致患者出现惊厥、意识障碍有关。
5. **有窒息的危险**　与乙脑所致惊厥有关。
6. **潜在并发症：呼吸衰竭**　与脑水肿、脑疝有关。

三、护理目标

患者出院时症状消失、神志转清，无并发症、后遗症。患者家属知道科学的饮食、休息、用药、疾病预防知识及能按时进行病情复查。

四、护理措施

（一）一般护理

1.隔离 将患者安置在有防蚊设备的病室内,环境安静、光线柔和,防止声音、强光刺激患者。有计划地集中安排各种检查、治疗、护理操作,以有利于患儿休息,并避免操作刺激诱发的惊厥或抽搐。隔离至体温正常。

在标准预防的基础上,确诊病例可至同一房间隔离。隔离病室应有隔离标志,并限制人员的出入。医务人员在接触患者时应做好自身防护(穿隔离衣、戴外科口罩、手套等防护用具)。

2.消毒 病室每日行空气消毒一次,定时予以灭蚊措施;流行性乙型脑炎病毒抵抗力不强,对温度、乙醛和酸均敏感。加热56℃ 30min或100℃ 2min即可灭活。

3.休息 应绝对卧床休息。做好皮肤、眼、鼻、口腔护理,每天用漱口液清洁口腔2次,口唇涂以液状石蜡,以防干裂。定时翻身、拍背,骶尾部等受压处应经常按摩,以改善局部血液循环,防止压疮形成。注意患者安全,防止坠床,用床栏或约束带约束。

4.饮食 因患儿昏迷,应以鼻饲或静脉补充足够水分和营养。早期以清淡流质为宜,恢复期注意增加营养,防止继发感染。

5.心理护理 关心患者,给患者家属讲解有关乙脑的知识,解除患者家属焦虑不安、紧张、恐惧、急躁等不良情绪;对有功能障碍或后遗症者,鼓励患者积极配合治疗,指导患者亲属给予其心理支持和帮助。

（二）用药护理

1.提高患者治疗依从性 与患者沟通遵医嘱治疗的重要性,使患者能长期按时、按量地正确服用药物。鼓励患者与其他人交流,增强信心。

2.观察药物疗效和不良反应 如有无头痛、恶心、呕吐等;因抗病毒药物AZT等常有骨髓抑制的不良反应,用药后可出现贫血、中性粒细胞和血小板减少,故在用药期间要定期复查血常规,当中性粒细胞<$0.5×10^9$/L时,应及时报告医师,遵医嘱进行相应的处理。

（三）病情观察与对症护理

1.主要观察内容 观察患者意识状态、瞳孔大小、对光反射;血压改变;呼吸频率节律幅度的改变;早期发现脑疝的临床表现;观察惊厥发作先兆,如烦躁不安、口角(指、趾)抽动、两眼凝视、肌张力增高等,以及发作次数、发作持续时间、抽搐的部位和方式。

2.对症护理

(1)高热:常采用物理和药物降温等综合措施控制体温。对于高热并频繁抽搐的患者可采用亚冬眠疗法,连续治疗3~5d。同时降低室温,将室温降至25℃。

(2)惊厥或抽搐的护理:应分析原因,根据原因给予相应的护理。将患者安置在光线暗、环境安静的房间内,防止声音、强光刺激。各种检查、护理、治疗操作集中进行,尽可能减少对患者的刺激。惊厥发作时,应首先注意保持呼吸道通畅,立即使患者取仰卧位,头偏向一侧,清除口咽分泌物。松解衣服和领口,如有假牙应先取下。设床挡,防止坠床,必要时用约束带约束患者。抽搐发作时切勿用力牵拉或按压患者肢体,以防引起骨折。

(3)呼吸衰竭的护理:注意保持呼吸道通畅。呼吸衰竭患者缺乏有效的咳嗽反射和吞咽反射,痰多、黏稠时,吸痰是解除呼吸道梗阻的有力措施。吸痰应及时、彻底,并应注意方法,还可使用翻身、拍背、雾化吸入等方法助痰排出。采用鼻导管给氧法,氧流量1~2L/min持续吸入,或面罩法2~4L/min持续吸入。备气管插管、气管切开和人工呼吸器等抢救物品。若气管切开,要做好术后护理;使用人工呼吸器时要对患者进行监护。

(4)后遗症的护理:对于在恢复期仍留有神经系统症状和体征的患者应给以积极、耐心的护理,保证患者所需营养,并给以针灸、理疗、按摩、功能锻炼、语言训练等,配合药物治疗,帮助患者尽快康复,避免不可逆后遗症。

(四)健康宣教

1. 疾病知识宣教 宣传乙脑的疾病知识和防治知识,使患者及家属认识乙脑的临床特征。在乙脑流行季节如发现有高热、头痛、意识障碍者,应考虑乙脑的可能性,立即送医院诊治。加强对家畜的管理,尤其是幼猪,搞好牲畜饲养场所的环境卫生。开展防蚊灭蚊工作,消灭蚊虫滋生地。流行季节使用驱蚊剂、蚊帐等防止蚊虫叮咬。重点人群需进行预防接种。

2. 出院宣教 恢复期患者如仍有瘫痪、失语、痴呆等神经精神症状者,应鼓励其坚持康复训练和治疗,教会家属切实可行的护理措施和康复疗法,如针灸、按摩、语言训练等,使残疾降到最低程度。

【执业考试提示】

流行性乙型脑炎是乙脑病毒引起的损害脑实质的急性中枢神经系统传染病。隐性感染多见,临床特征为高热、意识障碍、抽搐、病理反射和脑膜刺激征,严重者可导致呼吸衰竭或留有神经系统后遗症,感染后获得持久免疫力。其为人畜共患的自然疫源性传染病,受感染的人或动物是本病的传染源,猪是本病最主要的传染源和中间宿主,主要通过蚊虫叮咬传播,多见于10岁以下儿童,2—6岁发病率最高。高热、惊厥和呼吸衰竭为乙脑极期的三大严重症状,呼吸衰竭为其主要死亡原因。特异性IgM抗体有早期诊断的价值,要注意与流脑的脑脊液鉴别。处理好高热、惊厥、呼吸衰竭是抢救乙脑患者的关键。持续高热加反复抽搐者,可采用亚冬眠疗法(氯丙嗪、异丙嗪),抽搐首选地西泮。

【知识拓展】

乙脑疫苗

我国目前使用的乙脑疫苗包括乙脑减毒活疫苗与乙脑灭活疫苗,二者均具有良好的安全性、免疫原性和保护效果。按照《国家免疫规划疫苗儿童免疫程序》,

乙脑减毒活疫苗共接种 2 剂次：8 月龄和 2 周岁各接种 1 剂次；乙脑灭活疫苗共接种 4 剂次：8 月龄 2 剂次（间隔 7~10d），2 周岁和 6 周岁各接种 1 剂次。对前往乙脑病毒传播高风险地区的无免疫史的成人，推荐至少接种 1 剂次乙脑减毒活疫苗或 2 剂次乙脑灭活疫苗。

【能力训练】

王某，女性，48 岁，8 月初由外地来探亲，因发热、头痛 5d，神志不清 2d 入院，经查后确诊为流行性乙型脑炎。分析以上病史，回答以下问题：

1. 该患者确诊为流行性乙型脑炎的最主要依据是　　　　　　　　　　　　　　（　）
   A. 血培养　　　　　　　　B. 骨髓培养　　　　　　　　C. 脑脊液常规检查
   D. 脑脊液涂片检查　　　　E. 特异性 IgM 抗体

2. 检查发现患者呼之不应、双侧瞳孔等大等圆、对光反射迟钝，此患者的意识状态为
   　　　　　　　　　　　　　　　　　　　　　　　　　　　　　　　　　　（　）
   A. 嗜睡　　　　　　　　　B. 意识模糊　　　　　　　　C. 昏睡
   D. 浅昏迷　　　　　　　　E. 深昏迷

3. 患者 T 40℃，P 90 次/min，R 38 次/min，颈强直，球结膜水肿，肺部呼吸音粗，可闻及痰鸣音，下列处理措施错误的是　　　　　　　　　　　　　　　　　　　　（　）
   A. 吸痰
   B. 翻身拍背、体位引流
   C. 遵医嘱给予安乃近快速降温
   D. 遵医嘱给予甘露醇脱水治疗
   E. 开窗通风，保持室内空气新鲜

4. 该患者最易出现的并发症是　　　　　　　　　　　　　　　　　　　　　　（　）
   A. 呼吸衰竭　　　　　　　B. 压疮　　　　　　　　　　C. 支气管肺炎
   D. 窒息　　　　　　　　　E. 应激性溃疡

5. 提示患者出现中枢性呼吸衰竭的最可靠体征是　　　　　　　　　　　　　　（　）
   A. 呼吸困难　　　　　　　B. 呼吸急促　　　　　　　　C. 呼吸浅
   D. 呼吸节律不整　　　　　E. 出现"三凹征"

（陈　燕）

项目五　自然疫源性传染病患者的护理

> **学习目标**
>
> ● 知识目标
> 1. 理解自然疫源性传染病的共性特征。
> 2. 熟悉常见自然疫源性传染病的临床特点、治疗要点及护理评估。
> 3. 了解常见自然疫源性传染病的病因、发病机制、诊断要点。
> ● 能力目标
> 1. 能实施患者的隔离消毒，进行预防宣教。
> 2. 能按照护理程序对常见自然疫源性传染病患者实施整体护理，必要时能配合抢救。
> 3. 能正确实施职业暴露的预防、处理。
> ● 素质目标
> 1. 感悟救死扶伤、医者仁心的天职，自觉养成"直面风险不辞难"的职业意识，"安全防护不疏忽"的职业习惯，"生命为先不畏惧"的职业心态。
> 2. 理解严谨、细心职业素养的重要性，培养"敬佑生命、救死扶伤、甘于奉献、大爱无疆"的卫生职业精神。

　　自然疫源性疾病是指病原体不依赖人类即能在自然界生存繁殖，并在一定的条件下，传染给人的疾病。某些地区具有这类疾病的动物传染源、传播媒介及病原体在动物间传播的自然条件，当人类进入这些地区时，可以被感染得病，这些地区称为自然疫源地。自然疫源性疾病主要包括狂犬病、肾综合征出血热、鼠疫、钩端螺旋体病、布鲁氏菌病、炭疽、森林脑炎、蜱传回归热等。

任务一　狂犬病患者护理

【疾病概要】

　　狂犬病（rabies）又名恐水症（hydrophobia），是由狂犬病病毒引起的一种以侵犯中枢神经系统为主的急性人畜共患传染病。人多因被病兽咬伤而感染狂犬病。临床表现为特有的恐水、恐声、怕风、恐惧不安、咽肌痉挛、进行性瘫痪等。狂犬病缺乏特异性治疗，死亡率几乎为100%，因此重在预防。

一、病原学

狂犬病病毒属于单股负链病毒目、弹状病毒科、狂犬病病毒属,形似子弹,大小约75nm×180nm,病毒中心为单股负链RNA,外周绕以包膜(图2-5-1)。2018年国际病毒分类委员会(ICTV)明确的狂犬病病毒属病毒共16种,划分为3个不同的遗传谱系。我国目前主要流行Rabies Virus(RABV),也有Irkut Virus(IRKV)报道,二者均属于遗传谱系Ⅰ,现有疫苗均可预防。

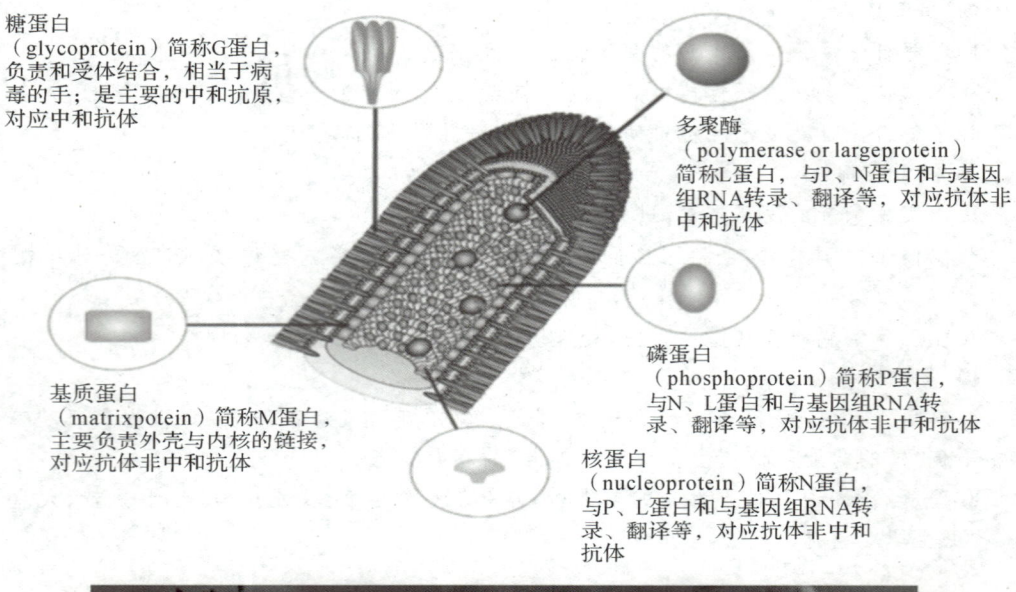

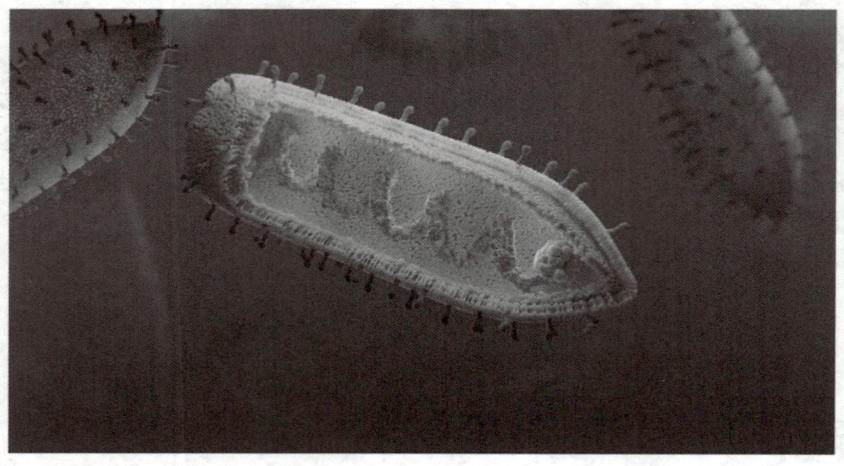

糖蛋白(glycoprotein)简称G蛋白,负责和受体结合,相当于病毒的手;是主要的中和抗原,对应中和抗体

多聚酶(polymerase or largeprotein)简称L蛋白,与P、N蛋白和与基因组RNA转录、翻译等,对应抗体非中和抗体

基质蛋白(matrixpotein)简称M蛋白,主要负责外壳与内核的链接,对应抗体非中和抗体

磷蛋白(phosphoprotein)简称P蛋白,与N、L蛋白和与基因组RNA转录、翻译等,对应抗体非中和抗体

核蛋白(nucleoprotein)简称N蛋白,与P、L蛋白和与基因组RNA转录、翻译等,对应抗体非中和抗体

图2-5-1 狂犬病病毒结构示意图

狂犬病病毒体外存活能力较差,易被紫外线、甲醛、50%～70%乙醇、升汞和季胺类化合物消毒剂等灭活,其悬液经100℃2min即失去活力,但对酚有高度抵抗力,在冰冻干燥下可保存数年。从自然条件下感染的人或动物体内分离到的病毒称野毒株或街毒株,特点为

致病力强。固定毒株是街毒株连续在家兔脑内多次传代获得的毒株,特点为毒力减弱,自然感染不会侵犯中枢神经系统,但仍保持其免疫原性,可供制备疫苗。

二、发病机制与病理

狂犬病病毒自皮肤或黏膜破损处入侵人体后,有高度嗜神经性,其致病过程分为三个阶段。

1. 神经外少量繁殖期 病毒在被咬伤的肌肉组织中复制,在局部可停留 3d 或更久,此时患者无任何自觉症状。

2. 快速逆轴浆移行期 病毒通过运动神经元侵入周围神经系统,沿轴突以逆轴浆运动的方向向中枢神经系统移行,上行到背根神经节后,在其内大量增殖,然后侵入脊髓和其他中枢神经系统,主要侵犯脑干及小脑等处的神经细胞。

3. 病毒扩散期 病毒在中枢神经系统中增殖后,再沿传出神经侵入各组织与器官,以唾液腺、舌部味蕾、嗅神经上皮等处病毒量较多。迷走、舌咽及舌下神经核受损致吞咽肌及呼吸肌痉挛,出现恐水、吞咽及呼吸困难等症状。迷走神经节、交感神经节和心脏神经节受损时,可引起心血管功能紊乱或者猝死。

该病主要表现为急性弥漫性脑脊髓炎,以大脑基底、海马回、脑干部位(中脑、脑桥和延髓)及小脑损害最为明显。外观有充血、水肿、微小出血等。镜下脑实质有非特异的神经细胞变性与炎性细胞浸润。特征性的病变是形成嗜酸性包涵体(内基氏小体)。内基氏小体为狂犬病毒的集落,位于细胞质内,呈圆形或椭圆形,直径 3~10μm,染色后呈樱红色,具有诊断意义。

三、流行病学

全球有 100 多个国家和地区有狂犬病流行,大部分病例发生在亚洲和非洲国家,年死亡病例数约 59000 例。近十几年来,我国狂犬病发病率呈逐年下降趋势,报告病例最多的 2007 年,报告 3300 例,而后逐年下降,2020 年报告 202 例。近年来,狂犬病报告死亡人数一直位居我国法定报告传染病前列,给人民群众生命安全和身体健康带来了严重威胁。

(一)传染源

犬是我国狂犬病的主要传染源,约占 95%,其次为猫。鼬、獾、红狐、貉、狼是我国重要的野生狂犬病宿主和传染源。

所有哺乳动物均对狂犬病病毒易感,狂犬病在自然界的储存宿主包括犬、猫等食肉目动物和翼手目动物(蝙蝠)。猪、马、牛、羊、骆驼等为非狂犬病储存宿主,虽然可感染发病,但传播狂犬病的风险较低。啮齿类和兔形目动物极少感染狂犬病,目前无导致人类狂犬病病例的证据。

(二)传播途径

病毒主要通过被患病动物咬伤、抓伤传播,病毒自皮肤损伤处进入人体。少数可在宰杀犬、剥皮、切割等过程中被感染。人与人之间的狂犬病病毒传播,仅偶见于狂犬病感染者作为供体的组织或器官移植。

(三)易感人群

人对狂犬病普遍易感,兽医、动物饲养者与猎手尤易遭感染。

狂犬病的病原学和流行病学

(四)流行特征

该病可发生于任何季节,但冬季发病率低于其他季节,一般男性多于女性。

四、临床表现

潜伏期一般1~3个月,典型临床经过分为前驱期、兴奋期、麻痹期三个阶段。根据临床特点可分为狂躁型和麻痹型,其中狂躁型占80%以上,麻痹型不到20%。此外,尚有部分不典型病例,见于蝙蝠来源的狂犬病。

(一)前驱期

前驱期一般持续2~4d。表现出低热、倦怠、乏力、头痛、恶心、全身不适、烦躁、恐惧、易怒、失眠或抑郁等症状。50%~80%的患者在已愈合的伤口周围出现麻木、发痒、灼热、刺痛等症状或虫爬、蚁走感等异常感觉。部分患者出现叩击性肌肉水肿(叩击部位肌肉耸起)。

(二)兴奋期

兴奋期一般持续1~3d。此时患者表现为恐水、怕风、极度恐惧,在水、风、声音的刺激下出现咽喉肌痉挛。恐水症是狂犬病最具特征性的临床表现,33%~50%的患者会出现恐水症,表现为咽喉部不适或吞咽困难,在吞咽口水或尝试饮水时出现无法控制的咽喉肌痉挛,甚至在看到水或听到流水声音时也可引发咽喉肌痉挛。咽肌痉挛发作时可导致窒息和呼吸停止。约50%患者可表现为极度兴奋、易激惹和攻击行为,严重失眠或睡眠丧失。部分患者可出现全身肌肉阵发性抽搐。部分患者表现为构音障碍、复视或眩晕。约25%的患者出现自主神经功能紊乱,如流涎、流泪、多汗、皮肤起"鸡皮疙瘩"、瞳孔扩大、排尿排便困难、高热与低温交替、心律失常和心肌炎。少数患者表现为异常的性兴奋。

(三)麻痹期

麻痹期一般持续 6~18h。患者经过兴奋期后逐渐进入麻痹期。此时意识障碍逐渐加深,表现为昏睡或昏迷,痉挛停止,全身肌肉出现逐渐加重的弛缓性瘫痪。呼吸肌麻痹可导致中枢性呼吸衰竭、血压下降和严重心律失常,引起呼吸心跳停止进而死亡。如无生命支持治疗,绝大多数患者在首次出现临床症状的 7~14d 死亡。

麻痹型病例可无典型的兴奋期及恐水现象,表现为头痛、肌肉疼痛和麻痹。麻痹通常在被咬伤的肢体最突出,然后对称或不对称地扩散,肌束震颤,腱反射和足底反射消失。随着瘫痪程度加重,出现重度截瘫,肌张力下降,随后出现呼吸肌麻痹而死亡。

五、辅助检查

(一)病原学检查

以下任意一项阳性即可确诊病例。

1. 狂犬病病毒分离 适合脑组织及唾液等病毒含量高的样本,可进行小鼠分离或细胞培养分离。

2. 狂犬病病毒抗原检测 适合脑组织、颈后部皮肤毛囊样本,可采用免疫荧光抗体法、直接快速免疫组化法、酶联免疫法。

3. 狂犬病病毒核酸检测 适合唾液、脑脊液、脑组织、颈后部皮肤毛囊样本等。

4. 狂犬病病毒中和抗体检测 适用于未接种过狂犬病疫苗、存活一周以上的患者。采集血清、脑脊液样本,进行小鼠脑内中和试验、快速荧光灶抑制试验。

(二)血常规

白细胞总数轻、中度增多,中性粒细胞多在80%以上。

六、治疗要点

(一)治疗原则

狂犬病患者应单间隔离,密切监测生命体征,以对症支持治疗为主,必要时给予包括抗病毒和免疫调节在内的重要脏器支持的综合性治疗措施。

(二)对症支持和姑息治疗

目前尚无有效治疗方法,主要给予患者维持呼吸系统及心血管系统功能的对症综合治疗,以减轻患者痛苦。

1. 镇静和镇痛　尽量保持患者安静,防止痉挛发作。尽量减少各种刺激,对躁狂、痉挛患者可用镇静剂,如地西泮、咪达唑仑等苯二氮䓬类药物。咪达唑仑较地西泮起效快、半衰期短,通过微量泵持续静脉给药更容易控制镇静深度。对躁动不安、兴奋过度、谵妄、幻觉和有攻击性者,可肌注或静脉滴注氟哌啶醇。疼痛明显者,可联合应用阿片类镇痛药物,如皮下或静脉注射吗啡、静脉注射或静脉滴注芬太尼等。

2. 减少过量唾液分泌　可用抗胆碱能药物,如皮下或肌内注射氢溴酸东莨菪碱。

3. 发热处理　高热者予物理降温结合解热镇痛药物,如对乙酰氨基酚、布洛芬等。若高热不退可采用控制性低温治疗。

4. 营养支持　维持酸、碱、水、电解质平衡,保证营养供给。

(三)脏器支持

患者因过度兴奋需要镇静时,或出现不同程度昏迷时,有条件者应考虑收入重症监护病房。治疗的重点在于控制脑水肿,进行气管插管和机械通气支持治疗。

1. 脑水肿处置　出现脑水肿和颅内高压时,可予20%甘露醇(0.5～1g/kg体重)快速静脉滴注。或者选择3%～5%高张盐水输注来控制脑水肿,可间断给予呋塞米静脉注射。严重颅内高压时,可行侧脑室或腰大池插管减压。

2. 神经保护治疗　目前没有有效的用于狂犬病的神经保护剂,可试用控制性低温治疗,减少神经元损伤。

3. 呼吸系统支持　监测血氧饱和度(SpO_2)或动脉血氧分压(PaO_2),当出现咽肌或辅助呼吸肌痉挛影响通气时,予气管插管或气管切开,呼吸机辅助正压通气,定期进行血气分析监测氧合情况。并发细菌性肺炎者给予相应抗菌药物。

4. 循环支持　低血压者在充分静脉补液的基础上给予血管活性药物,如多巴胺、多巴酚丁胺、去甲肾上腺素等。心力衰竭者需限制液体入量,给予扩血管、利尿、正性肌力等药物。必要时予以体外循环支持。

(四)抗病毒和免疫调节治疗

目前没有任何抗病毒药物和免疫调节剂被证实对狂犬病有效。尽管缺乏证据支持,但临床上仍在使用一些抗病毒药物,如α-干扰素和金刚烷胺等。不建议使用狂犬病疫苗或狂犬病免疫球蛋白、糖皮质激素来治疗狂犬病。

七、预防

发生狂犬病暴露,应依据现行《狂犬病暴露预防处置工作规范》《狂犬病预防控制技术指南》进行狂犬病预防。

如何预防狂犬病

（一）管理传染源

加强对犬、猫等动物的管理，规范宠物的疫苗接种。

（二）切断传播途径

该病主要通过犬咬伤传播。犬咬伤伤口应及时处理，是预防狂犬病的重要措施。

（三）保护易感者

狂犬病疫苗接种是预防狂犬病的有效方法。

任何可疑接触狂犬病毒，如被动物（包括貌似健康动物）咬伤、抓伤（即使很轻的抓伤）、皮肤或黏膜被动物舔过，都必须接种本疫苗，称暴露后接种。医护人员、兽医、动物园饲养员等高危人群，还需进行暴露前接种。

【工作过程】

一、护理评估

狂犬病患者，应该安置在单独房间进行隔离。患者被安置进入病床后，护士应该立即对患者进行护理评估，同时通知医生。

（一）健康史及相关因素

详细询问患者本次症状发生、变化情况及治疗情况，被狗咬伤当时处理情况，询问其既往史、个人史、家族史、接触史和预防接种史等。

（二）身体状况

1. 症状体征评估 护士为患者测量了生命体征（T、P、R、BP）均正常，意识清醒，不停地吐口水，并出现紧张、恐惧，不敢饮水，张口困难，颈有抵抗，四肢肌张力增强。腹部检查无明显异常。

2. 实验室检查评估 采集唾液、血清、脑脊液，监测狂犬病病毒核酸、血清学变化。血常规示意白细胞总数增多。

（三）心理和社会状况

该患者对疾病严重性毫无认识，存在紧张、恐惧心理。家中经济负担较重。希望尽快消除现有症状并出院。

二、护理诊断

1. 皮肤完整性受损　与动物咬伤或抓伤有关。
2. 有受伤的危险　与患者高度兴奋、狂躁有关。
3. 有暴力行为的危险　与患者高度兴奋、狂躁有关。
4. 气体交换受损　与咽肌痉挛和(或)呼吸肌麻痹导致呼吸衰竭有关。
5. 潜在并发症:循环衰竭　与交感神经麻痹导致心力衰竭有关。

三、护理目标

患者皮肤恢复正常,无自伤及伤害他人的现象,能维持正常的呼吸,表现为呼吸平稳,频率正常。

四、护理措施

(一)一般护理

狂犬病发作时如何进行护理

1. 隔离　患者单间隔离,保持安静,避免声、光、风等刺激。医护人员执行标准预防措施,行气管插管等有液体喷溅或气溶胶产生等操作时,加戴护目镜或面屏。

2. 消毒　患者的分泌物、排泄物须严格消毒。患者出院或死亡后,房间、物品须进行终末消毒。

3. 休息　应卧床休息,狂犬病患者应注意安全,必要时给予约束。

4. 饮食　在呼吸道安全管理的情况下置入小肠营养管,给予鼻饲高热量、流质饮食,如插鼻饲管有困难,插管前可在患者咽部涂可卡因溶液。开放静脉通路,维持水、电解质平衡。

5. 心理护理　对狂犬病患者应倍加爱护与同情,因大多数患者(除后期昏迷者外)神志清醒,内心恐惧不安,故对患者应关心体贴、语言谨慎,做好治疗与专人护理,使患者有安全感。

(二)用药护理

目前尚无有效治疗方法,主要给予患者维持呼吸系统及心血管系统功能的对症综合治疗,以减轻患者痛苦。

（三）病情观察与对症护理

1. 主要观察内容 严密观察患者的病情及生命体征，恐水、恐风表现及变化，抽搐部位及发作次数，麻痹期密切观察呼吸与循环衰竭的进展情况，记录出入量。

2. 对症护理

(1)减少肌肉痉挛的措施：保持病室安静、光线暗淡，避免风、光、声的刺激。避免水的刺激，不在病室内放水容器，不使患者闻及水声，不在患者面前提及"水"字，输液时注意将流体部分遮挡，操作过程中勿使液体触及患者。各种检查、治疗与护理尽量集中进行。操作时动作轻巧，以减少对患者的刺激。

(2)保持呼吸道的通畅：及时清理口腔及呼吸道的分泌物，并及时给氧，必要时做好气管切开的准备。

（四）健康宣教

1. 疾病知识宣教 宣传狂犬病对人的严重危害和预防措施，加强对犬的管理。

2. 讲述被犬咬伤后立即、彻底进行伤口处理及注射狂犬疫苗对降低狂犬病发病率的重要作用。

【知识拓展】

犬咬伤后伤口处理

1. 伤口冲洗和清洗 用肥皂水（或其他弱碱性清洗剂）和一定压力的流动清水交替清洗所有咬伤处约15min，然后用无菌纱布或脱脂棉将伤口处残留液吸尽。若清洗时疼痛剧烈，可给予局部麻醉，如条件允许，可以使用专业的清洗设备对伤口内部进行冲洗，以确保达到有效冲洗。最后用生理盐水冲洗伤口，避免在伤口处残留肥皂水或其他清洗剂。

2. 消毒处理 彻底冲洗后用稀碘伏或其他具有灭活病毒能力的医用制剂涂擦或清洗伤口内部，可以灭活伤口局部残存的狂犬病病毒。

3. 清创和（或）扩创 犬咬伤伤口尤其撕裂伤应清创去除坏死组织，必要时行扩创术，穿刺伤伤口可以进行必要扩创以确保清创效果。

划伤及简单穿刺伤不需要Ⅰ期闭合，行开放处理；缝合咬伤伤口时，需要进行充分的冲洗、清创，避免深部缝合，预防性抗生素治疗以及密切随访；6h以上的伤口、易感染患者（如免疫受损、无脾或脾功能障碍、静脉淤滞、成人糖尿病）的伤口不建议进行Ⅰ期伤口闭合，早期治疗中进行伤口清洁和失活组织清创，将咬伤伤口开放引流，定时更换敷料，至受伤72h以后可视伤口情况行延迟闭合（图2-5-2）。

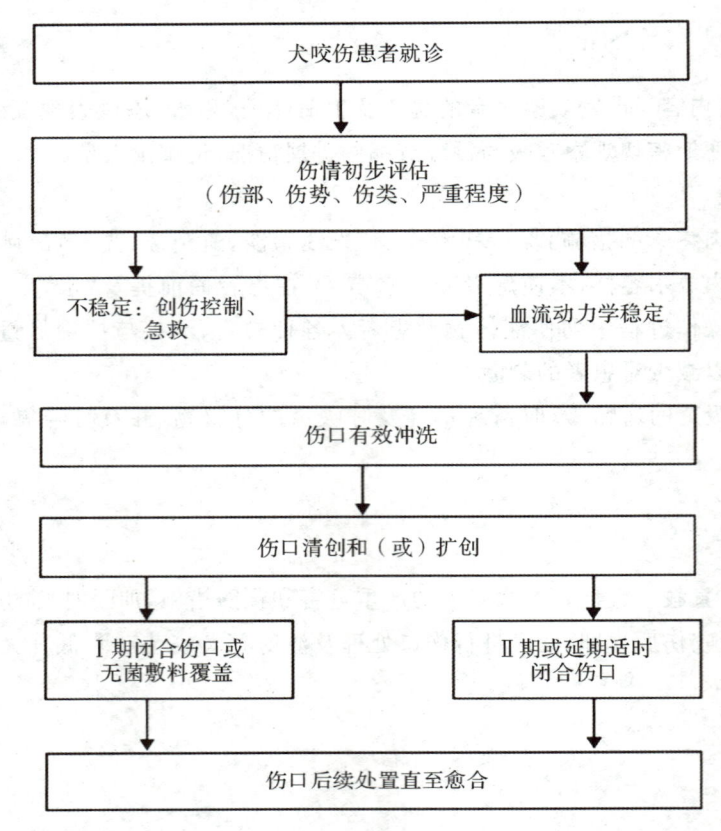

图 2-5-2 犬咬伤患者的处置流程
引自国家卫生健康委《常见动物致伤诊疗规范(2021年版)》

狂犬病预防接种

1. 暴露后预防接种

(1) 轻度咬伤:皮肤无流血的轻度擦伤或抓伤,破损皮肤被舔舐。于第0(咬伤当天)、3、7、14、28天接种(具体参照产品规格或说明书)。

(2) 严重咬伤:指头、面、颈、手指一处或多处被咬伤,咬穿皮肤或舔触黏膜者。除应按上述方法注射本疫苗外,应于第0、3天注射加倍量疫苗。并于第0天注射疫苗的同时用抗狂犬病血清(40IU/kg体重)或狂犬病免疫球蛋白(20IU/kg体重),浸润咬伤局部和肌内注射。凡联合使用抗狂犬病血清或免疫球蛋白者,必须在疫苗全程注射完毕后,再加强注射2~3针疫苗,即在全程注射后第15、75天或第10、20、90天分别加强注射1针。

2. 暴露前接种 推荐的暴露前免疫肌内注射方案为3剂疫苗,分别在第0、7和21或28天接种。

【能力训练】

叶某,女,38岁,农民。狗咬伤后14d,反复四肢及头面部抽搐12d入院。被狗咬伤后伤口疼痛呈刀割样,步态不稳,恶心,呕吐一次。在当地医院,予清创及肌内注射狂犬疫苗处理后回家。12d前起无明显诱因下反复出现四肢及头面部抽搐,每次持续约半小时至2h不等。在当地医院住院治疗7d,当时拟右小腿被狗咬伤予抗感染及对症治疗,抽搐控制、右小腿伤口愈合后出院。2d前无明显诱因下抽搐再次发作,强光及较大声响可诱导其抽搐。分析以上病史,回答以下问题:

1. 下列除哪项外均符合该患者的护理诊断　　　　　　　　　　　　　　(　　)
   A. 皮肤完整性受损　　　　B. 有受伤的危险　　　　C. 恐惧
   D. 气体交换受损　　　　　E. 体液过多

2. 该患者的治疗和护理,下列哪项是错误的　　　　　　　　　　　　　(　　)
   A. 接触隔离
   B. 患者住单人房间,避免水、声、光和风的刺激
   C. 医务人员接触患者时,应戴口罩和橡皮手套
   D. 咽肌和呼吸肌痉挛不能用镇静剂控制时,可气管切开和机械通气
   E. 患者咽肌痉挛不能进食时可静脉输液,但不应插鼻饲管,以免增加对咽肌的刺激

3. 对于狂犬咬伤后的处理,下列哪项是错误的　　　　　　　　　　　　(　　)
   A. 立即用20%肥皂水冲洗后缝合包扎
   B. 冲洗后用稀碘伏(0.025%～0.05%)涂擦
   C. 用0.1%新洁尔灭彻底冲洗
   D. 将抗狂犬病血清注入伤口底部及周围
   E. 注射狂犬疫苗

(陈　燕)

任务二　肾综合征出血热患者护理

【疾病概要】

流行性出血热(epidemic hemorrhagic fever,EHF)是由流行性出血热病毒引起的自然疫源性疾病,又称肾综合征出血热(haemorrhagic fever with renal syndrome,HFRS)。该病是以鼠类为主要传染源的自然疫源性疾病,临床上以发热、出血倾向及肾脏损害为主要特征。

一、病原学

流行性出血热病毒（EHFV）属布尼亚病毒科的汉坦病毒属，为负性单链 RNA 病毒，直径为 78～210nm。根据血清学检查，汉坦病毒有 20 个以上血清型。我国流行的主要是 Ⅰ 型汉坦病毒（野鼠型）、Ⅱ 型汉城病毒（家鼠型）。病毒对乙醚、氯仿敏感，对紫外线、碘酒和酒精等消毒剂亦敏感；不耐热、不耐酸，高于 37℃ 和 pH5.0 以下易灭活；56℃ 30min 和 100℃ 1min 可灭活。

二、发病机制与病理

本病毒抗原可在人体全身各器官的血管内皮细胞广泛分布，与血小板、内皮细胞和单核细胞表面表达的受体 β3 整合素结合，进入细胞内以及骨髓、肝、脾、肺、肾及淋巴结等组织，进一步增殖后再释放入血引起病毒血症。其损害细胞和器官的机制与病毒直接作用、免疫作用及各种细胞因子和炎症介质的作用等有关。

原发性休克发生的原因主要是血管通透性增加，血浆外渗于疏松组织，使血容量下降。血液浓缩，黏稠度升高和 DIC 的发生，使血液循环淤滞，进一步降低有效血容量。血管壁的损伤，血小板减少和功能障碍，肝素类物质增加和 DIC 所致的凝血机制异常是导致出血的主要原因。肾血流不足，肾小球和肾小管基底膜的免疫损伤，肾间质水肿和出血，肾小球微血栓形成和缺血性坏死，肾素、血管紧张素的激活等是导致急性肾功能衰竭的主要原因。

病理解剖可见血管病变、肾脏病变、心脏病变、脑垂体及其他脏器病变，免疫组织化学检查在多脏器组织中均能检出 EHF 病毒抗原。

三、流行病学

（一）传染源

传染源主要是小型啮齿类动物，我国已查出 50 多种动物可自然携带本病毒，如黑线姬鼠、褐家鼠、大林姬鼠等。除啮齿动物外，一些家畜也携带 EHFV，包括家猫、家兔、狗、猪等，证明该病毒有多宿主性。

（二）传播途径

1. 直接接触传播 被带毒动物咬伤或皮肤伤口接触感染性的鼠排泄物而导致感染，是最主要的传播途径。

2. 呼吸道传播 因吸入含有病毒的鼠类排泄物尘埃形成的气溶胶而受到感染。

3. 消化道传播 进食被鼠类排泄物直接污染的食物而受到感染。

4. 母婴传播 孕妇感染本病后，病毒可经胎盘感染胎儿。

5. 其他 如螨媒传播等。

（三）易感人群

人群普遍易感，隐性感染率较低，以青壮年农民和工人发病率高，二次感染发病罕见。

（四）流行特征

1. 地区性　汉坦病毒属的感染主要分布于亚洲，其次为欧洲和非洲，美洲病例较少。目前各发病国家和地区中，我国疫情最重，其次为俄罗斯、韩国和芬兰。

2. 季节性和周期性　黑线姬鼠传播者以11月至次年1月份为高峰，5—7月为小高峰。家鼠传播者以3—5月为高峰，林区姬鼠传播者流行高峰在夏季。本病发病有一定的周期性波动。黑线姬鼠为主要传染源的疫区，一般相隔数年有一次较大流行。以家鼠作为传染源的疫区，周期性尚不明确。

3. 人群分布　以男性青壮年农民和工人发病较多，其他人群亦可发病。不同人群发病数与接触传染源的机会有关。

四、临床表现

潜伏期4~46d，一般为1~2周。

（一）临床分期

典型病例病程有发热期、低血压休克期、少尿期、多尿期和恢复期5期。非典型和轻型病例可以呈"越期"现象，重型患者可出现发热期、低血压休克期和少尿期之间重叠。

1. 发热期　大多突然畏寒发热，体温在1~2d可达39~40℃，以稽留热和弛张热多见。一般持续3~7d。出现全身中毒症状、高度乏力、全身酸痛。头痛、腰痛及眼眶痛，称为"三痛"。胃肠道症状也较为突出，常有食欲减退、恶心、呕吐、腹痛及腹泻。重者可有嗜睡、烦躁及谵语等。

颜面、颈部及上胸部呈弥漫性潮红（"三红"），似酒醉貌。患者常有水肿，表现在颜面和眼睑略浮肿，眼结膜充血，球结膜水肿。在起病后2~3d软腭充血明显，有多数细小出血点，两腋下、上胸部、颈部、肩部等处皮肤有散在、簇状或搔抓状、条索样的瘀点或瘀斑。重者可发生鼻出血、咯血或腔道出血，多由DIC所致。

2. 低血压休克期　一般发生于起病后4~6d，为失血浆性低血容量休克的表现。血压开始下降时四肢尚温暖，若血容量继续下降则表现为脸色苍白、四肢厥冷、脉搏细弱或不能触及，尿量减少。当脑供血不足时可出现烦躁、谵妄。少数顽固性休克患者可出现发绀、DIC、脑水肿、急性呼吸窘迫综合征（ARDS）和急性肾功能衰竭。

3. 少尿期　常继低血压休克期而出现，也可与低血压休克期重叠或由发热期直接进入此期。24h尿量少于400mL为少尿，少于100mL者为无尿。

少尿期一般发生于起病后5~8d，持续时间2~5d。主要表现是尿毒症、酸中毒和水、电解质紊乱。患者出现厌食、恶心、呕吐、腹胀、腹泻，常有顽固性呃逆并出现头晕、头痛、烦躁、嗜睡甚至昏迷、抽搐。伴有高血容量综合征者，脉搏充实有力，静脉怒张，有进行性高血压及血液稀释等。一些患者表现为皮肤瘀斑增加及腔道出血。重者可伴发心力衰竭、肺水肿及脑水肿。

4. 多尿期　肾脏组织损害逐渐修复,但由于肾小管回吸收功能尚未完全恢复,尿量显著增多。多尿期一般出现在起病后 9～14d,持续时间短者 1d,长者可达数月。根据尿量和氮质血症情况可分为移行期、多尿早期、多尿后期。①移行期:每日尿量由 500mL 增加至 2000mL,血尿素氮(BUN)和肌酐(Cr)上升,症状加重。②多尿早期:每日尿量超过 2000mL。氮质血症未见改善,症状仍重。③多尿后期:尿量每日超过 3000mL,并逐日增加,氮质血症逐步下降,精神食欲逐日好转。一般每日尿量可达 4000～8000mL,少数患者可达 15000mL 以上。

5. 恢复期　随着肾功能的逐渐恢复,尿量减至 2000mL 以下时,即进入恢复期。尿液稀释与浓缩功能逐渐恢复,精神及食欲逐渐好转,体力逐渐恢复。一般需 1～3 个月可恢复正常。

(二)临床分型

根据发热高低、中毒症状和出血、休克、肾功能损害的严重程度,本病可分为 5 型。

1. 轻型　体温 39℃以下,中毒症状轻;血压基本正常;出血现象少;肾损害较轻,尿蛋白在"＋～＋＋",无明显少尿期。

2. 中型　体温在 39～40℃,中毒症状较重,有明显出血及少尿期,尿蛋白"＋＋＋";收缩压低于 90mmHg 或脉压差小于 26mmHg。

3. 重型　体温＞40℃,全身中毒症状及外渗现象严重,可出现中毒性精神症状;皮肤、黏膜出血现象较重,如皮肤瘀斑、腔道出血;肾损严重,少尿期持续 5d 以内或尿闭 2d 以内。

4. 危重型　在重型基础上出现以下情况之一者:如难治性休克、重要脏器出血、少尿超过 5d 或尿闭 2d 以上和尿素氮高于 42.84mmol/L,出现心力衰竭、肺水肿,中枢神经系统并发症及严重继发感染。

5. 非典型型　发热 38℃以下,皮肤黏膜可有散在出血点,尿蛋白"±",血尿特异性抗原或抗体阳性者。

五、辅助检查

(一)血常规检查

早期白细胞总数正常或偏低,3～4d 后明显增高,可达$(15～30)×10^9/L$,中性粒细胞增多,重型、危重型患者可出现幼稚细胞呈类白血病反应。淋巴细胞在起病 4～5d 后增多,并出现较多的异型淋巴细胞。

(二)尿常规检查

病程第 2 天可出现尿蛋白,第 4～6 天尿蛋白常为强阳性。尿中还可有红细胞、管型或膜状物(为大量蛋白和脱落上皮细胞的凝聚物),故必须强调多次查尿,有助于诊断。

（三）血液生化检查

血清尿素氮（BUN）和血肌酐（Cr）在低血压休克期轻、中度增高。少尿期至多尿期达高峰，以后逐渐下降，升高程度及幅度与病情成正比。发热期血气分析以呼吸性碱中毒多见，休克期和少尿期以代谢性酸中毒为主。血钠、氯、钙在各期中多数降低，血钾在发热期和休克期处于低水平，少尿期升高，多尿期又降低。

（四）凝血功能检查

发热期开始血小板减少，其黏附、凝聚和释放功能降低。若出现弥散性血管内凝血（DIC），血小板常在 $50\times10^9/L$ 以下。高凝期则凝血时间缩短。消耗性低凝血期则纤维蛋白原降低，凝血酶原时间延长。

（五）免疫学检查

查特异性抗原常用免疫荧光法或酶联免疫吸附测定（ELISA）法，胶体金法则更为敏感。早期患者的血清及周围血中性粒细胞、单核细胞、淋巴细胞以及尿沉渣细胞均可检出EHF病毒抗原。检查特异性抗体血清 IgM 和 IgG 抗体。IgM1∶20 为阳性，IgG1∶40 为阳性，双份血清抗体滴度上升 4 倍有诊断价值。

六、治疗要点

（一）治疗原则

本病以综合治疗为主，早期应用抗病毒治疗，中晚期则针对病理生理进行治疗。病人治疗要"三早一就"，可显著降低病死率。早发现：发现疑似病例，应尽早就医并及时向疾病控制机构报告；早休息：发病后立即卧床休息，减少活动；早治疗：早期治疗和预防性治疗是本病预后的决定性因素，应就近到规范性医疗机构治疗，避免长途转送加重病情。针对不同病期用药，把好"四关"，即休克、肾衰竭、感染、出血关，这是治疗本病的关键。

（二）常用药物

1. 发热期用药 ①抗病毒药物。发热早期可应用利巴韦林，成人 1g/d，儿童每天每千克体重 15mg，疗程 3～5d，或干扰素治疗。②减少渗出治疗药物。给予平衡盐溶液和葡萄糖盐水 1000mL 左右，适当给予氯丁片、维生素 C 等，后期给予 20% 甘露醇静脉滴注。③减轻中毒症状的药物。给予地塞米松 5～10mg 或氢化可的松 100～200mg 静脉滴注。④止血和预防 DIC。可用止血敏（酚黄乙胺）、维生素 K 等。

2. 低血压休克期用药 ①早期、快速补充血容量。争取 4h 内稳定血压，补充血容量时，晶体液与胶体液之比以 3∶1 为宜，晶体液以平衡液为主。胶体液常用右旋糖苷、甘露醇、血浆或白蛋白。②纠正酸中毒。给予 5% 碳酸氢钠，纠正酸中毒且有扩容作用。③改善微循环。可应用血管活性药物，以扩血管药为主，如多巴胺等，也可使用地塞米松静脉滴注。

3. 少尿期用药 ①促进利尿。少尿初期用20％甘露醇静脉滴注,以减轻肾间质水肿,也可用硫酸镁和中药大黄导泻。②利尿剂。常用呋塞米,小剂量开始,逐步加大剂量。③酌情使用电解质、碱性药物甚至糖皮质激素。④强心药物。若血容量补足后仍有心率过快症状,如超过140次/min时,可考虑应用快速洋地黄制剂,如毛花苷C、毒毛花苷K。

4. 多尿期用药 移行期与早期、少尿期同。后期维持水、电解质平衡和防治感染。忌用对肾有毒性的抗菌药物。

5. 并发症治疗用药 ①消化道出血。若在DIC消耗性低凝血期,宜补充凝血因子和血小板。DIC纤溶亢进期则应用六氨基己酸等静滴。肝素类物质增加所致出血,可应用鱼精蛋白静脉注射。尿毒症所致出血则需透析治疗。②中枢神经系统并发症。出现抽搐时用地西泮(安定)或异戊巴比妥钠静脉注射。脑水肿或颅内高压则应用甘露醇静滴,无尿时应考虑透析治疗。③心力衰竭肺水肿。应停止或控制输液,应用毛花苷C或毒毛花苷K强心,地西泮镇静,以及使用扩张血管和利尿类药物。

七、预防

开展防鼠、灭鼠工作,这是预防本病的关键措施。防鼠为切断传播途径,灭鼠为消灭传染源。不在草堆、草丛中躺卧,不在野外露宿。确需野外住宿时,要搭高脚篷,睡高铺。应用药物、机械等方法灭鼠。防止鼠类排泄物污染食品,不用手接触鼠类及其排泄物,动物实验时防止被鼠咬伤。

疫苗接种可有效预防流行性出血热,是个人预防病毒性出血热的有效办法。我国针对流行性出血热实行扩大免疫接种规划措施,流行区人群应接种疫苗。我国研制的沙鼠肾细胞疫苗(Ⅰ型汉坦病毒)和地鼠肾细胞疫苗(Ⅱ型汉城病毒)要求每次注射1mL,共注射3次(间隔时间见说明书),保护率达88％～94％。一年后应加强注射一针。

【工作过程】

一、护理评估

若患者为肾综合征出血热,应该安置在普通传染病病区。患者被安置进入病床后,护士应该立即对患者进行护理评估,同时通知医生。

(一)健康史及相关因素

详细询问患者本次症状发生及变化情况,4d以来的诊治及用药情况。有无野外露宿史,周围有无同样发病情况。同时询问其既往史、个人史、家族史、接触史和预防接种史等。

(二)身体状况

评估患者是否有典型的"三红三痛"的典型表现,是否有胃肠道症状和神经精神症状,评估患者尿量、生命体征等,是否存在低血压休克症状。

（三）心理和社会状况

评估患者对疾病的认识，患者的心理状态，是否有焦虑、恐惧等不良情绪。

二、护理诊断

1. 体温过高　与流行性出血热病毒（EHFV）感染有关。
2. 组织灌注量改变　与血管壁损伤造成血浆大量外渗有关。
3. 体液过多　与组织水肿、血管通透性增加及肾脏损害有关。
4. 皮肤完整性受损　与血管壁损伤造成皮肤出血有关。
5. 潜在并发症　出血、肾功能不全、电解质紊乱、酸中毒。
6. 焦虑　与发热不退、隔离治疗、害怕疾病预后不好有关。

三、护理目标

患者顺利度过"五期"，不出现并发症。体温恢复正常，症状消失。患者能正确对待自己的病情，焦虑状况改善。患者和家属了解本病知识，学会防鼠、灭鼠相关知识。

四、护理措施

（一）一般护理

1. 休息与饮食　嘱患者卧床休息。病情加重时绝对卧床休息，尽量少搬动患者。饮食清淡易消化；高热期、低血压休克期宜给予高热量、高维生素饮食，鼓励患者多饮水。少尿期应给予低钾、低钠饮食，并控制摄入水量。多尿期给予半流质和含钾食物，注意口腔卫生。

2. 隔离与消毒　主要传染源是小型啮齿类动物，如鼠类。患者不是主要传染源，患者不需要隔离。重点做好防鼠灭鼠工作。

3. 心理护理　进行本病有关知识的宣教，增强患者及家属康复的信心。密切观察病情变化，及时处理，增强其对医护人员的信任感、安全感。指导家属不要将焦虑、紧张的情绪带给患者。

（二）用药护理

药物剂量、补液量、脱水量要随不同患者及不同病期而调整。密切关注治疗反应和药物副作用，同时避免使用具有肾毒性的药物。做好用药宣教，向患者及家属讲清楚治疗的目的、使用方法、疗程、可能出现的不良反应、注意事项，使之配合治疗与护理。

（三）病情观察与对症护理

1. 主要观察内容　本病具有病情变化快、病情危重的特点，及时而准确的病情观察是护理的重点。①密切观察生命体征及意识。注意体温有无过高或不升，有无脉搏细速或不规则,呼吸频率、节律及幅度的改变,血压变化与外周末梢循环状态,有无嗜睡、昏迷等意识的变化。②充血、渗出和出血表现。头痛、腰痛、眼眶痛即所谓"三痛",颜面、颈、胸部潮红的表现及其演变,有无呕血、便血、腹水和肺水肿等。③尿变化。尿量及尿的颜色变化,尿蛋白的变化。④水、电解质、酸碱平衡。严格记录 24h 出入液量,监测电解质、酸碱平衡。⑤并发症。有无腹胀、恶心、厌食等消化道症状,考虑氮质血症时,要监测血尿素氮、肌酐;有无烦躁、意识障碍,如患者伴头痛、喷射性呕吐、抽搐应警惕是否为颅内出血;如出现库氏呼吸则提示为酸中毒。若有上述异常应及时报告医生。

2. 对症护理 ①高热的护理。以物理降温为主,如应用冰袋等,忌用酒精擦浴,以免刺激皮肤,加重充血和出血。禁用强退热药,以免大量出汗促使患者提前进入休克期。②体液不足的护理。保证静脉通道畅通,遵医嘱及时、足量补液。严密监测体温、呼吸、脉搏、血压,观察尿量变化,严格记录 24h 出入液量;注意神志、面色改变,四肢温度;及时通报病情变化。③体液过多的护理。遵医嘱给予利尿、导泻、放血或血液透析治疗,观察疗效。严格记录 24h 出入液量,严格控制入量,坚持"量出而入"的原则,做到"三控"即控制经口入量、控制静脉入量、控制静脉滴速,及时抽血进行肾功能、电解质检测。④出血的护理。注意有无呕血、便血、出血;有无剧烈头痛、突然出现的视力模糊;观察血压、脉搏变化,口唇黏膜颜色,注射部位的出血情况,如有异常报告医生并协助进行处理。⑤心力衰竭、肺水肿、急性呼吸窘迫综合征(ARDS)的护理。严密观察病情变化,注意有无咳嗽、呼吸是否费力、口唇有无发绀。对出现呼吸费力者应及时输氧,如有咳粉红色泡沫样痰者,应给予抗泡沫吸氧;出现呼吸窘迫综合征者,应协助医生给予大量激素和辅助呼吸机治疗。

(四)健康宣教

对患者和家属进行疾病的发生、预后及康复等知识的教育,防止患者出现焦虑情绪。如告知他们人与人之间一般不会传播,若能顺利度过各病期,较少留有后遗症。肾功能的完全恢复需要较长时间,出院后各种症状虽已经消失,但仍需继续休息,加强营养,并定期复查肾功能,以了解其恢复情况。

【知识拓展】

埃博拉出血热

埃博拉出血热是由埃博拉病毒感染引起的一种急性出血性传染病,主要通过接触病人或感染动物的血液、体液、分泌物和排泄物及其污染物等而感染。其临床表现主要为突起发热、出血和多脏器损害。埃博拉出血热病死率可高达 50%~90%。本病于 1976 年在非洲首次发现,主要在苏丹、刚果民主共和国、科特迪瓦、加蓬、南非、乌干达、刚果、几内亚、利比里亚、塞拉利昂、尼日利亚等非洲国家流行。目前尚无预防埃博拉出血热的疫苗,及时发现、诊断和严格隔离控制病人、密切接触者隔离医学观察、加强个人防护与感染控制等是防控埃博拉出血热的关键措施。

思政融入：2014年西非的埃博拉病毒疫情是全球关注的重大烈性传染病疫情，给人类造成了巨大的生命和财产损失。疫情发生过程中，国际组织和各国积极参与，开展了迅速有效的援助行动。我国就曾向西非国家抗击埃博拉病毒提供了四轮援助，派遣了大量的中国防疫专家和医护人员，提供了数亿元的急需物资和现汇援助。多个国家的救援机构和国际组织加入了此次救援行动，无国界医生、红十字等人道机构积极参与以图减缓疫情，充分诠释了医者无国界、仁者爱无疆的精神。

【能力训练】

王某某，男，36岁。因发热伴头痛、腰痛、腹泻5d入院。患者5d前无明显诱因出现畏寒、发热，体温最高达40.7℃，伴随食欲减退、乏力、恶心、水样便4～5次/d。当地卫生院拟诊肠炎，予退热补液治疗，病情无好转。4d前开始出现尿少，每天200～300mL。2d前体温恢复正常，每天尿量减少至100mL。入院检查：T 36.7℃，P 102次/min，R 32次/min，BP 165/105mmHg。神清，头面、颈部及前胸部皮肤轻度充血，前胸可见多个瘀点，眼睑浮肿，球结膜水肿，两肺闻及散在湿啰音，肝、脾不大，肾区叩击痛（+），双下肢无水肿，神经系统检查（-）。查血常规：血红蛋白122g/L，白细胞15×10^9/L，中性粒细胞65%，淋巴细胞30%，异型淋巴细胞5%，血小板60×10^9/L。尿常规：尿蛋白（+++），白细胞2～3个/HP，红细胞满视野。血生化：血肌酐610μmol/L，尿素氮20.6mmol/L。分析以上病历，回答以下问题：

1. 该患者入院时最可能的临床诊断是（　　）
   A. 流行性出血热　　B. 流行性感冒　　C. 轮状病毒腹泻
   D. 细菌性痢疾　　　E. 钩端螺旋体病
2. 该患者入院时最主要的护理诊断是（　　）
   A. 体温过高　　B. 潜在并发症：肾功能不全　　C. 有传播感染的危险
   D. 焦虑　　　　E. 营养失调
3. 该患者入院时应诊断为临床哪一期（　　）
   A. 发热期　　　B. 低血压休克期　　C. 少尿期
   D. 多尿期　　　E. 恢复期
4. 该患者入院时的主要治疗措施是（　　）
   A. 降血压、利尿、导泻　　　　　　B. 抗病毒、扩血管药、利尿剂
   C. 高渗葡萄糖液、降血压、利尿　　D. 严格控制输液量、高效利尿剂、导泻
   E. 降血压、扩容、利尿

（陈　燕）

任务三　鼠疫患者护理

【疾病概要】

鼠疫(plague)是由鼠疫耶尔森菌引起的自然疫源性疾病。该病主要以染菌的鼠蚤为媒介，经人的皮肤传入引起腺鼠疫，经呼吸道传入引发肺鼠疫，两者均可发展为败血症，传染性强，病死率高，是危害人类最严重的烈性传染病之一，属国际检疫传染病。我国将其列为法定甲类传染病之首。

一、病原学

鼠疫耶尔森菌为两端钝圆、两极浓染的椭圆形小杆菌，长 $1\sim1.5\mu m$，宽 $0.5\sim0.7\mu m$。革兰染色阴性，无鞭毛，无芽孢，不活动，在动物体内或在弱酸性含血的湿润培养基上可形成荚膜。在普通培养基上生长缓慢。在陈旧的培养基或化脓性病灶中呈多形性。培养的最适温度为 $28\sim30℃$，培养基最适酸碱度为 pH $6.9\sim7.2$，通常 24h 便可形成典型的灰白或淡青色半透明中间隆起的小菌落。鼠疫耶尔森菌含有内毒素，并能产生鼠毒素和一些有致病作用的抗原成分，已证实有 19 种抗原，主要有 FI 抗原和与毒力有关的 V、W 抗原。

该菌对外界抵抗力较弱，对干燥、热和一般消毒剂均甚敏感。阳光直射、100℃ 1min、5%甲酚皂溶液、5%～10%氯胺等均可致细菌死亡。但在潮湿、低温与有机物内存活时间则较久，在痰和脓液中可存活 10～20d，在蚤粪中可存活 1 个月，在尸体中可存活数周至数月。

二、发病机制与病理

鼠疫耶尔森菌经皮肤侵入后，经淋巴管至局部淋巴结，引起剧烈的出血坏死性炎症反应，此即腺鼠疫。鼠疫耶尔森菌经血液循环进入肺组织，则引起继发性肺鼠疫；由呼吸道排出的鼠疫耶尔森菌通过飞沫传入他人体内，则可引起原发性肺鼠疫。各型鼠疫均可发生鼠疫败血症。

鼠疫的基本病理改变为淋巴管、血管内皮细胞损害和急性出血坏死性炎症。腺鼠疫表现为淋巴结的出血性炎症和凝固性坏死；肺鼠疫肺部病变以充血、水肿、出血为主；鼠疫败血症则全身各组织、脏器都可有充血、水肿、出血及坏死改变。

三、流行病学

(一)传染源

传染源主要是鼠和其他啮齿动物。猫、羊、兔、骆驼、狼、狐等也可能成为传染源。肺鼠疫患者是人间鼠疫的重要传染源。带菌者（包括健康带菌和恢复期带菌）作为传染源的可能性亦应引起重视。

传染源储存宿主以旱獭和黄鼠为主。它们是冬眠啮齿类动物，感染后可越冬至翌春发病，再感染幼鼠，对鼠的自然疫源的形成和鼠疫耶尔森菌种族延续均起重要作用。褐家鼠是次要储存宿主，但却是人间鼠疫的主要传染源。

（二）传播途径

1. 经鼠蚤传播 以蚤为媒介，构成"啮齿动物→蚤→人"的传播方式。主要的媒介是鼠蚤。

2. 经皮肤传播 剥食患病啮齿类动物的皮、肉或直接接触患者的脓血或痰，经皮肤伤口而感染。

3. 呼吸道飞沫传播 肺鼠疫患者痰中的鼠疫耶尔森菌可借飞沫构成"啮齿动物→蚤→人"之间的传播，引起人间的大流行。一般情况下，腺鼠疫并不对周围造成威胁。

（三）易感人群

人对鼠疫耶尔森菌普遍易感，并可为隐性感染。病后会获得持久免疫力，但轻症鼠疫容易被治愈，病后免疫不充分。预防接种可使易感性降低。预防接种者与患者密切接触，常发生隐性感染，通过咽培养可查出鼠疫耶尔森菌。

（四）流行特征

1. 鼠疫自然疫源地 世界各地尚存在许多鼠疫的自然疫源地，鼠间感染长期持续存在，呈反复流行与静止交替状态，随时对人类构成威胁。

2. 人间鼠疫与鼠间鼠疫的关系 人间鼠疫的流行，常发生于动物间鼠疫之后。首先是野鼠间鼠疫流行，再由野鼠传至家鼠，家鼠患病后大批死亡，鼠蚤离开死鼠另找新的宿主，人被叮咬而被感染。

3. 季节性 人间鼠疫多发生在夏秋季，这与鼠类繁殖活动有关。

4. 职业性 人间鼠疫首发病例常与职业有关，如狩猎等。

四、临床表现

潜伏期：腺鼠疫多为2~5d(1~8d)。原发性肺鼠疫为数小时至3d。曾经接受预防接种者，可长达9~12d。

起病急骤，畏寒发热，体温迅速升至39~40℃，伴恶心呕吐、头痛及四肢痛、颜面潮红、结膜充血、皮肤黏膜出血等。继而可出现意识模糊、言语不清、步态蹒跚、腔道出血和血压下降等。临床分有腺鼠疫、肺鼠疫和败血症型鼠疫等，它们各具其特征性表现。

1. 腺鼠疫 最为常见，好发部位依次为腹股沟淋巴结（约占70%）、腋下淋巴结（约占20%）和颈部淋巴结（约占10%），多为单侧。病初即有淋巴结肿大且发展迅速，淋巴结及其周围组织显著红肿热痛，以病后2~3d最重。若治疗及时，淋巴结肿可逐渐消退；治疗不及时，1周后淋巴结很快化脓、破溃，常可发展为败血症或肺鼠疫。

2. 肺鼠疫 既可是原发性,又可继发于腺鼠疫患者。原发性肺鼠疫起病急,寒战高热、胸痛、呼吸急促、发绀、咳嗽、咳痰,痰为黏液或血性泡沫状,肺部仅可闻及散在的湿啰音或轻微的胸膜摩擦音,较轻的肺部体征与严重的周身症状不相称。X 线检查呈支气管肺炎改变。常因心力衰竭、出血、休克而危及生命。

3. 败血症型鼠疫 亦称鼠疫败血症,为最凶险的一型。多继发于肺鼠疫或腺鼠疫。原发鼠疫败血症亦称暴发型鼠疫,少见。继发鼠疫者病初有肺鼠疫或腺鼠疫的相应表现而病情进一步加重。主要表现为高热寒战、谵妄或昏迷,进而发生感染性休克、DIC 及广泛皮肤出血和坏死等。肺鼠疫与败血症鼠疫因发绀和皮肤出血坏死,死亡后皮肤呈黑色,故有"黑死病"之称。

4. 其他类型鼠疫 包括皮肤鼠疫、肠鼠疫、眼鼠疫、脑膜型鼠疫、扁桃体鼠疫等,少见。

五、辅助检查

(一)细菌学检查

①细菌培养:根据情况,分别取动物的脾、肝等脏器或患者的淋巴结穿刺液、脓、痰、血、脑脊液等,用血琼脂平板、肉汤等培养基均可分离出鼠疫耶尔森菌,进一步鉴定用生化反应、噬菌体裂解试验或血清学试验。②动物接种:将上述材料,以生理盐水调成乳剂,注射于胚鼠或小鼠的皮下或腹腔,24~72h 后死亡,解剖做细菌学检查。

(二)血清学检查

1. 间接血凝法(PHA) 以鼠疫杆菌 FI 抗原检测血中 FI 抗体,感染后 5~7d 出现阳性,2~4 周达高峰,此后逐渐下降,可持续 4 年。常用于回顾性诊断和流行病学调查。

2. 酶联免疫吸附试验 较 PHA 更为敏感,用于测定 FI 抗体,亦可用抗鼠疫的 IgG 测定 FI 抗原,滴度 1∶400 以上为阳性。经 30d 已腐败的动物标本用甲醛处理后再检测,其滴度仍不受影响。

3. 放射免疫沉淀试验 此法可查出 28~32 年患过鼠疫康复者体内微量的 FI 抗体,用于追溯诊断及免疫学研究。

4. 荧光抗体法 用荧光标记的特异性抗血清检测可疑标本,可快速准确诊断。

(三)分子生物学检测

分子生物学检测主要包括 DNA 探针和 PCR 聚合酶链反应,具有快速、敏感、特异性强的优点,近来应用较广。

六、治疗要点

治疗原则为早期、联合、足量、应用敏感的抗菌药物。

1. 腺鼠疫 链霉素成人首次 1g,以后 0.5~0.75g,每 4h 或 6h 肌注(2~4g/d)。治疗过程中可根据体温下降至 37.5℃ 以下,全身症状和局部症状好转后逐渐减量。患者体温恢复正常,全身症状和局部症状消失,按常规用量继续用药 3~5d,疗程一般为 10~20d,链霉素使用总量一般不超过 60g。

2. 肺鼠疫和败血症型鼠疫 链霉素成人首次 2g,以后 1g,每 4h 或 6h 肌注(4~6g/d),全身症状和呼吸道症状显著好转后逐渐减量,疗程一般为 10~20d,链霉素使用总量一般不超过 90g。儿童参考剂量为 30mg/(kg·d),每 12h 一次。

3. 皮肤鼠疫 按一般外科疗法处置皮肤溃疡,必要时局部滴注链霉素或敷磺胺软膏。

4. 有脑膜炎症状的患者 在特效治疗的同时,辅以氯霉素治疗,成人 50mg/(kg·d),儿童(>1岁)50mg/(kg·d),每 6h 一次,静脉滴注,疗程 10d。注意氯霉素的骨髓毒性等不良反应。

七、预防

(一)管理传染源

应灭鼠、灭蚤,监控鼠间鼠疫。加强疫情报告。严格隔离患者,患者和疑似患者应分别隔离。腺鼠疫隔离至淋巴结肿大完全消散后再观察 7d。肺鼠疫隔离至痰培养 6 次阴性。接触者医学观察 9d,曾接受预防接种者应检疫 12d。患者的分泌物与排泄物应彻底消毒或焚烧。死于鼠疫者的尸体应用尸袋严密包扎后焚化。

(二)切断传播途径

加强国际检疫与交通检疫,对来自疫区的车、船、飞机进行严格检疫并灭鼠灭蚤。对可疑旅客应隔离检疫。

(三)保护易感者

1. 加强个人防护 参与治疗或进入疫区的医护人员必须穿防护服和高筒靴,戴面罩、厚口罩、防护眼镜、橡皮手套等。

2. 预防性服药 药物可选用四环素、多西环素、磺胺、环丙沙星等。必要时可肌内注射链霉素进行预防性治疗,疗程均为 7d。

3. 预防接种 主要对象是疫区及其周围的人群,参加防疫工作人员及进入疫区的医务工作者。

【工作过程】

一、护理评估

(一)健康史及相关因素

评估患者生活环境,有无接触鼠和啮齿动物,有无接触类似症状患者;评估患者本次症状发生及变化情况;评估患者有无类似症状及发病时间等既往史;评估患者有无鼠疫疫苗接种史。

(二)身体状况

1. 症状体征评估 评估生命体征,尤其是体温和血压;评估皮肤、黏膜、淋巴结有无肿大及肿大个数、质地等;评估有无咳嗽、咳痰、气促,肺部湿啰音等呼吸系统症状。

2. 实验室检查评估 评估血常规、尿常规等常规检查;评估细菌学检查及血清学检查等。

(三)心理和社会状况

评估患者是否有恐惧、抑郁、焦虑等不良情绪;了解家庭及社会的支持程度。

二、护理诊断

1. 体温过高 与菌血症有关。
2. 疼痛 与淋巴结肿大及血管内皮细胞损害有关。
3. 有传播疾病的危险 与鼠疫的高传染性有关。
4. 恐惧 与严格隔离、病情危重有关。

三、护理目标

患者出院时体温正常,疼痛缓解,彻底康复;能正确对待自己的病情,恐惧心理得到改善;知道科学的饮食、休息、隔离、消毒和预防知识。

四、护理措施

(一)一般护理

1. 隔离 患者按甲类传染病进行严格隔离,禁止家属及亲朋好友陪护和探视。腺鼠疫患者隔离至淋巴结肿完全消散后再观察7d,肺鼠疫患者隔离至痰培养6次阴性。接触者医学观察9d,曾接受预防接种者应检疫12d。

2. 消毒 患者的分泌物、排泄物及其污染物品应彻底消毒或焚烧。死于鼠疫者的尸体应用尸袋严密包套后焚烧。医务人员给患者诊疗护理后也应用消毒液消毒。

3. 休息 患者应住无鼠、无蚤的单间病房,急性期应强调卧床休息,待症状改善后可逐步增加活动量,但以不感疲劳为度。

4. 饮食 急性期进流质饮食,保证热量,补给足够液体,重症伴神志不清者暂禁食,恢复期可予普食。

5. 心理护理 因鼠疫起病迅猛,病情危重,又是甲类传染病,实施严格隔离,极易导致患者紧张、恐惧和不适。患者迫切需要得到全方位的关心、及时有效的护理和治疗。所以,护士应积极主动向患者及其家属讲述严格隔离的重要性，主动、热情地接待患者，与患者进行有效沟通，了解患者顾虑、困难，满足其合理需求，热心护理，增强其安全感，消除紧张与恐惧心理，帮助患者树立战胜疾病的信心。

(二)用药护理

观察药物疗效和不良反应。庆大霉素和链霉素的副作用主要为耳毒性及肾毒性，儿童慎用。氯霉素应注意其对骨髓造血功能的抑制作用，使用期间应定期检测血常规。

(三)病情观察与对症护理

1. 主要观察内容 主要有生命体征(T、P、R、BP)、神志、精神症状、皮肤黏膜出血情况及全身淋巴结肿大化脓情况等。

2. 对症护理

(1)高热：以物理降温为主，但不能用酒精擦浴，以免加重皮肤的充血、出血损害，必要时可配合药物降温。

(2)疼痛：向患者解释疼痛的原因，指导患者深呼吸或分散注意力，局部疼痛严重者，可予热敷；严重头痛并伴全身肌肉酸痛者，可遵医嘱给予水合氯醛、异丙嗪等。

(3)皮肤黏膜护理：保持皮肤干燥清洁，用温水洗浴(禁用肥皂水、酒精)，剪短患者的指甲。若发生破溃或继发感染，可按医嘱在局部涂用消炎软膏等。

(四)健康宣教

(1)指导患者和家属学习、了解本病的有关知识，以帮助患者去除恐惧心理，积极配合治疗，促进康复。

(2)指导患者和家属密切观察病情变化。

(3)指导患者及其家属进行灭鼠、灭蚤，学会必要的消毒方法。

【执业考试提示】

鼠疫病原体是鼠疫耶尔森菌(又称鼠疫杆菌)，属国际检疫传染病，被列为我国甲类传染病之首，需强制管理，2h 内上报。传染源主要是鼠类及鼠疫病人。腺鼠疫经接触传播；肺鼠疫以飞沫传播为主，接触传播为辅；鼠蚤叮咬是人间鼠疫的主要传播途径，病后可获得持久性免疫力。腺鼠疫最多见，以急性单侧淋巴结炎为特征。肺鼠疫死亡率极高，临床症状严重，但肺部体征较少。败血症型鼠疫是最凶险的类型。通过病原学检查可找到鼠疫杆菌。治疗首选链霉素，发热时禁止酒精拭浴，注意疼痛护理；鼠疫按甲类传染病强制管理，肺鼠疫隔离至痰培养 6 次阴性，腺鼠疫隔离至淋巴结肿大完全消散后再观察 7d。

【知识拓展】

"鼠疫战士"——伍连德

1910年11月底,一场突如其来的瘟疫横扫整个东三省。危急时刻,有着医学博士背景的马来西亚华侨、年仅31岁的伍连德临危受命,出任东三省防疫全权总医官。他火速从天津赶赴哈尔滨。

在疫情最严重的傅家甸,伍连德通过观察病人的一系列症状,初步判断这是可怕的鼠疫。感染人数和死亡人数依然在急剧上升,情急之下,伍连德决定对尸体进行解剖。可是在那个时代,进行尸体解剖既有违清律,又有悖伦理。为了找到答案,伍连德顶着压力完成了尸体解剖工作,在死者的心、肺、血液中发现了大量鼠疫杆菌,并由此大胆推断出:该鼠疫是通过人与人之间的飞沫传播的。

于是,伍连德将其命名为"肺鼠疫",并明确了要控制疫情,就要防止空气飞沫传播。他为此发明了一种口罩——即用两层纱布,内置一块吸水药棉制成。这种口罩制作简单,价廉物美,老百姓们纷纷戴上了口罩,传染性也得到了一定控制。因此,后人就将这种口罩称为"伍氏口罩"。

与此同时,伍连德指挥将疫情最重的傅家甸分为四个区,每个区居民非必要不得跨区;火车车厢也被征作临时隔离营,收容接触者及疑似者……

疫情得到了控制,但却仍未停止。伍连德发现症结出在尸体处理上。城北腐烂的尸体方便了鼠疫杆菌的传播。于是,伍连德又做了一件有违当时伦理的决定——火葬尸体。焚尸持续了3d,正是此举,让东三省迎来了鼠疫防控的转折点!

1911年3月1日,随着零点钟声的敲响,数夜难眠的人群中突然爆发出热烈的欢呼声。24h内,哈尔滨无一感染和死亡病例。之后数日均无感染及死亡,于是伍连德郑重宣布:"傅家甸解除隔离!"吞噬了6万多条生命的鼠疫终于结束。

> **思政融入**:伍连德在灾难面前,奋不顾身,展现了忘我的献身精神。他献身医学事业,勇于创新,发扬了崇高的人道主义精神和积极的科学探索精神。

【能力训练】

李某,男,27岁,农民,因发热、呕吐,伴全身皮肤黏膜出血1周,腹股沟淋巴结肿大3d入院。查体:T 40℃,颜面潮红,全身皮肤有弥漫性出血点,两侧腹股沟淋巴结肿大,直径约2cm,有4~5颗,部分已化脓。实验室化验淋巴结穿刺液找到鼠疫耶尔森菌。分析该病例,回答以下问题:

1.该鼠疫患者可能的临床类型　　　　　　　　　　　　　　　　　　　(　　)
A.腺鼠疫　　　　　　　　B.肺鼠疫　　　　　　　　C.败血症型鼠疫

D. 肠鼠疫　　　　　　　E. 脑膜鼠疫
2. 该鼠疫患者可能的传播途径为　　　　　　　　　　　　　　　　　　　(　　)
　A. 经鼠传播　　　　　B. 经鼠蚤传播　　　　C. 经皮肤传播
　D. 呼吸道传播　　　　E. 接触传播
3. 该鼠疫患者应选预防措施为　　　　　　　　　　　　　　　　　　　　(　　)
　A. 灭鼠、灭蚤　　　　B. 加强国际检疫　　　C. 预防性服药
　D. 预防接种　　　　　E. 加强个人防护
4. 下列哪项不是该鼠疫患者的护理问题　　　　　　　　　　　　　　　　(　　)
　A. 体温过高　　　　　B. 疼痛　　　　　　　C. 呕吐
　D. 皮肤完整性受损　　E. 营养失调

(许海莲)

任务四　钩端螺旋体病患者护理

【疾病概要】

钩端螺旋体病(leptospirosis)简称钩体病,是由一组致病性钩端螺旋体引起的急性传染病。该病几乎遍及世界各地,本病的主要传染源是鼠和猪,经皮肤和黏膜接触含钩端螺旋体的疫水而感染,属人畜共患传染病,具有自然疫源性。临床特点为起病急骤、高热、全身酸痛、结膜充血、腓肠肌压痛、全身淋巴结肿大、出血倾向等。重者可出现肝、肾功能衰竭,肺出血,脑膜脑炎等,甚至危及患者生命。

一、病原学

钩端螺旋体简称钩体,革兰染色阴性,形态为细长丝状,有12~18个螺旋盘绕,一端或两端弯曲成钩状,由菌体、轴丝和外透明膜三部分组成。钩体的抗原组成较复杂,与分型有关的有表面抗原和内部抗原两种。按内部抗原将其分为25个血清群,按表面抗原将其分为200多个血清型,新的型别仍在不断发现。我国已分离出18个血清群和70个血清型,其主要菌群为黄疸出血群、波摩那群、犬群、流感伤寒群和七日热群,以黄疸出血群致病性最强。

钩体产生的致病物质有溶血毒素、细胞毒因子及内毒素样物质等。钩体在中性湿土和水中可存活1~3个月,耐寒冷,不耐干燥,易被漂白粉、75%乙醇及酸碱等常用消毒剂杀灭。对青霉素敏感。

二、发病机制与病理

钩体经损伤的皮肤及黏膜侵入体内后,在局部繁殖但不引起炎症反应,迅速通过淋巴管和毛细血管进入血液,并在其中繁殖形成钩体血症。钩体又通过血流播散全身,侵入肝、肾、肺、心、脑等器官,经过大量繁殖和释放毒性物质形成钩体败血症。此时患者表现出全身中毒症状,而器官损伤较轻,淋巴结肿大较明显。如病原未被及时杀灭或清除,器官损伤便随之出现,进入病程中期阶段。起病1~2周,体内出现特异性抗体,血中钩体迅速被清除,器官内钩体逐渐减少直至消失。肾小管中钩体不受抗体影响,会长期存在,形成病后持续钩体尿。部分患者在恢复期出现发热,眼、神经系统等后发损伤,与机体产生的变态反应有关。

钩体病的基本病理变化是全身毛细血管的感染中毒性损伤。严重时可致组织器官发生出血、坏死及炎症,其中肺、肝、胆、心、脑、肾、横纹肌等受损较为严重。钩体病的突出特点是机体器官功能障碍严重而组织结构损伤相对较轻,故亦具有较易逆转恢复的特点。

三、流行病学

(一)传染源

自然界中可感染钩体成为传染源的动物宿主广泛,能传给人类的主要是鼠类和猪。我国南方和西南地区以黑线姬鼠为主,所带钩体主要是黄疸出血群,为稻田型钩体病的主要传染源。沿海平原和华北地区则以猪为主,所带钩体主要是波摩那群,为雨水型和洪水型钩体病的主要传染源。犬的带菌率也较高,为雨水型流行的重要传染源。牛、羊、猫等感染后亦可成为传染源,但其传染源作用远不如猪和犬重要。

(二)传播途径

1. 接触传播 ①疫水接触传播,是本病的主要传播途径。病鼠在稻田里活动时将钩体排出,把田水变成钩体病疫水。水中钩体通过农民皮肤损伤处或黏膜进入机体使人感染,故称稻田型。当暴雨冲刷或洪水淹没时,钩体污染池塘、沼泽,可引起雨水型或洪水型钩体病。②直接接触传播,与含钩体的排泄物或血液发生直接接触可感染。

2. 消化道传播 食用被钩体污染而未经加热消毒处理的食物和水也可感染。

3. 母婴传播 孕妇感染钩体后可经胎盘传给胎儿导致流产。

(三)易感人群

人群普遍易感,农民、渔民、牧民及屠宰工人发病较多,多为青壮年。病后对同型钩体可获得持久性免疫,对其他血清型钩体仍易感。

(四)流行特征

本病多发生在夏秋季(多在6—10月),遍及世界各地。我国以长江流域及其以南地区疫情较严重。南方以稻田型为主,北方以雨水型为主。

四、临床表现

(一)症状与体征

潜伏期为 2～28d,一般 7～14d。按病程可分为三期,按临床特征可分为五型。

1. 早期 发病 3d 内为钩体败血症期,各型钩体病共有。本期以中毒综合征为特点,表现为"寒热酸痛一身乏,眼红腿痛淋巴结大",即"三症状"(发热、身软、肌肉酸痛)、"三体征"(眼红、压痛、淋巴结肿)。

(1)发热:急起发热,1～2d 体温可达 39.0℃ 以上,多呈稽留热,部分患者呈弛张热,少数伴畏寒,部分患者发热前数天可有软弱、乏力。若及时治疗,体温常在 48h 内降至正常。

(2)肌肉酸痛:全身肌肉酸痛,以腓肠肌和腰背部肌肉较明显。

(3)显著乏力:全身酸软无力,下肢无力明显,甚至难以站立、行走。

(4)眼结膜充血:发病当天即可出现眼结膜充血,以后迅速加重,虽持续时间久,但无疼痛、畏光、流泪等症状。重者可出现结膜下出血。

(5)腓肠肌压痛:双侧腓肠肌压痛明显,重者拒压。

(6)淋巴结肿大:全身浅表淋巴结肿大,以双侧腹股沟淋巴结肿痛最明显。其次为腋窝淋巴结群,一般为 1～2cm,质较软,局部无红肿、不化脓,可有疼痛及压痛。

(7)其他:可有恶心、呕吐、腹泻、咽部疼痛、扁桃体肿大、肝脾肿大等。

2. 中期 病程 3～10d。本期表现复杂,为器官损伤期,按临床特点分为以下五型:

(1)流感伤寒型(单纯型,或称感染中毒型):本型多见,多为感染后中毒症状,似早期表现,无明显器官损害,经治疗 3～10d 可恢复,亦可自愈。

(2)肺出血型:病程 2～5d,病情加重、出现不同程度的肺出血是本型主要特点。轻者(又称轻型肺出血型)痰中带血或轻度咯血,肺部有少量湿啰音,X 线胸片可有轻度肺纹理增加。重者(又称肺弥漫性出血型)可致肺弥漫性大出血,以大量咯血、缺氧、窒息为特点。病情来势凶猛,迅速恶化,常在数小时或 24h 内因窒息、呼吸衰竭或循环衰竭而迅速死亡,是无黄疸型钩体病死亡的主要原因。按其病程发展可分为三期:先兆期、出血期、垂危期。导致肺弥漫性大出血的原因有:①所感染的钩体可能是毒力强的黄疸出血群。②感染者免疫力低。③发病后未及时治疗和适当休息。④青霉素治疗后发生赫氏反应者。

(3)黄疸出血型:多发生于病程 4～8d,以出血倾向和肝、肾功能损害为特征。按病情可分为轻、中、重三度。①轻度。食欲减退,厌油,上腹部不适,轻度黄疸,ALT 增高,1～2 周症状消失,肝功能恢复,无明显出血倾向,预后良好。②中度。消化道症状明显,伴有瘀点、鼻出血等出血倾向,中度黄疸,ALT 显著增高;尿蛋白阳性,尿中可见管型及红细胞、白细胞。③重度。消化道症状及出血倾向均较重,可呕血与便血,重度黄疸,肝、肾功能损害显著,凝血功能障碍致大出血,严重者会发生尿毒症及肝性昏迷。本型死亡原因为急性肾功能衰竭和肝功能衰竭。

(4)脑膜脑炎型:发生于病程 2～3d,表现为脑膜炎或脑炎症状和体征。患者出现头痛加重、呕吐、抽搐、意识障碍,脑膜刺激征阳性。重者因脑水肿致脑疝而引发中枢性呼吸衰竭。脑膜炎型病情较轻，预后较好；脑炎型或脑膜脑炎型病情较重，预后较差。

(5)肾功能衰竭型：以急性肾功能衰竭为特征，多与黄疸出血型同时存在。

3. 恢复期 多数患者在病程10d以后病情逐渐减轻直至痊愈，不留后遗症。少数患者在上述表现消失后数日或数月再次发病，称后发症。常见的后发症有以下几种。

(1)后发热：在退热1～5d后再次发热，体温在38℃左右，外周血嗜酸性粒细胞比值增高，持续1～3d可自行消退。此为迟发性变态反应所致，无须用抗生素。

(2)眼后发症：多在退热后一周至一月出现，主要是虹膜睫状体炎、脉络膜炎及葡萄膜炎等，表现为畏光、流泪、眼红、眼痛、视物模糊等，多数预后良好，但反复发作可致失明。眼后发症多见于波摩那群钩体感染。

(3)反应性脑膜炎：在后发热的同时出现脑膜炎表现，预后良好。

(4)闭塞性脑动脉炎：多在病后2～5个月出现，表现为偏瘫、失语或反复短暂肢体瘫痪等，预后不良。亦可发生蛛网膜下腔出血、周围神经炎等。

五、辅助检查

1. 血液检查 外周血白细胞总数和中性粒细胞比值轻度增高或正常，红细胞血沉（ESR）值增高。

2. 尿液检查 可有尿蛋白、白细胞、红细胞及管型。

3. 病原检查 可从患者血液（病程1周内）、尿液（病程2周后）或脑脊液中检出钩体。检查方法有直接涂片法或分离培养法等。

4. 免疫学检查 可用凝集试验、免疫荧光法及ELISA法等免疫方法检测患者血清中特异性抗体，一般在病程7～8d即出现阳性，具有特异性。凝集试验抗体效价≥1：400，或双份血清抗体效价上升4倍以上，可确定诊断。

5. 胸部X线检查 肺出血型钩体病可见肺纹理增粗或散在点状、片状阴影，甚至出现双肺弥散性点、片状或融合性片状阴影。

六、治疗要点

1. 一般治疗 早期休息，给予易消化、高热量、高维生素饮食，维持水电解质平衡，对高热者可予物理降温。

2. 病原治疗 首选青霉素，但应注意避免赫氏反应和过敏反应，另外庆大霉素、四环素也可。

3. 对症治疗 激素解毒，止血，吸氧，抗休克，脱水降颅压等。

4. 后发症治疗 主要也是对症治疗。

七、预防

1. 控制传染源 灭鼠，加强对猪的管理，对患者隔离治疗。

2. 切断传播途径 改造疫源地，加强环境卫生和消毒工作，加强自身个人防护。

3. 保护易感人群 对在流行地区工作的人员可接种疫苗,对高度怀疑已受感染者可予药物预防。

【工作过程】

一、护理评估

(一)健康史及相关因素

详细询问患者本次症状的发生及变化情况、当地诊治及用药情况、有无下农田干活或洪水泛滥,当地是否为疫区,周围有无同样发病情况。同时询问其既往史、个人史、家族史和预防接种史等。

(二)身体状况

评估患者生命体征,患者是否体温偏高、心率偏快、呼吸急促、两肺湿啰音明显,是否有出血征象和肝、肾功能损害的表现,及时向医生汇报。

(三)心理和社会状况

通过询问发现,该患者对疾病知识知之甚少,对出现咯血较紧张,家庭经济一般,希望尽快治好病回家参加生产劳动。

二、护理诊断

1. **体温过高** 与钩端螺旋体感染有关。
2. **疼痛** 肌肉酸痛与钩端螺旋体败血症有关。
3. **出血** 与毛细血管中毒性损伤及凝血因子缺乏有关。
4. **气体交换受损** 与肺毛细血管损伤及肺出血有关。
5. **焦虑/恐惧** 与病情急重和患者知识缺乏有关。

三、护理目标

(1)出院时体温恢复正常、症状消失。
(2)患者顺利度过早、中期,避免或减少赫氏反应和后发症,疼痛消失。
(3)患者住院期间肺出血得到有效控制,未发生严重的出血反应。
(4)患者和家属了解本病知识,能采取综合性预防措施。
(5)患者能正确对待自己的病情,焦虑或恐惧状况改善。

四、护理措施

(一)一般护理

1. 休息与饮食 急性期应严格卧床休息,给予足够的易消化、高热量、低脂饮食。

2. 隔离与消毒 主要传染源是鼠和猪。患者带菌时间短,排菌量小,且人尿为酸性,不适宜钩端螺旋体生存,故一般认为患者作为传染源意义不大,不需要隔离。

3. 心理护理 本病起病急,症状重,常使患者出现焦虑不安甚至恐惧的情绪。应及时介绍疾病的有关知识,说明治疗方法,以增强患者的安全感和信任感,减轻或消除紧张情绪,使患者积极配合治疗。

(二)用药护理

1. 治疗原则 对钩端螺旋体病患者的治疗应强调"三早一就"(早发现、早诊断、早治疗,就地就近及时处理、抢救)的治疗原则,避免治疗延期和反复转诊。钩端螺旋体病的治疗包括抗生素的病原治疗、对症治疗及后发症的治疗。杀灭病原体是治疗本病的关键和根本,强调早期应用有效抗生素。

2. 常用药物

(1)抗生素:①青霉素。钩端螺旋体对青霉素高度敏感,为首选药。成人每次40万IU,每日3~4次,肌内注射,至退热后3d止。为避免发生赫氏反应(Herxheimer reaction),宜采用小剂量分次给药方案,即首剂5万IU肌注,4h后重复一次,再过4h增至40万IU,以后按此量,每日3~4次肌注,至退热后3d。赫氏反应是在青霉素首剂治疗后半小时至4h后加重反应。其表现为突起寒战、高热、头痛、全身酸痛、脉速、呼吸急促等原有症状加重,甚至发生体温骤降、低血压或休克等。一般在半小时至1h消失,病情危重时可静脉滴注氢化可的松及应用镇静剂。此反应是由钩端螺旋体被青霉素杀灭裂解后释放的毒素引起的。②其他抗生素。如庆大霉素、四环素、第三代头孢菌素和喹诺酮类均有很好疗效,可根据情况选用。

(2)赫氏反应治疗药物:尽快使用镇静剂和静脉应用氢化可的松。

(3)肺出血治疗药物:尤其是肺弥漫出血型,早期应强化使用镇静剂和大剂量使用氢化可的松。根据心功能情况可以给予快速洋地黄制剂毛花苷C。

(4)黄疸出血型者:可给予护肝、解毒、止血等治疗药物。

(5)后发症的治疗:后发热、反应性脑膜炎一般做对症处理。葡萄膜炎、闭塞性脑动脉炎常需要加用糖皮质激素。

3. 注意事项 用抗生素和糖皮质激素治疗钩端螺旋体病,要加强观察和护理。青霉素的赫氏反应见上述内容。庆大霉素的耳毒性、肾毒性等副作用必须警惕,必须把好剂量和疗程关。糖皮质激素在严重病例中宜短期大剂量使用,要高度警惕上消化道出血、诱发糖尿病、低血钾等副作用。做好用药宣教,向患者及家属讲清楚治疗的目的、使用方法、疗程、可能出现的不良反应、注意事项,使之配合治疗与护理。

(三)病情观察与对症护理

1. 主要观察内容

(1)生命体征及意识的变化:注意体温过高或不升,有无脉搏细速或不规则,注意呼吸频率、节律及幅度的改变,血压变化与外周末梢循环状态,有无嗜睡、昏迷等意识的变化。其中,重点是呼吸衰竭和休克的观察。

(2)皮肤、黏膜出血情况:有无鼻出血、咯血、呕血、便血、尿血等腔道出血,注意其发生的频率和出血量情况。

(3)肺大出血先兆:注意烦躁不安、面色苍白、心悸气短等症状。

(4)水、电解质、酸碱平衡:严格记录24h出入液量,监测电解质、酸碱平衡。

2. 对症护理

(1)高热的护理:积极实施物理降温,使患者体温在低热或正常水平,也可遵医嘱辅助应用退热剂。

(2)疼痛:局部肌肉酸痛者可给予热敷,全身肌痛伴明显头痛者可酌情给予镇静剂。

(3)出血:若发生肺大出血,应立即采取绝对卧床静养,避免一切不必要的检查和操作,禁止搬动,及时清除呼吸道分泌物和滞留血块,保持呼吸通畅并给予氧气吸入。必要时配合医生实施气管切开,以防窒息,遵医嘱给予镇静剂、止血剂及免疫抑制剂(如氢化可的松等)。

(4)休克:按休克患者护理,必须事先做好急救准备,如备好血管活性剂、强心剂等抢救药品。

(5)呼吸衰竭:按呼吸衰竭患者护理,必须预先准备吸引器、气管切开包、呼吸机等器械以及呼吸兴奋剂。

(四)健康宣教

(1)患者出院后仍需注意休息,避免劳累,加强营养。如有再次发热、视力障碍、肢体运动障碍等后发症出现应及时复诊。

(2)指导群众搞好猪、犬、牛、羊等家畜的卫生管理,做好防鼠灭鼠工作。实行"三管一灭",搞好饲养场所环境卫生和日常消毒工作。在疫区流行季节前1个月,普遍实行钩体多价菌苗预防接种。流行地区、流行季节尽量减少捕鱼、游泳等不必要的疫水接触。对可疑感染者,用青霉素G 20万~40万IU肌注,每日2~3次,连用2~3d,亦可口服多西环素200mg,每周一次。

(3)宣传钩体病的基本知识,如流行病学特征、早期表现、治疗措施、预后情况等,能使患者做到"三早一就",群众自愿接受检疫,主动报告疫情。

【执业考试提示】

感染钩端螺旋体后,对同型的钩体可获得持久性免疫。钩端螺旋体对青霉素高度敏感。青霉素为其首选药。在使用青霉素时要注意赫氏反应,赫氏反应是在青霉素首剂治疗后半小时至 4h 后加重反应,表现为突然寒战、高热、头痛、全身酸痛、脉速、呼吸急促等原有症状加重,甚至发生体温骤降、低血压或休克等,一般在半小时至 1h 消失。此反应是由钩端螺旋体被青霉素杀灭、解裂后释放的毒素引起的。

【知识拓展】

下雨天,小心潜伏水中的"凶手"——钩端螺旋体

6—10 月是我国南方强降雨、台风、洪涝等多发季节。有新闻报道,一男子在暴雨后涉水工作,不久便出现发热、头痛、小腿痛等症状,因病情危重住进了 ICU。经过一系列检查,最终揪出了真正的"凶手"是暴雨后路面积水中的钩端螺旋体,患者确诊为钩端螺旋体病。

明确病因后,立即对症给予抗生素治疗。5d 后患者的病情逐渐稳定,转入普通病房进行后续治疗,顺利康复出院。

钩体病一般通过受污染的疫水传播,不仅仅是下地干活,夏末秋初南方台风多发,强降水后容易形成的路面积水也是"隐患"之一,如果脚上、腿上有伤口,要尽量避免蹚积水。有伤口且接触过污水的患者,若出现高热、头痛、小腿痛等症状,请及时就诊,避免延误病情。

思政融入:回顾抗洪英雄李向群(中国人民解放军十大挂像英模之一),把自己的生死置之度外,带病坚持抢险的事迹。了解其高热不是普通的着凉感冒,而是钩端螺旋体病。42℃高烧使其身体严重透支,且最终导致李向群肺弥漫出血、心力衰竭,抢救无效,献出了年仅 20 岁的生命。通过案例让学生理解该病易在发生洪水时流行,发病后应及时休息、合理治疗,有可能使疾病不进展到肺弥漫出血期。启发学生反思传染病防治知识在自然灾害发生时对保护人民群众生命健康的重要性,坚守使命与责任担当。

【能力训练】

杨某某,男,40 岁。畏寒、发热伴肌肉酸痛 5d 入院。患者 5d 前田间劳动后畏寒、体温持续在 39℃左右,伴随食欲缺乏、乏力,自服感冒药病情无好转。近日自觉尿少,至入院前尿量减少每天不足 200mL。入院检查:T 39.2℃,P 108 次/min,R 26 次/min,BP 145/105mmHg。神清,眼充血明显,巩膜黄染,心肺听诊无明显异常,肝肋下 3cm,质软,压痛(+)脾不大,肾区中痛(+),双下肢凹陷性水肿,腓肠肌压痛(+),神经系统检查(-)。尿常规:尿蛋白(+++)。血生化:血肌酐 610μmol/L,尿素氮 20.6mmol/L。肝功能:总胆红素 240mmol/L,丙氨酸氨基转移酶(ALT)200IU,凝血酶原时间 20s(对照 13s)。

1. 该患者最可能的临床诊断是 （ ）
   A. 流行性出血热　　　　　B. 病毒性肝炎、肝肾综合征　　C. 败血症
   D. 尿毒症　　　　　　　　E. 黄疸出血型钩端螺旋体病
2. 该患者入院时最主要的护理诊断是 （ ）
   A. 活动无耐力　　　　　　B. 潜在并发症：肾功能不全
   C. 有传播感染的危险　　　D. 焦虑　　　　　　　　　　　E. 营养失调
3. 该患者早期最恰当的治疗是 （ ）
   A. 青霉素应用　　　　　　B. 利巴韦林应用　　　　　　　C. 对症治疗
   D. 利尿剂治疗　　　　　　E. 透析治疗
4. 该患者入院后 3d 病重死亡,其死亡原因最可能是 （ ）
   A. 肝性昏迷　　　　　　　B. 大出血　　　　　　　　　　C. 败血症
   D. 急性肾功能衰竭　　　　E. 肺部感染
5. 对该病易感者的特异性预防措施是 （ ）
   A. 口服中草药　　　　　　B. 预防性应用青霉素
   C. 流行期前注射钩体多价菌苗
   D. 勤洗手、脚　　　　　　E. 注射丙种球蛋白

（吴玉美）

项目六　蠕虫原虫感染患者的护理

学习目标

● 知识目标
1. 理解寄生虫感染传染病的传播途径、预防隔离措施。
2. 熟悉常见寄生虫感染传染病的临床特点、治疗要点及护理评估。
3. 了解常见寄生虫感染传染病的病因、发病机制和诊断要点。

● 能力目标
1. 能按照护理程序对常见寄生虫感染传染病患者实施整体护理。
2. 能实施患者的隔离消毒、进行预防宣教。

● 素质目标
1. 弘扬敬佑生命、救死扶伤、甘于奉献、大爱无疆的卫生职业精神。
2. 理解严谨、细心职业素养的重要性,培养严谨细致、一视同仁、尊重患者的职业道德和职业素养。

寄生虫病在人类传染病中占有重要位置。全球须重点防控的10种热带病中,7种为寄生虫病。寄生虫病分布十分广泛,世界各地均可见到,但以资源有限且卫生条件差的热带地区多见。全球由原虫和蠕虫导致的寄生虫感染,其发病率和病死率都很高,因此及早发现和治疗寄生虫感染对于保护个人健康和防止传播扩散至关重要。易感人群主要为劳动人群和免疫力较为低下的儿童。

任务一　血吸虫病患者护理

【疾病概要】

血吸虫病(schistosomiasis)是由血吸虫尾蚴感染、成虫寄生于人体静脉系统引起的一种寄生虫病,主要流行于亚、非、拉美的78个国家和地区。全球患病人数约2亿。人体主要通过皮肤接触含尾蚴的疫水而感染。人体的主要病变为虫卵沉积于肝和结肠引起肉芽肿。急性期主要表现为发热、肝大伴压痛、腹泻或排脓血便、血中嗜酸性粒细胞显著增多;慢性期以腹泻和肝脾肿大为主;晚期以门静脉周围纤维化病变为主,可发展为肝硬化,伴明显门静脉高压、巨脾与腹水。

一、病原学

感染人体的血吸虫有7种,但对人类健康危害较大的血吸虫主要有日本血吸虫、埃及血吸虫、曼氏血吸虫与间插血吸虫等四种。日本血吸虫病流行于亚洲的中国、菲律宾和印度尼西亚;埃及血吸虫病分布于非洲和中东地区;曼氏血吸虫病分布于非洲、中东、美洲等地区;间插血吸虫病分布于中西非洲等地区。我国流行的是日本血吸虫病,曾广泛分布于长江流域及其以南的12个省(自治区、直辖市)。

日本血吸虫成虫雌雄异体,合抱寄生于人体门静脉系统,主要在肠系膜下静脉内。雄虫粗短,雌虫细长。成虫寿命一般为2~5年,长者可达20年。生活史可分为成虫、虫卵、毛蚴、尾蚴、童虫五个阶段。雌虫在肠壁黏膜下层末梢血管内产卵,一部分虫卵随血流入肝,沉积于肝脏;另一部分虫卵沉积于结肠壁小静脉中发育,并引起血管阻塞和炎症,导致小血管破裂、局部肠黏膜坏死,虫卵进入肠腔并随大便排出体外。虫卵进入水中,在25~30℃,经12~24h孵出毛蚴,毛蚴遇到中间宿主钉螺时,钻入钉螺体内,经7~8周发育成尾蚴。尾蚴不断从螺体内逸出,浮游于水中,当人、畜接触疫水时,尾蚴很快(10s~10min)从皮肤或黏膜钻入体内,尾部脱落,体部(童虫)经微小血管或淋巴管进入静脉,随血液循环抵达肝门静脉系统内,经约1个月发育为成虫。雌雄虫体合抱逆血流移行至肠系膜下静脉,在末梢静脉血管内产卵,卵又重复上述生活史(图2-6-1)。

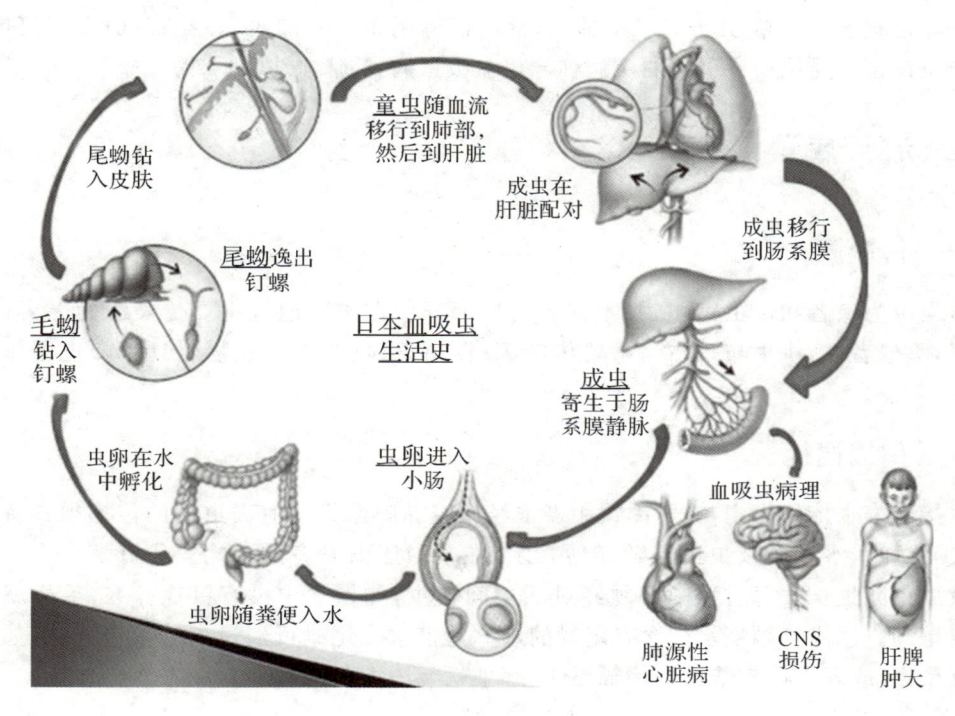

图 2-6-1　血吸虫生活史

二、发病机制与病理

血吸虫病的病变可由尾蚴、童虫、成虫、虫卵及其代谢产物引起,以虫卵在沉积处引起肉芽肿病变最为重要。尾蚴借机械运动及其分泌物钻入皮肤后,引起局部毛细血管充血和炎症细胞浸润,在入侵处皮肤出现蚤咬样红色皮损,称为尾蚴性皮炎。童虫随血流移行到肺时,其分泌的代谢产物及部分死亡童虫崩解释放的毒素,引起肺组织充血、水肿、点状出血和炎症细胞浸润,出现发热、一过性咳嗽、咳痰、痰中带血丝、荨麻疹以及血中嗜酸性粒细胞增多。成虫及其代谢产物可引起轻微的静脉内膜炎和静脉周围炎。血吸虫虫卵随血流移行,沉积于结肠和肝脏,引起虫卵肉芽肿,导致血管纤维化。当卵内的毛蚴衰老死亡时,肉芽肿中央出现坏死,形成嗜酸性脓肿。脓肿和坏死细胞被成纤维细胞、类上皮细胞等取代,最后发展为纤维化或瘢痕组织。

日本血吸虫可侵犯很多组织、器官,以结肠和肝脏病变最为显著。

1. 结肠病变　主要发生在直肠、乙状结肠和降结肠。急性期出现肠黏膜充血、水肿,黏膜下层堆积黄褐色虫卵结节,破溃后形成浅表溃疡,排出脓血便;慢性期纤维组织增生、肠壁增厚,引起息肉样增生和肠腔狭窄,在息肉增生基础上有时可并发结肠癌。

2. 肝脏病变　早期肝脏肿大,肝表面可见虫卵结节;晚期门静脉分支周围及门脉区纤维化,使肝脏缩小、变硬,形成血吸虫性肝硬化。同时门静脉被阻塞,引起门静脉高压和脾肿大、脾功能亢进。为减轻门静脉高压,门脉侧支循环开放,出现腹壁静脉扩张、食管下段及胃底静脉曲张,临床上可见血管破裂导致的上消化道出血。

3. 异位损害　血吸虫卵沉积于肺、脑等门静脉系统以外的组织、器官,引起相应损害,称为异位损害。异位损害引起的疾病称异位血吸虫病,临床上少见。

三、流行病学

(一)传染源

传染源为患者和保虫宿主,视不同流行区而异。在水网地区主要传染源为患者;在湖沼地区,除患者外,耕牛与猪亦为重要传染源;在山丘地区,野生动物(如鼠类)也可作为传染源。

(二)传播途径

以接触疫水传播为主,亦可因饮用疫水经口腔黏膜感染。血吸虫病的传播须具备三个条件:①虫卵入水。血吸虫虫卵随粪便入水,在水中逐渐发育成毛蚴。②钉螺存在。钉螺是血吸虫虫卵生长发育过程中必须经过的中间宿主,如果水中没有钉螺存在,毛蚴就无法发育成尾蚴。③人接触疫水。含有尾蚴的水称为疫水。尾蚴可经过皮肤入侵人体,如果水中没有尾蚴,或者人体皮肤没有接触尾蚴,感染就无法实现。

(三)易感人群

人对本病普遍易感,患者主要为农民和渔民,与经常接触疫水有关。男多于女,感染后可获得部分免疫力。

(四)流行特征

日本血吸虫病呈地方性流行。流行区与钉螺的地理分布相一致,多见于长江流域及其以南地区。该病主要流行于夏、秋季,与气温高、尾蚴发育快及人体接触疫水机会增多有关。近几十年来,拓展水利资源,扩大灌溉面积和居民迁移等因素,加剧了血吸虫病的流行,出现了新的疫点,血吸虫病的防治工作又面临新的挑战。

四、临床表现

血吸虫病的临床表现十分复杂,根据感染的轻重、病程长短、早期虫卵沉积的部位及机体免疫反应不同,可分为急性、慢性、晚期血吸虫病与异位血吸虫病。

(一)急性血吸虫病

夏秋季为其高发时期,见于初次大量感染或再次严重感染血吸虫尾蚴者,以学龄儿童及男性青年多见。患者在接触疫水后数小时至2d,局部皮肤出现跳蚤咬过样红色丘疹、疱疹,伴奇痒等尾蚴性皮炎症状,持续2~3d后自行消失。潜伏期时间长短不一,多数为一个月,急性血吸虫病的典型表现如下。

1. 发热　患者均有不同程度的发热,为急性血吸虫病的主要症状。体温持续时间与感染程度成正比。热型以间歇热最常见,弛张热及不规则热次之。感染严重者可呈稽留热,并有表情淡漠、听力减退、相对缓脉等酷似伤寒样表现。发热可持续2周至1个月,乃虫卵毒素及组织坏死后的代谢产物作用于体温调节中枢所致。重型患者发热可持续数月,常伴消瘦、贫血、浮肿等表现。

2. 过敏反应 有荨麻疹、血管神经性水肿、全身浅表淋巴结肿大等体征。

3. 消化道症状 有腹痛、腹泻(大便每天3~5次),部分患者可有脓血便。有时可误诊为急性细菌性痢疾。病情严重者,腹部可有压痛及柔韧感,类似结核性腹膜炎。

4. 肝脾肿大 90%以上的患者有肝大、触痛,以左叶肿大显著,肝功能轻度损害。半数以上患者有轻度脾肿大。

5. 肺部症状 当童虫移行至肺部后,出现咳嗽、少痰,肺部闻及散在干、湿啰音等症状,1~2周后消失。

(二)慢性血吸虫病

慢性血吸虫病在流行区占绝大多数。多由少量尾蚴反复感染所致。其病程可长达10~20年。

1. 无症状患者 多数患者临床无明显症状,仅在粪检及其他疾病就诊时发现血吸虫卵而确诊。

2. 有症状患者 有症状患者常表现为血吸虫肉芽肿肝病和结肠炎。患者以慢性腹痛、腹泻为常见表现,大便每天2~3次,有黏液脓血便,伴里急后重,类似慢性菌痢。常有不同程度的肝、脾肿大,为慢性血吸虫病的重要体征。

(三)晚期血吸虫病

该类型为慢性血吸虫病的继续和发展。主要表现为血吸虫病性肝硬化所致的门静脉高压、巨脾、肝功能失代偿、营养代谢障碍等。根据临床症状,可分为巨脾型、腹水型和侏儒型。各种类型可单独存在或合并存在。

1. 巨脾型 该型占晚期血吸虫病的大多数。脾脏由于长期淤血而明显肿大,可达脐下甚至盆腔。患者常有贫血、白细胞和血小板减少等脾功能亢进的表现。

2. 腹水型 腹水是晚期血吸虫患者肝功能失代偿的表现。腹水的形成主要与门静脉高压、低蛋白血症、肝淋巴液循环障碍及继发性醛固酮增多导致的水、钠潴留有关。患者感腹胀、乏力、头晕、消瘦、下肢浮肿、腹部逐渐膨隆,还常有腹壁静脉曲张。少数患者亦可出现黄疸。此型患者易并发出血、感染、肝性脑病而死亡。

3. 侏儒型 该型是儿童时期反复大量感染血吸虫,肝脏产生生长激素减少,从而影响生长发育所致。患者表现为身材矮小、面容苍老、男性器官细小、女性无月经、缺乏第二性征,俗称"小老人"。但患者智力发育并不受影响。本型已少见。

(四)异位血吸虫病

1. 肺血吸虫病 该病多见于急性血吸虫病患者,由虫卵沉积于肺间质所致。该病表现为咳嗽、咯血痰、胸部隐痛和哮喘,肺部听诊,有时可闻及干、湿啰音,痰中可检出嗜酸性粒细胞,胸片显示两肺中下野粟粒样浸润阴影。

2. 脑血吸虫病　该病为虫卵沉积于脑组织所致,发病率占 2%,可分急性型和慢性型两种,均以青壮年患者多见。病变多见于顶叶,也可见于枕叶。急性型见于急性血吸虫病患者,表现为病程中出现意识障碍、瘫痪、脑膜刺激征、锥体束征阳性等脑膜脑炎症状,但脑脊液变化不明显。慢性型多在感染 3~6 个月后发生,主要表现为癫痫发作,颅脑计算机断层扫描(CT)显示单侧多发性高密度结节阴影。

(五)常见并发症

并发症多见于慢性与晚期患者。

1. 上消化道出血　这是晚期血吸虫病的主要并发症。因血吸虫性肝硬化导致食管下段及胃底静脉曲张、破裂,发生上消化道出血,表现为呕血或黑便。出血多者可发生失血性休克。

2. 肝性脑病　上消化道出血、大量放腹水、不当使用利尿剂或继发感染等均可诱发,临床表现见病毒性肝炎。

3. 肠道并发症　以阑尾炎最多见,临床表现与单纯性阑尾炎相似,但长期受虫卵的刺激,易引发穿孔。其次为肠腔狭窄及不完全性肠梗阻,少数患者也可并发结肠癌。

五、辅助检查

(一)血常规

急性期以嗜酸性粒细胞显著增多为特点,一般占 20%~40%,有时可高达 90%,白细胞总数亦增多,在 $(10~30)×10^9/L$。慢性期嗜酸性粒细胞仍有轻度增高。晚期患者因脾功能亢进,白细胞与血小板减少,并有不同程度的贫血。

(二)粪便检查

可从粪便中查到虫卵或粪便沉淀后毛蚴孵化(沉孵法),每天送检 1 次,连续 3 次。粪便沉淀孵出毛蚴是诊断血吸虫病最重要的依据。

(三)直肠黏膜活组织检查

采用直肠镜检查可见黏膜有充血、水肿、黄斑、息肉、溃疡与瘢痕等病变。自病变处取米粒大小的黏膜,在显微镜下检查,可发现血吸虫卵。

(四)肝功能检查

急性血吸虫病患者血清球蛋白增高,血清谷丙转氨酶(ALT)轻度增高。晚期患者血清白蛋白降低,白蛋白/球蛋白(A/G)比值倒置。

(五)免疫学检查

该检查包括皮内试验、环卵沉淀试验、间接血凝试验、醇联免疫吸附试验及血清中抗体的测定等。也可采用单克隆抗体酶联吸附试验测定血中循环抗原,阳性者可诊断为活动性感染。

(六)影像学检查

该检查对判断肝纤维化的程度和病情评估有重要参考价值。晚期血吸虫病患者,CT可显示较特异性图像:肝包膜增厚钙化,与肝内钙化中隔相垂直,两者交界处有切迹形成。重度肝纤维化患者表现为龟背样图像。

六、治疗要点

(一)治疗原则

采取一般治疗、病原治疗和对症治疗的综合治疗方法。

(二)病原治疗

1. 吡喹酮　由于吡喹酮毒性小、疗效好、给药方便和适应证广,可用于各型各期血吸虫患者,是病原治疗的首选药物。

(1)急性血吸虫病:成人总剂量为120mg/kg,儿童140mg/kg,6d分次口服,其中50%必须在2d内服完。每日剂量分2~3次给予。

(2)慢性血吸虫病:成人总剂量60mg/kg(超过60kg者按60kg计算),儿童<30kg者,总剂量为70mg/kg,分2d服用,每日3次。

(3)晚期血吸虫病:肝功能代偿尚好者,可按慢性血吸虫病治疗剂量用药;若肝功能损害严重,可适当减少总剂量或延长疗程,将总剂量分3~4d服用,以免引起心律失常。尽管吡喹酮毒性低,但少数患者可出现期前收缩、房颤等,神经肌肉表现为头昏、头痛、乏力,或心悸、黄疸等。正规治疗后,3~6月粪检虫卵阴转率达85%,虫卵孵化阴转率90%~100%。

2. 蒿甲醚和青蒿琥酯　蒿甲醚和青蒿琥酯能杀死5~21d的血吸虫童虫,可作为预防性服药。在接触疫水后15d,口服蒿甲醚,按6mg/kg,以后每15d一次,连服4~10次;或在接触疫水后7d口服青蒿琥酯(6mg/kg),顿服,以后每7d一次,连服8~15次。

七、预防

1. 管理传染源　及时清除有螺环境的野粪,实现家畜传染源管控;在流行区对患者、病畜进行普查普治。

2. 切断传播途径　因地制宜,采取多种措施进行控螺、抑螺。

3. 保护易感人群　采用多种有效方式进行健康教育,增强流行区居民防护意识。重点人群、高危人群进行监测建档和随访管理。

【工作过程】

一、护理评估

日本血吸虫病患者应该安置在普通传染病病区。患者被安置进入病床后,护士应该立即对患者进行护理评估,同时通知医生。

(一)健康史及相关因素

详细询问患者本次症状发生及变化情况、当地诊治及用药情况。有无血吸虫疫水接触史及接触疫水的时间,询问当地是否为疫区和周围有无同样发病情况。同时询问其既往史、个人史、家族史和预防接种史等。

(二)身体状况

评估患者生命体征,尤其关注体温。评估患者过敏反应以及腹痛、腹泻及黏液血便情况,评估患者肺部咳嗽、气喘、胸痛情况,评估患者是否有肝脏肿大和压痛。

(三)心理和社会状况

通过询问发现,该患者对疾病认识很少,存在明显焦虑,希望尽快治好病。

二、护理诊断

1. **体温过高**　与血吸虫感染后虫卵和毒素的作用有关。
2. **腹泻、腹痛**　与虫卵在肠壁沉积,引起结肠炎症病变有关。
3. **营养失调:低于机体需要量**　与肠道病变引起进食减少、肠道吸收功能下降、腹泻和肝功能受损导致营养物质代谢障碍有关。
4. **活动无耐力**　与长时间发热、营养不良、肝脏病变使体力低下有关。
5. **焦虑**　与病情急重和患者知识缺乏有关。
6. **体液过多**　腹水患者可表现为体液过多,与血吸虫肝硬化致门静脉高压有关。
7. **潜在并发症**　包括上消化道出血、肝性脑病等,与肝硬化、门静脉高压有关。

三、护理目标

患者接受及时、规范的治疗,避免并发症发生。患者体温恢复正常、腹泻等症状消失。患者能正确对待自己的病情,焦虑状况改善。患者和家属了解本病的知识,知道个人防护、配合治疗和护理相关知识。

四、护理措施

(一)一般护理

1. 隔离与消毒 安置在普通传染病区,对患者粪便进行无害化处理。

2. 休息 急性血吸虫病及晚期发生肝硬化等并发症时,均应卧床休息。慢性期患者应安排规律的生活,避免劳累。

3. 饮食 急性期患者,给予营养丰富、易消化食物,少量多餐,避免煎炸、油腻、产气食物,减少脂肪摄入。高热、中毒症状重者注意供给足够水分,保持水电解质平衡。慢性期患者避免进食粗、硬、过热、多纤维等刺激性食物。晚期若有消瘦、贫血、腹水等肝硬化失代偿期的表现,给予低盐、低蛋白饮食。

4. 心理护理 应及时介绍疾病的有关知识,说明治疗方法,以增强患者的安全感和信任感,减轻或消除紧张情绪,使患者积极配合治疗。

(二)用药护理

用吡喹酮、蒿甲醚和青蒿琥酯治疗时,要加强观察和护理。重点是疗效和毒副作用的观察。做好用药宣教,向患者及家属讲清楚治疗的目的、使用方法、疗程、可能出现的不良反应、注意事项,使之配合治疗与护理。

1. 使用吡喹酮后的观察 应用吡喹酮进行治疗时,应指导患者按时按量坚持服药,并观察服药后的反应。副作用主要有头晕、头痛、乏力、恶心、腹痛,一般不需要处理,多可在数小时内自行消失,如出现心律失常,应立即停药,及时报告医师。

2. 使用阿司匹林及强的松后的观察 阿司匹林为常用的抗炎药,服用后容易出现胃肠道不良反应,如胃痛、恶心、反酸甚至消化道出血等。应告诉患者可在饭后服用肠溶片,必要时使用保护胃黏膜的药物。泼尼松同样有明显胃肠道不良反应,需要密切观察和处理,长期使用还可能出现向心性肥胖、高血压、精神兴奋等,故须严格控制使用的剂量和疗程。

(三)病情观察与对症护理

1. 主要观察内容 注意观察体温变化和全身状况,观察大便次数、性状和颜色,以及有无腹痛,并做好记录。定时测量体重和腹围,观察下肢水肿、肝脾大小、肝功能变化,注意有无呕血、黑便、意识障碍等上消化道出血、肝性脑病的表现,发现异常立即报告医师。

2. 对症护理

(1)发热的护理:体温过高者遵医嘱给予物理或药物降温。

(2)腹泻的护理:给予清淡、营养丰富的流质或半流质食物,以减轻消化道负担。留取新鲜大便及时送检,加强肛门周围皮肤的护理,保持清洁,以防感染,遵医嘱予以补液、解痉、抗感染治疗。

(3)体液过多的护理:严格限制钠的摄入,给予低盐、高蛋白饮食,监测血清电解质。记录患者24h出入量,遵医嘱给予利尿药物脱水,或输白蛋白,以提高血浆胶体渗透压,延缓腹水形成。

(4)并发上消化道出血的护理:采取侧卧位,以防发生窒息,严密监测患者生命体征,尤其是血压、脉搏等,迅速建立静脉通道,遵医嘱予以扩容、止血、升压药,视病情做好输血、三腔二囊管压迫止血、外科手术止血等各项准备工作。患者因呕血或便血可能产生恐惧情绪,适当应用镇静剂缓解紧张情绪。

(5)并发肝性脑病的护理:见病毒性肝炎的相关护理内容。

(四)健康宣教

做好疾病知识的宣教,如血吸虫病的传播途径、临床表现、主要治疗及常见并发症等。急性期应及早就医,慢性期应注意生活规律,增加营养,避免使用损肝药物,限制吸烟、饮酒。做好灭螺,治疗患者、病畜等预防工作。无害化处理粪便,提倡饮用自来水和井水。加强个人防护,如用防护剂涂抹入水肢体,或穿长筒靴、防护裤、戴手套,必要时可预防性服药。

【知识拓展】

《加快实现消除血吸虫病目标行动方案(2023—2030年)》出台背景

血吸虫病流行于78个国家和地区。截止2020年底,全球血吸虫病流行较为严重的国家和地区仍多达50个,血吸虫病仍是热带和亚热带地区的主要公共卫生问题之一。为此,2020年WHO发布了《结束忽视,实现可持续发展目标:2021—2030年被忽视的热带病路线图》,规划了至2030年全球消除血吸虫病危害的工作计划。在我国,血吸虫病流行历史久、分布范围广,曾是一种严重危害人民群众身体健康、影响经济社会发展的重大传染病。抗击血吸虫病在我国传染病防治史上有着重大而深远的影响。1955年,毛泽东主席发出"一定要消灭血吸虫病"的号召,随后党和政府持之以恒地推进消除血吸虫病的工作进程。在2016年全国卫生与健康大会上,习近平总书记强调:"对艾滋病、结核病、乙肝、血吸虫病等传统流行重大疾病,要坚持因病施策、各个击破,巩固当前防控成果,不断降低疫情流行水平",为新时期血吸虫病防治工作指明了方向。同年,《"健康中国2030"规划纲要》进一步明确了到2030年全国所有流行县达到消除血吸虫病标准的目标。

国家疾病预防控制局联合多部门在全面总结当前血吸虫病流行现状的基础上,深入分析新时期血吸虫病工作形势,紧紧围绕消除战略目标,制定了《加快实现消除血吸虫病目标行动方案(2023—2030年)》(以下简称《行动方案》),并于2023年6月16日正式印发。

> **思政融入：**中华人民共和国成立前，日本血吸虫病流行于我国南方地区，严重威胁着广大劳动人民的健康与生存。1956年，毛泽东同志发出了"全党动员，全民动员，消灭血吸虫病"的指示，他还亲笔把消灭血吸虫病写进了《全国农业发展纲要》。当余江县消灭了血吸虫病时，毛泽东同志欣然命笔写下了"绿水青山枉自多，华佗无奈小虫何！千村薛荔人遗矢，万户萧疏鬼唱歌。"《七律·送瘟神》。从国家花大力气在短时间内控制血吸虫病的故事中认识到，党和国家始终把人民健康放在第一位，在传染病防控工作上扎实推进，进一步理解中国特色社会主义制度的优越性。

【能力训练】

金某某，男，18岁，学生。持续高热伴腹泻2周，患者2周前无明显诱因出现发热，呈弛张热型，最高达39.8℃，同时伴腹胀，黏液性大便每天2~3次，予以输液抗感染治疗，疗效不满意转诊来院。查体：T 39℃，肝肋下2cm，脾肋下1cm质软，轻压痛。WBC $13×10^9$/L，嗜酸性粒细胞30%。肝功能：ALT 100IU、AST 80IU。分析以上病史，回答以下问题：

1. 入院采集病史时重点应询问　　　　　　　　　　　　　　　　　　　　（　　）
   A. 有无肝病史　　　　　　B. 近来服药史
   C. 有无血吸虫疫水接触史　D. 有无生鱼片或溪蟹进食史　E. 不洁饮食史
2. 进一步应做哪项有价值的检查　　　　　　　　　　　　　　　　　　　（　　）
   A. 腹部核磁共振　　　　　B. 胸片　　　　　　　　　C. 骨髓象检查
   D. 皮肤过敏试验　　　　　E. 大便沉淀孵化法找毛蚴
3. 确定诊断后最有效的治疗是　　　　　　　　　　　　　　　　　　　　（　　）
   A. 物理降温　　　　　　　B. 抗生素应用　　　　　　C. 吡喹酮治疗
   D. 抗结核治疗　　　　　　E. 抗过敏治疗
4. 病变最突出的部位是　　　　　　　　　　　　　　　　　　　　　　　（　　）
   A. 皮肤　　　　　　　　　B. 肺部　　　　　　　　　C. 脾
   D. 肝脏与结肠　　　　　　E. 胰腺与胆管
5. 急性血吸虫病患者的主要护理诊断是　　　　　　　　　　　　　　　　（　　）
   A. 营养失调　　　　　　　B. 体温过高　　　　　　　C. 腹泻
   D. 潜在并发症：上消化道出血　E. 潜在并发症：肝性脑病

（陈　燕）

任务二　阿米巴病患者护理

【疾病概要】

阿米巴病（amebiasis）是溶组织内阿米巴原虫侵入组织所引起的一种寄生虫病，包括肠阿米巴病和继发性肠外阿米巴病。此处重点阐述肠阿米巴病。肠阿米巴病，又称阿米巴痢疾，是由溶组织内阿米巴原虫侵入结肠壁所致的以痢疾症状为主的肠道传染病。主要病变部位在近端结肠和盲肠，临床上以痢疾或肠道功能紊乱为主要表现。此病易复发，易转为慢性病，原虫亦可由肠壁经血流、淋巴或直接迁徙至肝、肺、脑等脏器，引起肠外阿米巴病，尤以阿米巴肝脓肿最为多见。

一、病原学

溶组织阿米巴原虫有两种形态：滋养体和包囊。滋养体分大、小两型。大滋养体又称组织型滋养体，是其致病形态，可伸出伪足做定向运动，有吞噬红细胞、分泌多种溶组织酶、侵入机体组织的能力，见于急性期患者的粪便或肠壁组织中。小滋养体又称肠腔型滋养体，伪足少，一般不致病，是大滋养体和包囊的中间型。当宿主健康状况下降时，小滋养体分泌溶组织酶，加之其自身运动而侵入肠黏膜下层，变成大滋养体；当肠腔条件改变不利于其活动时，小滋养体变为包囊随粪便排出体外。滋养体对外界环境的抵抗力弱，离体后很快死亡，且易被胃酸杀灭，故在传播上无重要意义。包囊多见于慢性患者、恢复期患者及包囊携带者的粪便中，呈圆形，成熟包囊具有4个核，有传染性。包囊对外界抵抗力较强，于粪便中至少存活2周，水中5周，冰箱中2个月，对化学消毒剂抵抗力也较强，普通饮水消毒的氯浓度对其无杀灭作用，但对热（50℃）和干燥很敏感。

二、发病机制与病理

阿米巴包囊进入消化道后，在消化液的作用下，小滋养体脱囊而出，寄居于回盲肠、结肠等部位。健康宿主中小滋养体随粪便下移，至乙状结肠以下则变为包囊排出体外，并不致病。如机体胃肠功能降低、肠黏膜受损、感染、营养不良等，小滋养体侵入肠黏膜变成大滋养体，破坏组织形成小脓肿及烧杯状溃疡，大滋养体随坏死物质、脓血等由肠道排出，呈现痢疾样症状。若溃疡累及血管及肌层，则会导致肠出血、肠穿孔。慢性患者组织破坏与修复同时存在，使肠腔增厚、狭窄，偶见瘤样增生。滋养体亦可进入肠壁静脉，经门静脉进入肝脏，引起肝内小静脉栓塞及其周围炎、肝实质坏死，形成肝内脓肿，以右叶为多，并可以栓子形式流入肺、脑等，形成迁徙性脓肿。肠道滋养体亦可直接蔓延至周围组织，形成直肠阴道瘘或皮肤与黏膜溃疡等各种病变。

病变发生在结肠，依次见于盲肠、升结肠、直肠、乙状结肠、阑尾和回肠末端。典型病变为口小底大的烧杯状溃疡,基底为黏膜肌层,腔内充满棕黄色坏死物质,内含溶解的细胞碎片、黏液和滋养体。溃疡自针帽大小至直径 3~4cm 不等,呈圆形或不规则,溃疡间肠黏膜正常。

继发细菌感染时黏膜广泛充血水肿。当溃疡不断深入,破坏黏膜下层时,有大片黏膜坏死脱落。若累及肌层或浆膜层,可并发肠穿孔,累及血管可致肠出血。慢性病期,组织破坏和修复并存,可致肠息肉或肠梗阻。

当病变形成肝脓肿时,通常为单个大脓肿,也可为多发性,大多位于肝右叶顶部,部分位于左叶,少数累及左、右二叶。脓肿中央为大量巧克力酱样坏死物质,含红细胞、白细胞、脂肪、坏死组织及夏科-莱登晶体。脓肿有明显的薄壁,附着尚未彻底液化的坏死组织,外观似棉絮。

三、流行病学

(一)传染源

慢性患者、恢复期患者及无症状包囊携带者以粪便中持续排出的包囊为主要传染源。

(二)传播途径

本病主要经粪口途径传播,通过进食被阿米巴包囊污染的水和食物感染,或通过污染的手、日常用品、苍蝇、蟑螂等间接经口传播。其中,水源污染可引起地方性流行。

(三)易感人群

人群对溶组织内阿米巴包囊普遍易感,但婴儿与儿童发病机会相对较少。营养不良、免疫力低下及接受免疫抑制剂治疗者发病机会较多,病情较重。人群感染后特异性抗体滴度虽高,但不具保护作用故可重复感染。

(四)流行特征

本病遍及全球,多见于热带与亚热带地区。发病率农村高于城市,男性高于女性,大多为散发,偶因水源污染等因素而暴发流行。世界卫生组织(WHO)估计,全球每年约有 5000 万人发生侵袭性阿米巴病,致 4 万~10 万人死亡,其死亡率在原虫病中仅次于疟疾。本病呈世界性分布,以热带和亚热带地区多见,与文化水平低、卫生状况差密切有关。溶组织内阿米巴感染在我国各地都有分布,主要包括广西、广东、云南等南方地区和黑龙江等东北地区。我国以前是阿米巴性痢疾的高发区,随着经济水平的提高和卫生条件的改善,近年来该病的发病率逐渐降低,2022 年报告发病率为 0.030/10 万。

四、临床表现

潜伏期为 7~14d,短至数天或长达 1 年以上。临床表现有以下几种类型。

(一)无症状型(包囊携带者)

包囊携带者。此型占 90% 以上,临床上常不出现症状,多数在粪检时发现阿米巴包囊。当被感染者的免疫力低下时,此型可转变为急性阿米巴痢疾。

(二)急性阿米巴痢疾

1. 轻型 见于体质较强者,症状轻微,每日排稀糊或稀水便 3~5 次,或腹泻与便秘交替出现,或无腹泻,仅感下腹部不适或隐痛,粪便偶见黏液或少量血便,可查及包囊和滋养体。该型无并发症,预后佳。有特异性抗体形成。当机体抵抗力下降时,可发生痢疾症状。

2. 普通型 起病缓慢,全身中毒症状轻,多数患者无发热或仅有低热,以腹痛、腹泻开始,每日大便 3~10 余次,量中等,混有血和黏液,呈暗红色果酱样,具有腐败腥臭味,含阿米巴滋养体与大量成堆红细胞,伴有腹胀或轻、中度腹痛,盲肠与升结肠部位轻度压痛。粪便镜检可发现滋养体。典型急性表现,历时数天或几周后自发缓解,未经治疗或治疗不彻底者易复发或转为慢性。症状轻重与病变程度有关,当病变局限于盲肠、升结肠,黏膜溃疡较轻时,仅有便次增多,偶有血便。溃疡明显时表现为典型阿米巴痢疾。直肠受累明显时可出现里急后重。

3. 重型(暴发型) 此型极少见。主要由体质虚弱、营养不良或并发肠道细菌感染引起。起病急骤,有明显全身中毒症状,如高热、畏寒、谵妄、中毒性肠麻痹等。剧烈腹痛伴恶心、呕吐、频繁腹泻,每日数十次,甚至失禁,大便呈血水、洗肉样,奇臭,含大量阿米巴滋养体,伴有里急后重及腹部压痛。严重者有脱水、酸中毒、电解质紊乱及循环衰竭,易出现肠出血、肠穿孔、腹膜炎等并发症,预后差。

(三)慢性阿米巴痢疾

常因急性期治疗不及时、不彻底,使临床症状反复发作,迁延 2 个月以上或数年不愈。常因受凉、劳累、饮食不当等而发作。患者常感脐周或下腹部疼痛,腹泻与便秘交替出现,久病后可有乏力、贫血及营养不良等表现。右下腹可触及增厚结肠,轻度压痛,易并发阑尾炎及肝脓肿。

(四)常见并发症

分肠内、肠外并发症。肠内并发症可并发肠出血、肠穿孔、阑尾炎、阿米巴瘤等。肠外并发症常见迁徙性脓肿,有阿米巴性肝脓肿、阿米巴性肺脓肿、阿米巴性脑脓肿等。不同部位的迁徙性脓肿可有不同的临床表现。临床上以阿米巴性肝脓肿最为多见,其临床表现复杂,大多起病缓慢,以发热为早期症状,并有食欲减退、恶心、呕吐、腹胀、腹泻及肝区持续性钝痛,肝脏进行性肿大伴叩击痛和压痛,深呼吸及改变体位时加剧。

五、辅助检查

(一)血常规

重型与普通型阿米巴痢疾伴细菌感染时,血白细胞总数和中性粒细胞比例增高。轻型、慢性阿米巴痢疾白细胞总数和分类均正常。少数患者嗜酸性粒细胞比例增大。

(二) 粪便检查

肉眼呈暗红色果酱样、腥臭、粪质较多，含血和黏液。显微镜下检出溶组织阿米巴为确诊重要依据。血性黏液稀便易找到滋养体，粪质部分易找到包囊。粪便标本必须新鲜，因为滋养体在被排出后半小时就会丧失活动能力，发生形态改变。

(三) 血清学检查

1. 特异性抗体检测 采用酶联免疫吸附试验（ELISA）、间接血凝试验（IHA）、间接荧光抗体实验（IFAT）等血清学方法检测，阳性率可达 80%～90%。血清学检查 IgG 抗体阴性者，一般可排除本病。特异性 IgM 抗体阳性提示近期或现症感染，阴性者不排除本病。

2. 特异性抗原检测 用单克隆抗体、多克隆抗体检测粪便中阿米巴滋养体抗原也是特异和灵敏的诊断方法。检测阳性可作为明确诊断的依据。

(四) 分子生物学检查

DNA 探针杂交技术、聚合酶链反应（PCR）可应用于检测或鉴定患者粪便、脓液或血液中溶组织内阿米巴滋养体 DNA，也是特异和灵敏的诊断方法。

(五) 乙状结肠镜检查

必要时做结肠镜检查，可见大小不等的散在烧瓶样溃疡，边缘略隆起，周边有一圈红晕，溃疡间黏膜大多正常。自溃疡面刮取标本镜检，可查到滋养体。

(六) 影像学检查

B 超、CT 检查可提供脓肿大小、部位及数目。X 线钡灌肠对肠道狭窄、阿米巴瘤有一定诊断价值。

(七) 脓肿穿刺检查

典型脓液为棕褐色或巧克力色，找到阿米巴滋养体或其可溶性抗原具有明确诊断的意义。

六、治疗要点

(一) 治疗原则

采取一般治疗、病原治疗和并发症治疗的综合治疗方法，以甲硝唑进行病原治疗为主。

(二) 病原治疗

1. 硝基咪唑类药物 对各个病变部位、不同形态的阿米巴原虫都有较强杀灭作用，是目前治疗肠内、肠外各型阿米巴病的首选药物。甲硝唑成人剂量口服每次 0.4g，每天 3 次，

10d 为一疗程。病情严重者可用甲硝唑静脉滴注,首剂 15mg/kg,继之以 7.5mg/kg,每隔 8～12h 重复。也可选用替硝唑或奥硝唑。

2. 二氯尼特 又名糠酯酰胺,是目前较有效的杀包囊药物之一,口服每次 0.5g,每天 3 次,疗程 10d。

3. 抗菌药物 主要通过作用于肠道共生菌而影响阿米巴生长,尤其在合并细菌感染时效果好。可选用巴龙霉素或喹诺酮类抗菌药物。

(三)并发症治疗

肠出血者给予止血、输血。肠穿孔、阑尾炎等在病原治疗和广谱抗生素控制下进行手术治疗。对较大肝脓肿,在应用抗生素治疗同时应做穿刺引流;对内科治疗无效、肝脓肿已破溃且并发细菌混合感染、应用抗生素治疗无效者,应手术治疗。

七、预防

阿米巴病是一个世界范围内的公共卫生问题,在治疗该疾病的同时,还要采取综合措施防止感染。主要做法是加强健康教育和提高自我保护能力。

(一)管理传染源

检查和治疗从事饮食业的排包囊者及慢性患者,对其粪便进行无害化处理,以杀灭包囊,治疗期间应调换工作。

(二)切断传播途径

切断粪口途径,保护水源、食物,免受污染;饮水应煮沸,不吃生菜;平时注意个人卫生,饭前便后洗手;搞好环境卫生和驱除有害昆虫。

(三)保护易感者

增强个人的抵抗力。

【工作过程】

一、护理评估

慢性肠阿米巴病患者应该安置在普通传染病病区,执行消化道隔离措施。患者被安置进入病床后,护士应该立即对患者进行护理评估同时通知医生。

(一)健康史及相关因素

详细询问患者起病情况、本次症状发生及变化情况、来院前当地诊治及用药情况。有无喝生水、进食生菜等习惯。询问当地有无同样发病情况。同时询问其既往史、个人史、家族史和预防接种史等。通过询问了解到,当地农村有类似慢性腹泻发病,每年夏秋发病较多,本人比较喜欢吃凉拌菜。既往体健,个人史、家庭史无殊。本次发病以来曾在当地卫生院治疗,静脉滴注及口服药物等,具体药名不详,未做实验室检查。

(二)身体状况

为患者做身体评估,未发现阳性体征。

(三)心理和社会状况

询问发现,该患者对疾病认识很少,也缺乏良好的卫生习惯,担心将疾病传染给孩子。

二、护理诊断

1. 腹泻、腹痛 与溶组织阿米巴感染导致肠道病变有关。
2. 体温过高 与脓肿形成,大量坏死物质等致热原释放入血有关。
3. 营养失调:低于机体需要量 与肠道吸收功能下降以及腹泻导致营养物质代谢障碍有关。
4. 潜在并发症 如肠出血、肠穿孔等。
5. 焦虑 与发热、腹痛和患者知识缺乏有关。

三、护理目标

患者接受及时规范的治疗,避免并发症发生。患者体温恢复正常,腹痛、腹泻等症状消失。患者能正确对待自己的病情,焦虑状况改善。患者和家属了解本病知识,知道如何进行个人防护,能配合治疗和了解护理的知识。

四、护理措施

(一)一般护理

1. 消毒与隔离 以消化道隔离至连续 3 次粪便检查未查出滋养体或包囊为止。餐具、便器应单独使用并消毒。排便后应彻底洗手,防止经手传播。粪便以 20% 漂白粉乳剂消毒。衣被在阳光下暴晒。
2. 休息与饮食 急性期或暴发型应卧床休息。给予流质、半流质或少渣高热量、高蛋白、高维生素的易消化食物,贫血者给予含铁丰富的饮食。
3. 心理护理 少数重型患者,因全身中毒症状严重,尤其伴有并发症时,可产生恐惧心理。慢性型患者因病情反复,经久不愈,易发生营养障碍,患者感到疲惫无力,力不从心,病情迁延可出现焦躁、易怒等情绪。处于消化道隔离期间的患者,因害怕感染他人或被人嫌弃,易产生焦虑的情绪。护理人员应主动向患者介绍阿米巴的有关知识,说明其发病特点和可治性,消除其恐惧焦虑心理,督促患者及其家庭成员养成饭前便后勤洗手的好习惯。

应及时介绍疾病的有关知识,说明治疗方法,以增强患者的安全感和信心。

(二)用药护理

病原治疗中,要加强疗效观察和护理。重点是疗效和毒副作用的观察。做好用药宣教,向患者及其家属讲清楚治疗的目的、使用方法、疗程、可能出现的不良反应、注意事项,使之配合治疗与护理。

应指导患者按时按量坚持服药,并观察服药后的反应。该类药物偶有一过性的白细胞减少、头晕、眩晕和共济失调。动物实验还发现本药有致畸性,妊娠3个月内和哺乳期妇女禁用。应用甲硝唑副作用小,但有恶心、腹痛、口中金属味、头昏等,停药后可短期内消失。服用本药期间禁饮酒。

(三)病情观察与对症护理

1. 主要观察内容 观察生命体征,尤其是体温的变化;观察每日的大便次数、颜色、性质和量,以及时发现肠出血;严密监测有无突然发生的腹痛、腹肌紧张、腹部压痛等肠穿孔表现;对频繁腹泻者应密切观察血压变化和脱水征兆,以防休克的发生;同时,要注意肠外的一些表现,如肝大进展情况,有无压痛和叩击痛;观察有无其他部位的疼痛及其特点。注意血常规的变化。

2. 对症护理 对频繁腹泻伴明显腹痛者,可给予颠茄合剂或肌内注射阿托品等解痉剂,也可采用腹部热敷等方法以缓解不适。保持肛周皮肤清洁,必要时每次便后用温水清洗,涂以润滑油,减少刺激。

3. 并发症护理 阿米巴肝脓肿需行穿刺引流,每3~5d穿刺一次,至脓腔缩小,脓液转稀,体温降至正常为止。护士应协助医生做好术前准备及术后护理。

(四)健康宣教

解释执行消化道隔离和患者坚持用药的重要性,患者症状消失后连续3次粪便检查滋养体、包囊阴性后方可解除隔离。治疗期间应避免暴饮暴食、受凉、受累,以防止复发或转为慢性。出院后3个月应每月复查大便1次。

【知识拓展】

阿米巴肝脓肿

溶组织内阿米巴原虫通过门静脉到达肝脏,引起肝细胞溶化坏死,形成脓肿,即肝阿米巴病。肝脓肿通常单个,也可多发,大多位于肝右叶顶部,脓肿的中央为大量巧克力酱样坏死物质,含红细胞、白细胞、脂肪、坏死组织及夏科-莱登晶体。肝区疼痛是本病的重要症状,可表现钝痛、胀痛等。脓肿可以向上、向右、向前等方向穿破,引起相应的并发症。而继发细菌感染也是肝阿米巴病的另一重要并发症。常规实验室检查中,以肝脓肿穿刺得典型脓液并检出阿米巴滋养体或其可溶性抗原,则可确诊。影像学检查中,X线及其造影检查、磁共振、B超等均有助于诊断,以B超最常用。本病以病原治疗加肝穿刺引流的内科治疗为主。早期诊治预后较好。

【能力训练】

李某某,男,38岁。因发热伴腹胀痛1个月来院,患者1个月前无明显原因出现不规则发热,伴明显食欲减退,并出现进行性加重的腹胀和腹部胀痛。自觉体重下降明显。1年前有慢性腹泻史。自行服药未重视,症状时轻时重,近日腹痛明显,为进一步诊治来本院。查体:T 38.2℃,消瘦、心肺听诊(一),肝肋下4cm,质中,触痛明显、压痛(+)。脾未触及。查Hb 100g/L,WBC 12×10^9/L,N 86%,L 14%。拟诊为肝脓肿,原因待查,收住入院。分析病史,回答以下问题:

1. 根据上述健康评估的结果,你会首先考虑下列何种疾病 （ ）
   A. 急性血吸虫病   B. 急性病毒性肝炎   C. 原发性肝癌
   D. 阿米巴肝脓肿   E. 细菌性肝脓肿

2. 为及时明确诊断,急需做哪项重要的检查,并做好相应检查准备 （ ）
   A. 血培养   B. 血常规   C. 甲胎蛋白
   D. 乙状结肠镜检查 E. B超

3. 发现该患者肝右叶有直径为5cm×6.5cm的液平段,治疗原则正确的是 （ ）
   A. 应用抗阿米巴原虫药物   B. 应用抗生素治疗   C. 肝穿刺抽脓
   D. 应用激素   E. 必须尽早手术治疗

4. 阿米巴原虫治疗的首选药物是 （ ）
   A. 诺氟沙星   B. 甲硝唑   C. 青霉素
   D. 二氯尼特   E. 氯喹

5. 阿米巴病原体从原发病灶处到达肝脏的主要途径是 （ ）
   A. 经肝静脉   B. 经胆管   C. 经淋巴系统
   D. 经门静脉   E. 经肠壁扩散

（陈　燕）

模块三 传染病社区管控模块

学习目标

● 知识目标
1. 理解传染病社区管控的特点。
2. 熟悉传染病的社区防控措施及护理管理流程。

● 能力目标
1. 能够依据传染病及突发公共卫生事件报告和处理服务流程的要求,正确实施社区传染病的报告。
2. 能够根据社区传染病家庭访视要求,有效执行对传染病患者的家庭访视。
3. 能够遵循护理程序,规范落实社区传染病防控的护理职责。

● 素质目标
1. 具备传染病防治相关的伦理和法律意识。
2. 树立责任和担当意识,提升职业责任感、认同感、使命感。

任务一 社区传染病预防与管控

自19世纪上半叶以来,人们从英国霍乱猖獗流行的过程中认识到,单纯的治疗不能解决传染性疾病的所有问题,单靠某一所医院或某一个医生的努力无法控制传染病的肆虐,必须从个体的防治转向社区防治,加强社区工作及制定相关的卫生法规或条例才能保证整个社区群体的健康。新冠疫情的肆虐和控制的过程再次印证,传染病的控制必须以预防为先导,以社区为基础单元,动员全社会的力量共同参与。在《中华人民共和国传染病防治法》中规定:国家对传染病防治实行预防为主的方针,防治结合、分类管理、依靠科学、依靠群众,城市社区和农村基层医疗机构在疾病预防控制机构的指导下,承担城市社区、农村基层相应的传染病防治工作;居民委员会、村民委员会应当组织居民、村民参与社区、农村的传染病预防与控制活动。这些规定不仅以法律的形式明确了社区在传染病防治中具有不可推卸的责任,也确立了社区在传染病防治中的重要地位。

社区控制与管理传染病必须遵循"预防为主、防治结合、分类管理"的原则,依据传染病的不同特征,针对传染病流行的不同环节进行综合管理,才能迅速有效地控制和消灭传染病。

一、传染病出现前的预防

传染病出现前采取的措施属于一级预防,包括经常性预防措施和计划免疫等。

1. 经常性预防措施 此类预防措施是预防传染病的根本。社区护士应积极对居民进行相关传染病知识的宣教,提高民众对传染病的防治意识和应对能力。通过开展健康教育,对不同传染病病种有计划、有目的地宣传其症状及防治方法,达到普及卫生常识、预防疾病的目的。在某些疾病流行季节,对易感者可采取一定的防护措施,如应用蚊帐或驱避剂,以防因蚊虫叮咬引起疟疾、丝虫病、乙型脑炎等疾病。社区护理应从点滴小事做起,帮助居民建立良好的生活习惯,如勤洗手、不随意吐痰等。

2. 改善环境卫生条件 预防传染病工作涉及防疫、环境卫生、食品卫生等公共卫生部门。如肠道传染病大多通过水和粪便等传播,许多传染病的流行与食品的污染直接相关。改善环境卫生状况,消除外环境中可能存在的病原体,切断传播途径是最根本的预防措施。

(1)经常性开展社区消毒、杀虫、灭鼠工作及实施粪便、污物管理和无害化处理等。

(2)实行饮水消毒,居民各种生活用水必须符合国家有关卫生标准。

(3)贯彻《中华人民共和国食品安全法》,加强社区食品卫生监督管理。

3. 建立健全社区卫生机构的规章制度 杜绝传染病的医源性传播,加强饮水和食品安全的监督管理,采取切实有效的措施,不断改善社区居民的环境卫生、饮水卫生、食品卫生和公共场所卫生。

4. 开展免疫预防接种 预防接种是将生物制品(抗原或抗体)接种到人体内,使机体获得特异性免疫,降低人群易感性,预防传染病的发生和流行,包括人工自动免疫、人工被动免疫和被动自动免疫三种。各社区应建立预防接种门诊,按期完成社区内儿童基础免疫和相关人群的计划免疫接种,还要进行强化免疫和应急接种。

(1)人工自动免疫:将病原微生物或其代谢产物制成的生物制剂接种到人体,刺激人体自动产生特异性免疫力。

(2)人工被动免疫:将含抗体的血清或生物制剂接种到人体,使其获得抗体而受到保护。

(3)被动自动免疫:为预防某些传染病,如麻疹、破伤风、白喉和乙型病毒性肝炎等,对婴儿和体弱的接触者先进行被动免疫,间隔一定时间后再进行自动免疫,兼有上述两种方法的长处。社区建立计划免疫门诊,一般进行定点接种,按期完成儿童基础免疫,有时组织强化免疫和应急接种工作。每次接种后受种者现场留观 15~20min,无异常反应方可离开,将接种时间和内容准确记入接种卡或儿童预防接种证等。

二、疫情出现后的控制措施

(一)控制传染源

1. 对患者的管理 对患者采取"五早"的措施,即早发现、早诊断、早报告、早隔离、早治疗。①社区卫生服务机构要加强传染病防治知识普及,健全社区初级卫生保健工作,提高医务人员的业务水平和责任感,开展社区卫生宣教,提高居民的传染病识别能力。②有计划地对集体单位人员进行健康检查,对早发现、早诊断传染病具有重要意义。③传染病疫情早报告是保证传染病信息准确性、全面性和及时性的重要措施,及时的信息有利于对疫情的正确评估,使公众了解疫情的真正状况,便于制订有效的预防计划,减少社会恐慌。社区发生的每一例传染病患者及疑似患者都必须严格遵守传染病信息报告管理规范进行登记和报告(图3-1-1)。④早隔离与早治疗是控制传染源的重要环节。对确诊和疑似者应尽早因时、因地、因病给予家庭隔离、临时隔离室隔离或住院隔离。隔离期限由医学检查结果确定。早期治疗不仅能够减少后遗症发生、降低病死率,也减少了疾病传播的机会。

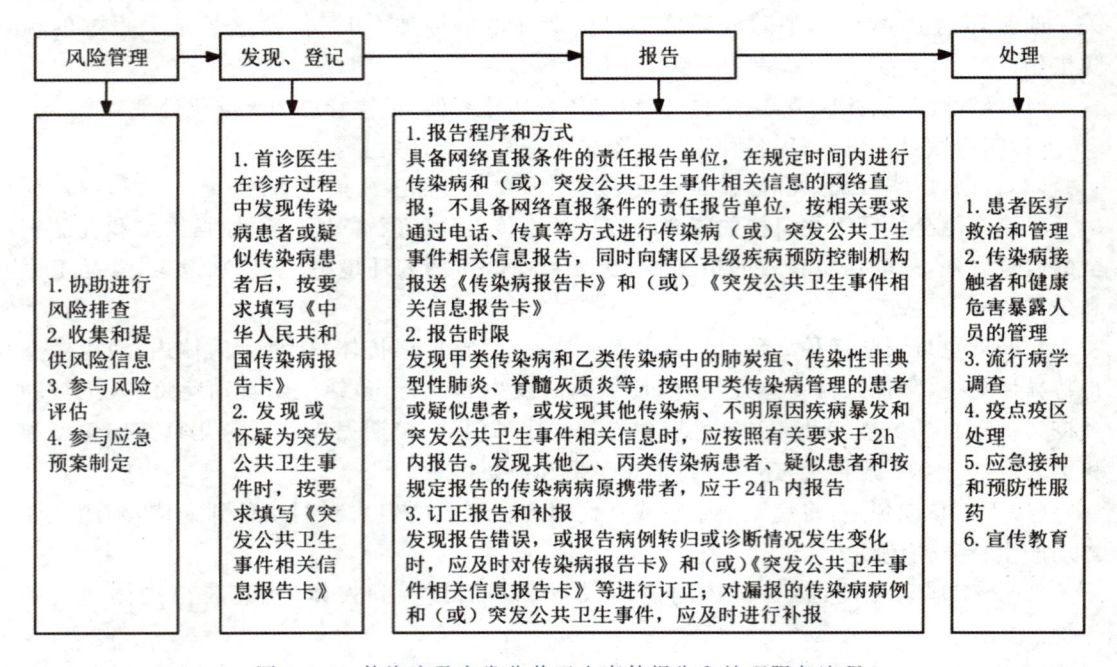

风险管理	发现、登记	报告	处理
1. 协助进行风险排查 2. 收集和提供风险信息 3. 参与风险评估 4. 参与应急预案制定	1. 首诊医生在诊疗过程中发现传染病患者或疑似传染病患者后,按要求填写《中华人民共和国传染病报告卡》 2. 发现或怀疑为突发公共卫生事件时,按要求填写《突发公共卫生事件相关信息报告卡》	1. 报告程序和方式 具备网络直报条件的责任报告单位,在规定时间内进行传染病和(或)突发公共卫生事件相关信息的网络直报;不具备网络直报条件的责任报告单位,按相关要求通过电话、传真等方式进行传染病(或)突发公共卫生事件相关信息报告,同时向辖区县级疾病预防控制机构报送《传染病报告卡》和(或)《突发公共卫生事件相关信息报告卡》 2. 报告时限 发现甲类传染病和乙类传染病中的肺炭疽、传染性非典型性肺炎、脊髓灰质炎等,按照甲类传染病管理的患者或疑似患者,或发现其他传染病、不明原因疾病暴发和突发公共卫生事件相关信息时,应按照有关要求于2h内报告。发现其他乙、丙类传染病患者、疑似患者和按规定报告的传染病病原携带者,应于24h内报告 3. 订正报告和补报 发现报告错误,或报告病例转归或诊断情况发生变化时,应及时对传染病报告卡和(或)《突发公共卫生事件相关信息报告卡》等进行订正;对漏报的传染病病例和(或)突发公共卫生事件,应及时进行补报	1. 患者医疗救治和管理 2. 传染病接触者和健康危害暴露人员的管理 3. 流行病学调查 4. 疫点疫区处理 5. 应急接种和预防性服药 6. 宣传教育

图 3-1-1 传染病及突发公共卫生事件报告和处理服务流程

2. 对病原携带者的管理 可以按病种对病原携带者进行有目的的检查、治疗、教育,建立健康登记卡,定期随访,做好随时消毒,防止传播,必要时也要进行隔离治疗。2~3次病原学检查阴性时可解除管理。

3. 对接触者的管理 接触者应接受检疫,检疫期限是从最后接触之日起至该病的最长潜伏期。可采取以下措施,防止其发病或成为传染源:①应急预防接种。对潜伏期较长的传染病接触者进行自动免疫或被动免疫预防,如在麻疹流行时对接触者可注射麻疹疫苗。

②药物预防。对某些有特效药物防治的传染病，必要时可用药物预防，但药物预防只用于密切接触者。如疟疾流行时，密切接触者可用乙胺嘧啶预防。③医学观察。对某些比较严重传染病(乙类和丙类)的接触者，不限制其活动，每天进行观察。④留验。又称隔离观察，特别是对甲类传染病和严重急性呼吸综合征的接触者，限制其活动范围，严格隔离观察。

4. 对动物传染源的管理　有经济价值、对人类的危害又不是很大的动物可由兽医部门进行隔离治疗；无经济价值、对人类的危害又很大的动物，则应予以杀灭，尸体要彻底焚化或深埋，严禁剥皮食肉，如引起禽流感的家禽、患狂犬病的狗等。

(二)切断传播途径

根据传染病的传播途径，采取不同的措施切断其传播途径，是传染病防控的重要手段。

1. 改善卫生条件　社区应采取有效的经常性措施，如消毒、杀虫和灭鼠等。不断改善社区居民的居住环境卫生、食品卫生、饮水卫生和公共场所卫生等。消除外界环境中可能存在的疾病传播因素，这是预防传染病的根本措施。

2. 隔离　隔离是指将传染病患者或病原携带者妥善安排在指定隔离单位，采用各种方法、技术，防止病原体向外扩散的预防措施。其种类有呼吸道隔离、消化道隔离、接触隔离、昆虫隔离、保护性隔离等。

3. 消毒　消毒是用物理、化学的方法消除或杀灭外界环境中存活的病原体，是切断传播途径、预防和中断传染病发生和流行的重要措施。消毒主要有物理消毒法和化学消毒法等，可根据不同的传染病选择采用。

(三)保护易感人群

保护易感人群的措施包括特异性和非特异性预防措施两方面。

1. 特异性预防措施　如有重点、有计划地对易感者进行疫苗、菌苗、类毒素的接种，提高易感人群的特异性免疫水平。

2. 非特异性预防措施　包括开展社区常见传染病预防的健康教育，宣传常见传染病的基本知识、自我保健及防治方法，教育居民养成良好的生活习惯、改善营养、锻炼身体，以提高社区居民的防病能力等。

3. 药物预防　对某些尚无特异性免疫方法或免疫效果不理想的传染病，在流行期间可给予患者周围的易感者口服预防药物，对降低发病率和控制流行有一定的作用。

4. 个人防护　传染病流行或进入疫区时，易感者可采取一定防护措施，如戴口罩、手套、穿隔离衣等可起到一定的防护作用。

(四)开展传染病患者的家庭访视

传染病患者家庭访视的目的是及时查清可能的传染源和接触者，同时根据传染病的种类和流行特征采取必要的措施，控制其流行。当接到疫情报告后，社区护士应于24h内进行首次家庭访视，第1次复访一般在发病后3~10d，第2次复访在发病后40d左右。对于转为慢性的患者，每年还需进行1~2次访视。

1. 初访要求　①核实诊断。各级医院门诊医生发现传染病后，立刻填报《传染病报告卡》《诊断依据卡》，由医院相关部门收集，按照患者居住或所在地址分发给责任医务人员；

非本院地段或外区的传染病卡片转寄至有关社区卫生服务中心预防保健科。若为甲类传染病，应立即电话通知相关卫生防疫部门。②调查传染源。调查该传染病发生的地点、时间、传播途径，判断疫情的性质和蔓延情况。③讲解防控知识。根据传染病流行的三个环节，实施切实可行的防疫措施，切断传染病的传播途径，对患者和家属进行耐心的健康教育，使之掌握预防与控制的方法。④做好疫情调查和处理记录。认真填写《传染病调查表》《流行病学访视表》，以备传染病的社区管理。

2. 复访要求　①了解患者病情的发展或痊愈情况，进一步明确诊断。②了解患者周围人群的感染情况，并对继发感染患者进行立案管理。③检查防疫措施的落实情况，及时发现并指正问题。④填写复访表，如果患者痊愈或死亡即结束社区访视管理。

三、暴发或流行时采取的紧急措施

相关部门在接到传染病疫情报告后，应当立即组织力量对报告事项调查核实、取证，组织专家对突发事件进行综合评估，初步判断突发事件的类型，提出是否启动突发事件应急预案的建议，采取必要的应急措施。根据疫情的需要，及时协调医疗卫生机构、监测机构和科学研究机构，统一指挥，相互配合、协作，制定或实施相应的预防控制措施，尽早、尽快、有效地控制传染病的传播，全力救治患者，及时对公众进行相应的健康教育，防止和避免公众恐慌。

《中华人民共和国传染病防治法》规定，在传染病暴发、流行时，当地政府立即组织力量防治，报经上级政府批准后可采取下列紧急措施：①限制或者停止集市、影剧院演出或者其他人群聚集的活动。②停工、停业、停课。③临时征用房屋、交通工具。④封闭或者封存被传染病病原体污染的公共饮用水源、食品以及相关物品。⑤控制或者扑杀染疫野生动物、家畜、家禽。⑥封闭可能造成传染病扩散的场所。

四、传染病的社区管理特点

1. 预防为主　传染病的社区管理侧重于积极主动地预防疾病的发生，控制传染病的传播。

2. 以健康宣教为主要手段　社区卫生工作人员利用多种形式，如海报、宣传手册、健康知识讲座等，对社区居民开展传染病防治的相关知识宣教，提高居民自我防范及管理能力。

3. 多团队合作　社区医务人员和社会工作者团结协作，共同对患者进行病情评估，制订干预计划，实施社区卫生服务。

4. 突出专科特性　社区医务人员必须熟悉国际、国内及当地常见的传染病的类别、病原体、传染途径、预防措施，协助调查传染病的病原，及时发现感染者、隐性感染者及接触者，做好家庭访视及团体卫生教育，预防各种传染病的传播及流行。

5. 注重患者心理干预　传染病患者在隔离治疗期间易产生孤独、被歧视、被抛弃的感觉，影响康复效果。社区医务人员须运用心理学知识与技能，综合分析患者心理特点，及时疏导患者的不良情绪，维护并促进传染病患者心身健康。

> **思政融入**：传染病的社区防控不仅仅是一个医疗问题，更是一个社会问题，需要个体的参与和配合。培养学生的集体意识和社会责任感，既可以提升他们专业素养，也是构建和谐社会的基石。

【执业考试提醒】

经常性开展健康宣教、改善环境卫生条件、建立健全社区卫生机构的规章制度、开展免疫预防接种是社区传染病的主要预防措施；控制传染源、切断传播途径、保护易感人群社区传染病的主要控制措施。乙类传染病中的严重呼吸障碍综合征、肺炭疽、人感染高致病性禽流感、新冠病毒感染按甲类传染病进行管理。当接到疫情报告后，社区护士应于24h内进行首次家庭访视，第1次复访一般在发病后3~10d，第2次复访在发病后40d左右。

【能力训练】

1. 责任报告单位和责任报告人发现丙类及按照丙类管理的传染病患者时，应在几小时内将传染病报告卡进行网络报告　　　　　　　　　　　　　　　　　（　　）
 A. 2h　　　　　　　B. 6h　　　　　　　C. 12h
 D. 18h　　　　　　E. 24h

2. 采取甲类传染病的预防、控制措施的乙类传染病有　　　　　　　　（　　）
 A. 严重呼吸障碍综合征、艾滋病、脊髓灰质炎
 B. 严重呼吸障碍综合征、肺炭疽、人感染高致病性禽流感、甲型 H1N1 流感
 C. 艾滋病、脊髓灰质炎、人感染高致病性禽流感
 D. 严重呼吸障碍综合征、艾滋病、人感染高致病性禽流感
 E. 严重呼吸障碍综合征、肺炭疽、人感染高致病性禽流感

3. 社区护理人员在进行传染病患者家庭访视时，以下哪项行为是不恰当的？（　　）
 A. 佩戴适当的个人防护装备
 B. 尊重患者的文化习俗和信仰
 C. 未经允许私自进入患者的私人空间
 D. 与患者家属沟通，了解患者的日常生活
 E. 记录访视信息，为患者提供护理建议

（王雯沁　金倩涯）

任务二 社区传染病的护理管理

社区作为传染病防控的第一线，其护理管理流程的科学性和有效性直接关系到疫情的控制和居民的健康安全。根据护理程序可将社区传染病的护理管理可分为评估、确定管理问题、设定目标与制订防治计划、保证计划实施的策略及评价5个步骤：

一、评估

据社区所在地传染病历史资料和近期疫情动态，评估本社区传染病的发生、发展、目前流行情况及可利用的资源等。评估的内容有：①社区人口状况调查，搜集有关社区人口组成（包括人口数、年龄、性别、分组等）、人口健康状况（包括人口死亡率、疾病谱、死亡谱等），以及家庭及单位的分布情况，作为估计传染病发生流行的基本底数。②搜集整理历年本社区传染病发生的种类及发生、发展的基本情况，如历年来本社区传染病的发病率、病死率、计划免疫率等，以及带菌（毒）者或迁延不愈的慢性传染病患者情况。③了解本社区有关传染病传播途径的因素，如水源、居住条件、居民卫生习惯及虫媒、鼠类、牲畜的传染媒介情况和血行传染性传播等危险因素。④了解本社区内其他机构，如社区内的行政组织、公安派出所、社会团体等与卫生保健有关的机构，特别是社区内的医院、诊所的数目、规模、医疗设备等，以便于争取各方面的支持，协助落实传染病防治管理方面的要求，使传染病防治得以顺利进行。

二、确定管理问题

根据收集到的资料，确定本社区防治传染病的管理问题，重点考虑：①本社区以何种传染病为防治重点。②社区环境中传播途径的问题，如水源有无污染、污水及垃圾的无害化处理等。③传染病多发的密集人群，如托幼机构、学校的卫生设施、健康教育情况。④居民的不良生活方式、卫生习惯，卫生知识的知、信、行等情况。⑤本社区的疫情动态，如传染病患者、带菌（毒）者或慢性传染病患者的种类及数量。⑥计划免疫中的问题，如疫苗性能、预防接种有无漏种等。

三、设定目标与制订防治计划

1. 完成上级卫生防疫部门交给的任务　如免疫接种计划、传染病家庭访视计划，落实对传染病的三级预防（病因预防、临床前预防、预防疾病恶化或转为慢性迁延不愈）及教会患者与家属预防传染的护理技术；制订传染病预防的宣传教育计划（可根据季节、地域环境、重点对象等确定内容）。

2. 制订以预防为主的目标　有计划地完成经常性的防疫措施，将传染病发生前的经常性防疫措施与发生后的防治措施相结合，以达到控制和消灭传染病的目的。

3. 根据社区的特点,设定重点防治目标 如整治居住小区的环境卫生;开展灭蟑螂、灭蚊、灭蝇等活动;外来人口等重点人群的防病调查、卫生宣教等。

四、保证计划实施的策略

(1)加强本社区防疫护理人员数量配备及质量的提高,以达到传染病防治管理的要求。

(2)专业技术培训:对新发现传染病或先进防治措施,应及时进行学习、组织参观、实习,以提高社区护士掌握传染病新知识、新技术的水平。

(3)集体协作:除社区护理人员互相协作完成计划外,在传染病流行时,需要发动其他医疗卫生人员(包括个体)以及居委会成员、居民积极分子参加防治。特别要求传染病患者及其家属、街坊邻居认真切实执行防治计划。

(4)传染病防治工作中自始至终都要进行健康教育,以演讲、挂图、板报、电影等多种形式在社区的相关机构,进行传染病防治的知识宣教。尤其要使患者、带菌(毒)者及其家属掌握防治方法并认真执行,做到知、信、行、改。

(5)过程监控:做好阶段性的监督、检查及小结。

(6)工作记录:认真填写有关表格,完整记录防治工作过程。

五、评价

进行年终总结或季节性流行总结。根据流行病学原则计算本社区传染病的发病率、死亡率、引入率、计划免疫率等,以及年龄、性别、外来人口的患病率,分析、掌握本地区传染病的发生、发展和流行规律。检查对传染病防治计划的制订及实施策略的结果,总结优缺点,提出今后改进提高的意见及措施,做出书面总结。

> **思政融入:** 面对疫情的严峻挑战,社区白衣天使以敬业和奉献的态度,坚守在防控一线,不仅在专业技能上展现出高度的责任感和使命感,更在人文关怀上传递着温暖和力量。他们深知,每一次细致的护理操作、每一项周到的健康管理措施、每一次耐心的健康教育,都是对社区居民健康的守护,也是对社会公共卫生事业的贡献。

【能力训练】

1. 在社区传染病防控中,以下哪项不是护理人员的责任?　　　　　　　(　　)
A. 监测患者的健康状况并及时更新记录
B. 为患者提供必要的生活支持和心理支持
C. 鼓励患者参与社区活动以减少隔离的负面影响
D. 教育居民正确的卫生习惯和疾病预防知识
E. 协调社区资源,确保患者获得必要的医疗护理

2. 社区护理人员在发现疑似传染病患者时首先应采取的措施是　　（　　）
A. 立即通知患者就医
B. 对患者进行隔离并等待专业医疗人员到来
C. 忽略症状,假设它会自行消失
D. 向社区卫生中心报告并启动应急预案
E. 为患者提供一些基本的医疗建议

(王雯沁　许海莲)

任务三　社区传染病防控健康教育

社区传染病防控健康教育是指以社区为单位,以社区人群为教育对象,结合社区传染病的特点,以促进居民健康为目标,有目的、有计划、有组织地进行社区人群健康知识的普及,发动群众,积极参与传染病的预防和控制,帮助人们改变不良的生活行为方式,树立健康意识,主动预防疾病和追求健康,以预防为主、防治结合为宗旨,逐步实现预防、控制和消除传染病发生和流行的目标。

一、经常性健康教育

在现代社会中,随着环境与生态改变、人类行为与生活方式变化以及医疗技术与医疗实践(如过度使用或滥用抗生素会使人的自然抵抗力下降,病原微生物的耐药性发展等诸多因素),造成新出现或重新出现传染病的传播或流行,如 SARS、人禽流感、艾滋病、丙型肝炎、结核病等。这些疾病已对居民健康构成极大的威胁。由于交通条件的便利,城际和国际交流快速增加,人口的流动性急剧加大,这导致传染病可在城际或国际迅速传播,所以必须加强经常性的传染病健康教育,提高人群的传染病防范意识,减少或防止传染病的快速广泛传播。

(一)经常性健康教育的对象

1. 各级领导　政府传染病防治意识的强弱直接影响着其对传染病防治的重视程度,所以,首先,只有向各级政府的领导进行宣传,才能使他们认识和重视这项工作,将其纳入政府工作的议事日程,并进行科学决策。其次,政府有关部门的领导也是传染病健康教育的重点对象,他们有较大的社会影响力和号召力,得到他们的重视才能很好地完成政府交给本部门的有关防治工作。

2. 高危人群和重点人群　所谓高危人群是指由于某些人群的一些共同特点,决定了他们发生某种传染病的危险性比较高。对高危人群要进行流行病学及危险因素的调查研究,根据结果对这部分人群采取可行的、针对性的教育和干预措施。重点人群包括:在校学生及医院的门诊、住院患者,饮食等服务行业从业人员。首先,传染病的防治是一项长期持久的工作,应利用学校这一传播知识的场所,抓好中小学生的传染病健康教育。因为他们所占比例大,最易接受新事物和新知识。更重要的是,培养学生良好的生活习惯和健康行为,等当他们步入社会后,就会对改善每个家庭,乃至整个社会环境起到不可估量的作用。其次,可利用医院这一特殊场所,把传染病健康教育作为医院健康教育的重点内容,贯穿诊治工作的始终。利用患者求医时最易接受健康教育的心理寓教育于诊治中,会收到事半功倍的效果。饮食(饮水)行业、服务行业等从业人员,由于其职业特点,传播疾病的危险性较大,应把传染病健康教育作为相关从业人员健康知识培训的重要内容,进行强化教育。

(二)经常性健康教育的形式

建立完整的个人和家庭健康档案,对高危人群进行监测和健康教育。为社区进行定向健康服务,积极利用各种媒体的支持和配合,开展多种多样的健康教育栏目,利用宣传栏,结合社区的特点和季节性传染病的特点进行健康知识宣传。还可开展经常性全民健身运动等。

传染病健康教育应该是经常性和持久性的,结合日常的预防保健、传染病防治和计划免疫工作,把传染病健康教育贯穿其始终。为了突出效果,可选择有利时机,根据传染病的流行季节特点,在流行季节前进行宣传教育。如冬春季是呼吸道传染病的好发季节,对群众进行呼吸道传染病的防治知识教育;夏秋季是肠道传染病的好发季节,可以以肠道传染病的预防和控制知识教育为主。结合每年的有关卫生日,进行健康教育,如"3·18"爱肝日、"4·25"儿童计划免疫宣传日、强化免疫日、艾滋病日等。在这些卫生日进行健康教育活动,不仅针对性较强,而且可引起广大群众更多地关注和接受各种传染病的防控知识,起到更理想的健康教育成效。

二、突发疫情时应对性健康教育

在传染病疫情突发时,健康教育要针对疫情的特点进行重点宣传和教育。其目标是动员全社会的力量,广泛普及当前传染病的科学防治知识,发挥群防群治的重要作用,加强对传染源的隔离,采取一切必要的措施阻断传播途径,增强群众的自我防护意识与能力,消除群众恐慌心理。

突发疫情时的重点健康教育对象包括当地政府相关部门的人员、当地及其周边地区的群众、患者及其密切接触人员、当地的流动人员等。首先,要向政府职能部门通报疫情,以便制定相应的应对措施,及时有效地提高防控疫情的力度。其次,对疫情发生地及其周边地区群众进行多种渠道多种形式的宣传教育,使其主动做好突发传染病的预防,同时发挥集体防控和强化防控的作用,对传染源进行隔离和及时切断传播途径,保护高危易感人群。对患者及密切接触人员要重点进行心理疏导,使其明白隔离治疗的重要性和必要性,树立其战胜疾病的信心,配合医务人员的治疗。对流动人员要进行必要的疫情检疫重要性教育,避免疫情的扩散和传播。

健康教育是突发疫情的重要防控环节之一。在突发疫情时,要针对事件性质,有针对性地开展卫生知识宣教,提高公众健康意识和自我防护能力,消除公众心理障碍。社区卫生服务中心(站)、乡镇预防保健站等基层预防保健机构要充分发挥基层网络的作用,通过专栏、展板、有线广播、发放传播材料等多种形式,普及突发的传染病防治知识,做到家喻户晓、人人皆知;针对重点场所、重点人群和家庭进行卫生知识宣传和行为指导。

三、传染病健康教育的重点内容

1. 传染病基础知识方面

（1）传染病的基本知识：即各种传染病的一般临床特点、流行病学特点、主要危害、必要的疫情及预测预报情况。了解这方面的知识可引起大家的警觉，且具备一般和必要的预防知识。

（2）控制传染源的知识：动物源性及虫媒传染病传染源的控制知识和方法，如鼠源性传染病中鼠疫、流行性出血热等疾病，要向群众宣传鼠的危害、灭鼠的方法，使群众自觉参与灭鼠行动等。若患者和带菌者作为传染源，应对其进行隔离和管理知识的教育，特别是家庭隔离患者。

（3）切断传播途径的知识：针对不同类型传染病的传播途径，教给大家相应的预防知识，如消化道传染病，采取"三管一灭"(管水、管饮食、管粪便、灭苍蝇)措施，防止病从口入；又如性传播疾病，主要教育大家洁身自爱，注意不良性行为等。

（4）提高人群免疫力的知识：主要是普及计划免疫与预防接种的知识。在我国，由于政府的重视、卫生与其他部门的努力及广大人民群众的积极参与，计划免疫工作取得了一定的效果，这与健康教育有一定的关系。但随着计划免疫工作的深入开展，所面临的消灭及消除一些传染病(如脊灰、麻疹)的艰巨形势，这方面的健康教育仍是重点，必须做好。

2. 传染病法律和社会道德方面

（1）传染病有关法规内容：《中华人民共和国传染病防治法》的颁布实施标志着我国传染病防治工作由行政管理转入法治管理，贯彻落实《中华人民共和国传染病防治法》是做好传染病防治工作的根本保证。因此为了深入贯彻实施有关法规，必须宣传传染病法规的内容与知识，使大家知法懂法，并自觉地守法，以便共同做好传染病预防与控制工作。

（2）政府行为的有关内容：传染病防治是一项社会系统工程，疾病预防和控制是政府行为，卫生部门和其他部门必须在政府统一领导下进行此项工作。《中华人民共和国传染病防治法》第四条明确规定：各级地方政府领导传染病防治工作，制定传染病防治规划并组织实施。传染病防治的政府行为包括三方面内容：传染病防治的卫生资源投入(人、财、物)、管理力度(行政管理、法治管理)、动员社会参与(群众及有关部门)和决策能力。健康教育是对行为的一种干预，应包括对政府行为的干预，即人们所说的开发领导。

（3）公共卫生道德及不良风俗习惯教育的内容：很多传染病的发生与流行和不良的公共卫生行为及风俗习惯有关。因此，这两方面的教育也十分重要，通过教育逐步使大家养成良好的公共卫生道德，改变不良卫生行为和习惯，减少传染病的发生与流行。如当前我国在控制 HIV/AIDS 的感染和流行方面，针对通过静脉吸毒(特别是混用注射器)这一主要传播方式，加强对吸毒人员等特殊群体性观念和危险行为的教育就十分迫切。

(许海莲)

参考文献

[1] 李兰娟.传染病学[M].10版.北京:人民卫生出版社,2024.
[2] 李葆华,赵志新.传染病护理学[M].北京:人民卫生出版社,2022.
[3] 张小来.传染病护理[M].2版.北京:人民卫生出版社,2021.
[4] 饶和平.传染病护理[M].3版.杭州:浙江大学出版社,2020.
[5] 葛均波,徐永健,王辰.内科学[M].10版.北京:人民卫生出版社,2024.
[6] 尤黎明,吴瑛.内科护理学[M].7版.北京:人民卫生出版社,2023.

附　录

附录 I　急性传染病的潜伏期、隔离期与检疫期

病名	潜伏期 常见	潜伏期 最短～最长	隔离期	接触者检疫期
甲型肝炎	30d 左右	15～45d	隔离至发病后 3 周	接触者检疫 45d,每周检查 ALT 一次,注意肝炎症状以便早期发现。可应用丙种球蛋白,一周内有效
乙型肝炎	60～90d	28～180d	急性期应隔离至 HBsAg 转阴。恢复期不能转阴者,按 HBsAg 携带者处理	急性肝炎的密切接触者医学观察 45d,观察期间可注射乙肝疫苗及 HBIG。疑诊乙肝的托幼和饮食行业人员应暂停原工作
丙型肝炎	40d 左右	15～180d	急性期隔离至 ALT 恢复正常。饮食行业与幼托人员病愈后需 HCV-RNA 转阴方可恢复工作	同乙型肝炎
丁型肝炎	4～20 周		至血清 HDV-RNA 及 HDAg 转阴	同乙型肝炎
戊型肝炎	40d 左右	10～75d	同甲型肝炎	医学观察 60d
流行性乙型脑炎	7～14d	4～21d	防蚊设备内隔离至体温正常	不需检疫

续表

病名	潜伏期 常见	潜伏期 最短~最长	隔离期	接触者检疫期
狂犬病	4~12周	4d~10年以上	隔离全病程	被可疑动物咬伤或抓伤者应注射免疫血清及狂犬疫苗并进行医学观察
肾综合征出血热	14~21d	4~46d	隔离至热退	不需检疫
流行性感冒	1~3d	数小时至4d	隔离至热退后2d	医学观察3d,出现发热等症状时应早期隔离
麻疹	8~12d	6~21d	隔离至出疹后5d,有并发症时至疹后10d	易感者检疫21d,接触者可肌注丙种球蛋白
水痘	14~16d	10~24d	隔离至疱疹全部结痂,但不得少于发病后2周	医学观察3周,免疫力低下者可用丙种球蛋白
流行性腮腺炎	14~21d	8~30d	隔离至腮腺肿大完全消退,约3周	一般不检疫,幼托及部队的密切接触者医学观察30d
脊髓灰质炎	5~14d	3~35d	自发病日起消化道隔离40d,第1周同时呼吸道隔离	医学观察20d,观察期间可用减毒活疫苗快速免疫
严重呼吸障碍综合征	4~7d	2~21d	隔离至症状消失,不少于3周	接触者留观3周,来自疫区的人员医学观察2周
耶尔森菌肠炎	4~10d		症状消失后解除隔离	不检疫
伤寒	8~14d	3~60d	隔离者体温正常15d或症状消失后5d,间歇大便培养2次阴性解除隔离	医学观察23d
副伤寒甲、乙	6~10d	2~15d		医学观察15d
副伤寒丙	1~3d	2~5d		医学观察15d
沙门菌食物中毒	2~24h	数小时至3d	隔离至症状消失,连续2~3次粪培养阴性	同食者医学观察1~2d
细菌性痢疾	1~2d	数小时至7d	隔离至大便正常后,隔日粪便培养,连续2次阴性或症状消失后7d为止	医学观察7d,饮食行业人员在观察期间大便培养阴性解除

续表

病名	潜伏期 常见	潜伏期 最短~最长	隔离期	接触者检疫期
霍乱	1~3d	数小时~6d	隔离至症状消失,隔日大便培养1次,连续3次阴性或症状消失后14d	留观5d,大便培养连续3次阴性解除检疫,阳性者按患者隔离
布鲁氏菌病	2周	7d至一年以上	可不隔离	不需检疫
腺鼠疫	2~5d	1~8d	腺鼠疫隔离至淋巴结肿大完全消退,鼠疫败血症症状消失后培养3次(每隔3d)阴性。肺鼠疫隔离至症状消失后,痰连续培养6次阴性	接触者检疫9d,发病地区进行疫区检疫
肺鼠疫	1~3d	数小时至3d		
猩红热	2~5d	1~12d	症状消失后,咽培养连续3次阴性或发病后7d	医学观察7d,可做咽培养
白喉	2~4d	1~7d	隔离至症状消失后连续2次鼻咽分泌培养阴性(间隔2d),或症状消失后14d	医学观察7d
流行性脑脊髓膜炎	2~3d	1~10d	隔离至症状消失后3d,但不少于发病后一周	医学观察7d,密切接触者可服磺胺或利福平预防
钩端螺旋体病	10d	2~28d	可以不隔离	疫水接触者检疫2周
阿米巴痢疾	7~14d	2d~1年	症状消失后连续3次粪检找阿米巴滋养体或包囊阴性	不需检疫
间日疟	10~15d	6~9月	病愈后,疟原虫检查阴性	不需检疫
三日疟	20~30d	8~45d		
恶性疟	7~12d	7~15d		
流行性斑疹伤寒	10~14d	5~23d	彻底灭虱隔离至退热后12d	彻底灭虱后医学观察14d
地方性斑疹伤寒	1~2周	4~18d	隔离至症状消失	不需检疫,进入疫区被蜱咬伤者可服用多西环素预防
病毒性肠炎	1~3d	1~10d	隔离至症状消失	不检疫
登革热	5~8d	3~19d	隔离至病后7d	不检疫

续表

病名	潜伏期 常见	潜伏期 最短～最长	隔离期	接触者检疫期
急性出血性结膜炎	2～3d	14h～6d	隔离至症状消失	不检疫
破伤风	7～14d	2d～数月	不隔离	不检疫
恙虫病	10～14d	4～21d	不隔离	不检疫
梅毒	2～4周	10～90d	不隔离	性伴侣定期检查
淋病	2～5d	1～14d	患病期间性接触隔离	对性伴侣进行检查，阳性者治疗
炭疽	1～5d	12h～12d	皮肤炭疽隔离至伤口愈合、痂皮脱落。其他类型症状消失后，分泌物或排泄物连续培养2次（隔3～5d）阴性	医学观察12d，肺炭疽密切接触者可用青霉素、氧氟沙星等预防

附录Ⅱ 传染病预防接种常用生物制品及使用

制品名称	性质	接种对象	接种剂量与方法	免疫期与复种	保存和有效期
麻疹疫苗	活/自/病毒	8个月以上易感儿	三角肌处皮下注射0.2mL	免疫期4年以上。7岁复种一次。注射丙种球蛋白后至少1～3个月才能接种	2～10℃暗处保存，液体疫苗2个月，冻干疫苗1年，开封后1h用完
脊髓灰质炎（小儿麻痹）糖丸疫苗	活/自/病毒	2个月～4岁为主	出生后2月龄开始口服三价混合疫苗，连服3次，间隔1个月，每年服一个全程，连续2年，4岁时再加强1次	免疫期3～5年，4岁加强一次	30～32℃只能保存2d，20～22℃只能保存12d，2～10℃保存5个月，-20℃有效期2年

· 245 ·

续表

制品名称	性质	接种对象	接种剂量与方法	免疫期与复种	保存和有效期
甲型流感疫苗	活或死/自/病毒	活疫苗用于15岁以上健康人;死疫苗主要用于老年及有慢性心肺疾病、糖尿病、孕妇及婴幼儿等	活疫苗用喷雾法,每侧鼻孔喷0.25mL;死疫苗皮下注射2次,每次1mL,间隔6~8周	免疫力可维持6~10个月	保存于2~10℃,暗处,液体疫苗有效期3个月,冻干疫苗有效期1年
流行性斑疹伤寒疫苗	死/自/立克次体	流行地区的人群	皮下注射3次,5~10d,15岁以下分别注射0.3~0.4mL、0.6~0.8mL、0.6~0.8mL,15岁以上0.5mL、1.0mL、1.0mL	免疫期1年,以后每年注射1次,剂量:15岁以下0.6~0.8mL,15岁以上1mL	保存于2~10℃阴暗处,有效期1年,不得冻结
钩端螺旋体疫苗	死/自/螺旋体	流行区7岁以上人群及进入该区者	皮下注射2次,间隔7~10d,分别注射1.0mL及2.0mL,7~13岁减半	免疫期1年	2~8℃暗处保存,有效期1年
鼠疫菌苗	活/自/菌	流行区人群,鼠疫防治工作人员及进入疫区的人员,必须于接种10d后才进入	皮肤划痕法:每人0.05mL。2~6岁1滴菌液,7~14岁2滴,15岁以上3滴,每滴菌液划一"♯"字,每个"♯"字间隔2~3cm	免疫期6~12个月,每年复种	保存于2~10℃的暗处,有效期1年
吸附精制白喉类毒素	自/类毒素	6个月~12岁儿童	皮下注射2次,每次0.5mL,间隔4~8周	免疫期3~5年,第2年加强1次0.5mL,以后每隔3~5年复种1.5mL	保存在25℃以下的暗处,有效期3年,不得冻结
百日咳菌苗、白喉类毒素、破伤风类毒素混合制剂	死/自/细菌和类毒素	3个月~7岁	全程免疫:第1年间隔4~8周肌内注射2次,第2年1次,0.5mL	1岁半~2岁复种,7岁复种1次	2~10℃保存,有效期为1~1.5年

附 录

续表

制品名称	性质	接种对象	接种剂量与方法	免疫期与复种	保存和有效期
霍乱菌苗	死/自/菌	根据疫情,以水陆口岸、环卫、饮食、医务、防疫人员及水上居民、驻军船员为重点	皮下注射2次,间隔7~10d,6岁以下0.2mL、0.4mL,7~14岁0.3mL、0.6mL,15岁以上 0.5mL、1.0mL。应在流行前完成	免疫期3~6个月,每年加强注射1次,剂量与第2针同	保存于2~10℃阴暗处,有效期1年
布氏杆菌菌苗	活/自/菌	畜牧、皮革、屠宰工人、实验室工作人员、疫区卫生防疫人员	皮上划痕:每人0.05mL,儿童划1个"♯"字;成人划2个"♯"字,间距2~3cm,表皮划破即可,严禁注射	免疫期1年,每年接种1次	保存于2~10℃阴暗处,有效期1年
霍乱、伤寒,副伤寒甲、乙四联菌苗	死/自/菌	重点用于部队、港口、铁路沿线工地的工作人员、清洁工人及饮食业工作人员	皮下注射3次,间隔7~10d,1~6岁0.2mL、0.3mL、0.3mL,7~14岁 0.3mL、0.5mL、0.5mL,15岁以上 0.5mL、1.0mL、1.0mL	免疫期1年,以后每年加强注射1次,1~6岁0.3mL,7~14岁0.5mL,15岁以上 1.0mL	保存于2~10℃阴暗处,有效期1年
伤寒,副伤寒甲、乙三联菌苗	死/自/菌	同上	同上	同上	同上
流行性乙型脑炎疫苗	死/自/病毒	6个月至10岁儿童为主	皮下注射2次,间隔7~10d,6~12个月龄每次0.25mL,1~6岁每次 0.5mL,7~15岁每次1mL,16岁以上每次2mL	免疫期1年,以后每年加强1次,剂量同左	保存于2~10℃阴暗处,冻干疫苗有效期1年,液体疫苗有效期3个月
森林脑炎疫苗	死/自/病毒	流行区居民及进入该区者	皮下注射2次,间隔7~10d,2~6岁每次0.5mL,7~9岁每次1.0mL,10~15岁每次1.5mL,16岁以上每次2.0mL	免疫期1年,每年加强1次,剂量同初种	保存2~10℃阴暗处,有效期8个月,25℃以下1个月

续表

制品名称	性质	接种对象	接种剂量与方法	免疫期与复种	保存和有效期
炭疽菌苗	活/自/菌	牧民、屠宰、畜牧人员、兽医、制革及皮毛等加工人员，流行区人群	皮上划痕法：滴2滴菌苗于上臂外侧，间距3~4cm划一"井"字，长1~1.5cm。严禁注射	免疫期1年，与牲畜接触者，每年加强接种1次	保存于2~10℃暗处，有效期1年，25℃以下有效期1年
狂犬病疫苗	死/自/病毒	被狂犬或其他可疑动物咬伤、抓伤及被患者唾液污染伤口者	一般咬伤于0,3,7,14,30d各肌内注射2mL；5岁以下1mL，2岁以下0.5mL，严重咬伤者可在注射疫苗前先注射抗狂犬病血清	免疫期3个月，全程免疫后3~6个月再次被咬伤需加强注射2次，间隔一周。剂量同左，超6个月需全程免疫	2~10℃暗处保存，液体疫苗6个月，冻干疫苗1年
冻干A群流脑多糖菌苗	死/自/菌	15岁以下儿童及少年、流行区成人	三角肌处皮下注射1次即可，每次25~50μg	免疫期0.5~1年	2~10℃保存，有效期1年
吸附精制破伤风类毒素	自/类毒素	有发生创伤机会的人群，如部队、民兵及工人、农民为重点接种对象	基础免疫全程3次分两年完成，第1年注射2次，分别为0.5mL、0.5mL，相隔4~8周，第2年1次0.5mL，均肌内注射	免疫期5~10年，以后每10年加强注射1次，每次0.5mL	保存于阴暗处，有效期3.5年，不可冻结
精制破伤风抗毒素	被/抗毒素	破伤风患者或受伤后有发生破伤风可能的人	预防：1次皮下或肌注1500~3000IU，儿童与成人用量相同；治疗：首次肌内或静脉注射5万~20万IU，儿童与成人量相同，新生儿24h内注射2万~10万IU	免疫期3周	2~10℃暗处保存，液体制品有效期3~4年，冻干制品有效期5年
精制肉毒抗毒素	被/抗毒素	肉毒中毒患者或可疑有肉毒中毒者	预防：1次皮下或肌注1000~2000IU。首次肌注或静脉滴注1万~2万IU	免疫期3周	保存于2~10℃，液状制品有效期3~4年，冻干制品有效期5年

附　录

续表

制品名称	性质	接种对象	接种剂量与方法	免疫期与复种	保存和有效期
精制抗狂犬病血清	被/免疫血清	被可疑动物咬伤者	成人0.5～1.0mL/kg，儿童1.5mL/kg，总量的1/2于伤口周围浸润注射，另1/2肌注，咬伤当日或3d内与狂犬病疫苗合用	免疫期3周	同上
人丙种球蛋白	被/球蛋白	丙种球蛋白缺乏症，病毒性甲型肝炎或麻疹密切接触者	预防：甲型肝炎儿童1次肌注0.05～0.1mL/kg，成人1次3ml，麻疹1次肌注0.05～1.5mL/kg，儿童最大量6mL；治疗：丙种球蛋白缺乏症每次肌注0.5mL/kg	免疫期3周	保存于2～10℃，有效期3年
甲型肝炎减毒活疫苗	活/自/病毒	1岁以上儿童及成人	三角肌皮下注射，一次1.0mL，注射过丙种球蛋白者，8周后注射	免疫期4年以上	2～8℃暗处保存，有效期3个月；—20℃以下1年
乙型肝炎疫苗	自/抗原	新生儿及易感者	全程免疫：每针10～30μg，按0,1,6个月各1针。新生儿在出生后24h内注射。乙肝表面抗原阳性母亲所生的新生儿出生后12h内注射HBIG 100IU，同时接种乙肝疫苗，方法剂量同上	全程免疫后抗体产生不佳者，可再加强免疫一次。有应答者免疫期10～15年	2～10℃，暗处保存，严防冻结，有效期2年
乙型肝炎免疫球蛋白（HBIG）	被/免疫球蛋白	HBsAg阳性或HBeAg阳性母亲所产的新生儿及意外受HBeAg阳性血清污染者	新生儿出生后24h内肌注100～200IU或与乙肝疫苗合用。受HBV意外感染者肌注200IU	免疫期2个月	2～10℃保存，有效期两年

249

续表

制品名称	性质	接种对象	接种剂量与方法	免疫期与复种	保存和有效期
卡介苗	活/自/细菌	新生儿及结核菌素试验阴性的儿童	初种:于出生后24~48h,皮内注射0.1mL	免疫期5~10年,7、12岁各加强一次	2~10℃保存,液体疫苗有效期6个月,冻干疫苗有效期1年
腮腺炎减毒活疫苗	活/自/病毒	8月龄以上的易感者	三角肌处皮下注射0.5ml	免疫期10年	2~8℃或0℃以下保存,有效期1.5年
麻疹、腮腺炎、风疹减毒疫苗	活/自/病毒	8月龄以上的易感者	三角肌处皮下注射0.5mL	免疫期11年,11~12岁复种一次	2~8℃避光保存

注:活指活疫(菌)苗;死指死疫(菌)苗;自指自动免疫;被指被动免疫。

附录Ⅲ 儿童计划免疫程序

年龄	接种疫苗	可预防的传染病
出生24h内	乙型肝炎疫苗(1)	乙型病毒性肝炎
	卡介苗	结核病
1月龄	乙型肝炎疫苗(2)	乙型病毒性肝炎
2月龄	脊髓灰质炎糖丸(1)	脊髓灰质炎(小儿麻痹)
3月龄	脊髓灰质炎糖丸(2)	脊髓灰质炎(小儿麻痹)
	百白破疫苗(1)	百日咳、白喉、破伤风
4月龄	脊髓灰质炎糖丸(3)	脊髓灰质炎(小儿麻痹)
	百白破疫苗(2)	百日咳、白喉、破伤风
5月龄	百白破疫苗(3)	百日咳、白喉、破伤风
6月龄	乙型肝炎疫苗(3)	乙型病毒性肝炎
8月龄	麻疹疫苗	麻疹
1.5~2岁	百白破疫苗(加强)	百日咳、白喉、破伤风
	脊髓灰质炎糖丸(部分)	脊髓灰质炎(小儿麻痹)
4岁	脊髓灰质炎疫苗(加强)	脊髓灰质炎(小儿麻痹)

续表

年龄	接种疫苗	可预防的传染病
7岁	麻疹疫苗(加强)	麻疹
	白破二联疫苗(加强)	白喉、破伤风
12岁	卡介苗(加强,农村)	结核病

注:括号中的数字是表示接种针(剂)次。

附录Ⅳ 传染病病房及污染物品的消毒方法

物品名称	消毒方法	备注
病室空气	①过氧乙酸熏蒸,1g/m³,20℃,1h ②紫外线照射,轮流照射,每方位30min	先除尘,后照射,有效距离2m
病室地面、墙壁、用具	①0.2%～0.3%过氧乙酸熏蒸消毒90min ②10%含氯石灰上清液擦洗30～60min ③1%～3%甲醛熏蒸12～24h ④2%甲酚皂擦洗30～60min ⑤0.5%苯扎溴铵擦洗60min	甲醛消毒肠道病室用量80mL/m³ 病房家具用擦拭法消毒
浴水、污水	污水10mL加20%含氯石灰澄清液15～20mL搅匀消毒2h	容器加盖
衣服、被单	①高压蒸汽,30min后洗净 ②在肥皂水内煮沸15～30min后洗净 ③1%～3%过氧乙酸溶液重蒸1h ④1%～3%甲酚皂浸泡30～60min	
床垫、棉絮、枕芯	①日光暴晒6h ②环氧乙烷400g/m³熏蒸12h	物品敞开,定期翻动,如有呕吐物、排泄物,应以过氧乙酸刷净后熏蒸
医疗器械	①高压蒸汽或煮沸20min ②0.1%～0.5%苯扎溴铵溶液浸泡30min ③0.5%过氧乙酸浸泡10～20min ④2%戊二醛浸泡10～20min ⑤70%乙醇浸泡10～20min	先用消毒液浸泡,刷净后再煮沸和高压蒸汽消毒 金属类不用过氧乙酸 器械擦去黏液和血液,清洁后消毒

续表

物品名称		消毒方法	备注
体温表		①0.5%过氧乙酸溶液浸泡15min ②75%酒精浸泡15min	使用前擦干药液,患者使用后擦干再浸泡
日常用物	食具、水杯	①0.3%含氯石灰消毒物品30~60min ②0.5%苯扎溴铵溶液浸泡30~60min后洗净 ③0.5%过氧乙酸溶液浸泡30~60min后洗净 ④煮沸10min ⑤高压蒸汽消毒	餐具洗净后再消毒,消毒后用清水洗净再使用,煮沸从水沸腾时计算时间
	书籍、纸张	①甲醛重蒸2h ②环氧乙烷熏蒸3h	消毒时分散堆放不扎紧,不需要的焚烧
	便器、痰杯、痰盂	①1%~2%含氯石灰澄清液浸泡2h,消毒30~60min ②0.5%过氧乙酸浸泡2h,消毒30~60min ③1%~2%甲酚皂浸泡2h,消毒30~60min	
排泄物	脓液、痰液	①脓液或痰一份加20%石灰乳剂淹没痰、脓,搅匀消毒2h ②脓液或痰加等量0.5%过氧乙酸搅匀,消毒2h ③痰可置于纸盒内焚烧 ④1%~2%含氯石灰澄清液浸泡30~60min	
	尿液、粪便	①尿1000mL、含氯石灰干粉5~10g搅匀,加盖消毒2h ②100g粪便盒加含氯石灰20g搅匀,加盖静置2h	肝炎及真菌感染者消毒6h
皮肤(手或污染部位)		①0.1%苯扎溴铵溶液浸泡10~20min ②肥皂水流水洗刷 ③2%甲酚皂浸泡10~20min	
残余食物		煮沸20min后倒入便池	肝炎患者剩食30min

附录Ⅴ 能力训练答案

章节	第1题	第2题	第3题	第4题	第5题
模块一:项目一:任务2	B	C	A		
模块一:项目一:任务3	D	A			
模块一:项目二:任务2	D	D	A		
模块一:项目二:任务3	D	A	B		
模块一:项目二:任务4	D	D	B		
模块一:项目二:任务5	C	D			
模块二:项目一:任务1	B	E	B		
模块二:项目一:任务2	C	A	E		
模块二:项目一:任务3	C	E	D	C	
模块二:项目一:任务4	D	D	E		
模块二:项目一:任务5	C	C	D	D	
模块二:项目一:任务6	B	E	E	A	
模块二:项目一:任务7	E	D	D	C	
模块二:项目一:任务8	B	E	C	B	
模块二:项目二:任务1	E	B	C	B	
模块二:项目二:任务2	D	B	D	D	B
模块二:项目二:任务3	E	A	B	E	D
模块二:项目二:任务4	A	C	A	C	A
模块二:项目二:任务5	B	E	A		
模块二:项目二:任务6	A	D	E		
模块二:项目三:任务1	C	A	D	D	
模块二:项目三:任务2	C	C	E	A	
模块二:项目四:任务1	E	D			
模块二:项目四:任务2	E	D	C	C	D
模块二:项目五:任务1	E	E	A		

续表

章节	第1题	第2题	第3题	第4题	第5题
模块二:项目五:任务2	A	B	C	D	
模块二:项目五:任务3	A	B	A	B	
模块二:项目五:任务4	E	B	A	D	
模块二:项目六:任务1	C	E	C	D	B
模块二:项目六:任务2	D	E	C	B	D
模块三:任务1	E	E	C		
模块三:任务2	B	D			